Eug. Collin

Traité

de

Toxicologie

Végétale

PARIS, OCTAVE DOIN Éditeur, 1907.

TRAITÉ

DE

TOXICOLOGIE VÉGÉTALE

APPLICATION DU MICROSCOPE

A LA RECHERCHE

DES POISONS VÉGÉTAUX

TRAITÉ

DE

TOXICOLOGIE VÉGÉTALE

APPLICATION DU MICROSCOPE

A LA RECHERCHE

DES POISONS VÉGÉTAUX

PAR

M. EUG. COLLIN

Ex-préparateur à l'École de Pharmacie,
Membre de la Société de Pharmacie de Paris,
Lauréat de l'Académie des Sciences et de l'Académie de Médecine
Lauréat de la Société chimique de France.

Avec 180 figures dans le texte.

PARIS

OCTAVE DOIN, ÉDITEUR

8, PLACE DE L'ODÉON, 8

1907

PRÉFACE

La toxicologie qui fut pendant longtemps stationnaire a pris depuis une trentaine d'années une importance considérable. Son domaine primitivement limité à la recherche de quelques poisons minéraux et organiques tend à s'accroître indéfiniment. Chaque jour, en effet, la chimie industrielle crée de nouveaux produits synthétiques, dont beaucoup sont doués de propriétés toxiques et occupent une place importante dans la thérapeutique moderne. Les expositions internationales ou coloniales qui se succèdent d'année en année, les explorations scientifiques organisées par les divers gouvernements, les missions confiées à d'éminents naturalistes nous font connaître aussi un certain nombre de végétaux toxiques utilisés dans les diverses parties du globe, soit pour servir de poisons d'épreuve, soit pour détruire les animaux, soit pour guérir les maladies.

Le nombre toujours croissant des substances vénéneuses, l'analogie et l'incertitude que beaucoup d'entre elles présentent dans leurs réactions chimiques, les faciles et rapides transformations qu'elles peuvent subir quand elles sont ingérées, sont des circonstances qui rendent très délicates les fonctions des savants chargés des expertises médico-légales.

La découverte des bases putréfactives ou ptomaïnes qui sont venues troubler les résultats si péniblement acquis dans la connaissance des alcaloïdes végétaux, le rôle toujours grandissant des microbes dont la présence se trahit dans les divers empoisonnements alimentaires ont encore compliqué la tâche de l'expert toxicologiste et l'ont mis dans la nécessité de contrôler les résultats de l'analyse chimique par une expérimentation physiologique sur l'organisme animal, qui constitue dans certaines circonstances, une réaction infiniment plus sensible que les réactions chimiques les plus nettes.

Celui qui accepte cette mission si délicate à remplir ne peut plus aujourd'hui être seulement un excellent chimiste ; il est nécessaire qu'il possède certaines connaissances qui ont trait aux sciences médicales, biologiques, naturelles et pharmacologiques, ou qu'il soit doublé d'un autre savant possédant ces connaissances.

Cette transformation de la toxicologie a suscité dans les principales Universités d'Europe une multitude de travaux et d'observations extrêmement intéressantes dont les résultats ont été publiés successivement dans diverses revues et réunies dans des ouvrages remarquables. Parmi les savants français qui ont contribué le plus largement aux progrès de cette branche de sciences, nous mentionnerons spécialement MM. OGIER, VIBERT et POUCHET. Dans les ouvrages auxquels ces savants ont attaché leur nom et qui se complètent mutuellement, chacun des auteurs a envisagé l'étude des substances vénéneuses à un point de vue plus particulier en raison de ses études de prédilection ou de la nature de l'enseignement qui lui est confié.

A l'étranger, DRAGENDORFF, qui contribua si puissamment aux progrès de la toxicologie, a trouvé un digne émule dans la personne du professeur KOBERT.

En étudiant les traités de toxicologie qui ont été publiés aussi bien en France qu'à l'étranger, nous avons été frappé de voir aussi restreinte la partie consacrée à la recherche des poisons végétaux. La plupart de leurs auteurs qui sont d'excellents chimistes ou d'éminents physiologistes, tout en reconnaissant l'utilité ou la nécessité d'examiner les débris végétaux trouvés dans l'estomac, les intestins, les vomissements ou les déjections de personnes empoisonnées, insistent particulièrement sur les propriétés physiologiques des plantes vénéneuses, sur la nature, les réactions de leur principe actif et sur les procédés chimiques les plus propres à isoler celui-ci. Dans plusieurs de ces ouvrages, nous trouvons une reproduction plus ou moins exacte de ces plantes ou de leur organe vénéneux, n'offrant guère d'utilité pour l'expert qui n'aura que tout à fait exceptionnellement l'occasion de retrouver ces éléments à l'état entier et dans un état de conservation plus ou moins complet. Quant aux particularités essentielles qui peuvent servir à reconnaître ces poisons végétaux entiers ou désagrégés, il en est à peine fait mention.

Si les procédés chimiques permettent à un expert d'arriver sûrement à isoler et à caractériser les poisons minéraux simples et composés, il s'en faut de beaucoup qu'ils lui offrent les mêmes facilités quand il se trouve en présence de composés organiques. La plupart des principes actifs des plantes, qu'ils soient des alcaloïdes, des glucosides ou des saponines, possèdent des propriétés chimiques et physiologiques qui sont moins nettes et moins précises que celles des poisons minéraux. Le problème déjà très difficile à résoudre quand il s'agit d'isoler ces principes des substances qui les renferment normalement, est bien plus compliqué pour l'expert toxicologiste chargé de retrouver une proportion extrêmement minime de poison, disséminé dans une masse considérable de produits étrangers, qui, la plupart du temps, se trouvent dans un état de décomposition plus ou moins avancé.

Si les statistiques établissent bien que la plupart des empoisonnements volontaires ou criminels, d'origine végétale, ont été causés par l'ingestion d'alcaloïdes, de macérations, d'infusions ou de préparations officinales de plantes toxiques, elles indiquent aussi qu'une proportion notable d'empoisonnements accidentels sont occasionnés, chaque année, par l'absorption directe de l'un ou l'autre organe de plantes vénéneuses fraîches ou desséchées, entières ou pulvérisées. Dans beaucoup de cas, l'expert n'aura pas seulement à rechercher dans l'économie la présence de ces poisons, il aura encore à déterminer la nature et les caractères de substances végétales figurant parmi les pièces à conviction.

Tant que l'expert toxicologiste n'a eu pour opérer la détermination de plantes toxiques entières ou pulvérisées, que la comparaison de leurs caractères extérieurs et de leurs caractères organoleptiques, ce moyen de détermination ne pouvait être pour lui d'une bien grande utilité, surtout quand il s'agissait de débris plus ou moins désagrégés par la mastication ou transformés par leur séjour dans l'estomac et les intestins : mais aujourd'hui que l'on a trouvé dans l'examen de la structure anatomique des végétaux un moyen précis de détermination qui peut même leur être appliqué quand ils sont réduits en poudre, il devient rigoureusement nécessaire pour le toxicologiste de recourir à l'examen microscopique des débris végétaux contenus dans l'estomac et de ceux qui peuvent se trouver dans les vomissements ou les déjections. Cet examen pourra, en l'absence d'indication précise fournie par l'instruction ou en l'absence de toute autre pièce à conviction, le guider dans les opérations chimiques qu'il devra poursuivre, de même qu'il pourra, en cas de doute, lui servir à contrôler les résultats fournis par l'analyse chimique.

Il existe de nombreux documents sur la structure anatomique des substances vénéneuses, mais ils sont disséminés et exposés plus ou moins sommairement dans les divers traités modernes de matière médicale. A part l'ouvrage publié en 1904, en Autriche, sur ce sujet par M. MITLACHER, privat docent à l'Université de Vienne, il n'existe pas, en France, de monographie spéciale de la question. Aussi nous a-t-il semblé intéressant de réunir les documents publiés sur ce sujet. Les recherches que nous avons poursuivies avec persévérance depuis une trentaine d'années sur les diverses substances officinales d'origine végétale entières et pulvérisées ont singulièrement facilité notre tâche. Nous n'avons pas voulu comprendre, dans cette monographie, toute la série des plantes indigènes et toxiques qui passent pour être vénéneuses à une dose plus ou moins élevée, car la plupart des drogues simples auraient pu y trouver leur place : nous nous sommes borné à la description des plantes vénéneuses qui sont signalées dans la littérature médico-légale, comme ayant donné lieu à plusieurs empoisonnements volontaires, criminels ou accidentels. Après avoir exposé en détail les caractères anatomiques de ces substances, nous avons insisté particulièrement sur ceux de ces caractères qui, par leur constance et leur fixité, doivent spécialement attirer l'attention de l'expert et être invoqués par lui pour baser ses conclusions. Nous avons complété ces descriptions par un grand nombre de dessins originaux empruntés à nos divers ouvrages et par beaucoup d'autres dans lesquels nous nous sommes spécialement attaché à reproduire les plantes toxiques dans un état de division comparable à celui sous lequel elles peuvent se retrouver après la mastication et la digestion.

Nous avons absolument et à dessein négligé de décrire les procédés chimiques propres à isoler le principe actif des végétaux toxiques et de retracer leurs propriétés physiologiques : car ces questions ont été magistralement traitées dans les ouvrages auxquels MM. Ogier, Vibert et Pouchet ont attaché leur nom. Nous avons seulement mentionné les réactions microchimiques qui peuvent dans certains cas compléter les indications fournies par l'examen des caractères anatomiques.

Bien que la poudre de Cantharides ne puisse être classée parmi les poisons végétaux, nous avons cru devoir en faire une mention spéciale à la fin de cet ouvrage, à cause des nombreux empoisonnements ou accidents qu'elle provoque chaque année et du parti que l'on peut tirer de l'emploi du microscope pour constater sa présence dans les débris intestinaux ou dans des préparations utilisées comme abortives ou régénératrices.

Combler une lacune qui nous semble exister dans tous les traités modernes de toxicologie et dans l'histoire des poisons végétaux, faciliter la tâche parfois écrasante, mais toujours très délicate de l'expert : tel est le double but que nous nous sommes proposé en publiant cette monographie ; nous nous estimerons heureux si nous avons pu l'obtenir.

Eug. Collin.

Colombes, 15 mai 1907.

AVANT-PROPOS

L'expert chimiste désireux de faire l'examen microscopique des débris végétaux recueillis dans le tube digestif doit se familiariser avec la structure anatomique des plantes toxiques qu'il est susceptible de rencontrer. Il lui est en effet indispensable de connaître parfaitement tous les caractères histologiques de ces organismes, car le plus souvent leur état de division lui enlève tout moyen de contrôler leur structure avec celle d'une préparation type. Il devra en outre s'exercer à rechercher dans le végétal préalablement dissocié, l'élément ou le groupe d'éléments qui permettent de le caractériser avec certitude.

Or, dans un nombre assez considérable de substances plus ou moins désagrégées, comme nous les envisageons dans ce travail, il y a pour chacune d'elles un ou deux éléments dont l'apparence ou la structure sont tellement spéciales que leur constatation a une valeur aussi sûre que peut l'être une réaction chimique. La connaissance parfaite de ces particularités évitera donc à l'expert de s'attarder à vouloir identifier des tissus que l'on trouve dans tous les végétaux et le conduira à déterminer immédiatement telle ou telle plante toxique qui pourrait être incriminée. La découverte de ces éléments lui permettra de les isoler avec facilité, d'en faire des préparations qui pourront servir de pièces à conviction et dans beaucoup de cas il lui sera facile d'en faire une reproduction photomicrographique qui, par comparaison avec une microphotographie type, servira à éclairer et à convaincre les juges ou les jurés.

Pour compléter ses connaissances sur cette partie de la toxicologie, l'expert devra préalablement se familiariser un peu avec les techniques utilisées en histologie végétale.

Sans nous étendre longuement sur cette partie, nous rappellerons rapidement les notions indispensables pour obtenir de bonnes préparations, renvoyant le lecteur aux ouvrages spéciaux pour les renseignements complémentaires qu'il désirerait acquérir.

Nous étudierons séparément les méthodes employées pour l'examen histologique d'un organe végétal entier et pour l'examen du même organe pulvérisé.

EXAMEN HISTOLOGIQUE D'UN ORGANE VÉGÉTAL

Préparation de l'échantillon. — S'il s'agit d'une plante fraîche, on pourra la traiter sans lui faire subir de préparation préalable. Si au contraire il s'agit d'une plante desséchée, il faudra ramollir l'organe à examiner en le faisant infuser pendant quelque temps dans l'eau bouillante ou en le faisant macérer dans un mélange à parties égales d'eau, d'alcool et de glycérine.

Préparation des coupes. — L'organe végétal entier, s'il est petit ou un de ses fragments, s'il est volumineux, est inclus entre deux morceaux de moelle de sureau durcie à l'alcool et maintenu entre les branches d'une pince plane ou introduit dans un microtome. Les coupes faites aussi fines que possible avec un bon rasoir sont disposées dans un verre de montre contenant de l'eau ; on les traite alors différemment selon que l'on doit examiner le contenu cellulaire ou la structure anatomique de l'organe en question.

Dans ce dernier cas, on prélève quelques préparations que l'on place dans un autre verre de montre contenant de l'eau de Javel ou de la liqueur de Labarraque diluée au dixième ou au quart suivant la texture du végétal. Lorsque la coupe est devenue très blanche, on la passe successivement dans plusieurs verres de montre contenant de l'eau pure, pour la débarrasser des dernières traces d'eau chlorée ; de là, on la transporte dans une solution de vert d'iode très dilué 5 à 6 gouttes de solution de vert d'iode à 1/1000 dans un verre de montre, et on l'y laisse environ dix minutes. On obtient ainsi des colorations plus nettes qu'en laissant les sections moins longtemps dans une solution de vert d'iode plus concentrée. Les préparations sont ensuite transportées dans une solution de carmin aluné ou de carmin boraté de Radais où elles restent cinq à six minutes. Sorties de l'un ou l'autre de ces bains, on les lave à l'eau dans le premier cas, ou à l'alcool à 60 dans le second cas ; on les monte ensuite dans de la glycérine ou dans de la glycérine gélatinée : mais il est préférable pour pouvoir transporter les préparations au prétoire, de les monter dans du baume du Canada.

Pour cela les sections, après leur lavage à l'eau ou à l'alcool, sont mises dans l'alcool à 80° pendant cinq minutes environ, puis dans l'alcool à 95° pendant cinq à dix minutes suivant leur dimension, puis dans l'alcool absolu, dans un verre de montre couvert ; on les y laisse pendant cinq minutes environ. Sorties de ce bain, les coupes, pour être déshydratées complètement, sont plongées pendant quelques instants dans l'essence de girofles, puis dans le xylol qui enlève l'excès d'essence. Si ces coupes ont été bien déshydratées, elles possèdent presque la même réfringence que le xylol et il est parfois difficile de les apercevoir dans ce liquide : dans le cas contraire elles prennent un aspect irisé, chatoyant qui indique que la déshydratation en est incomplète. Il faut alors les replonger dans l'alcool absolu et l'essence jusqu'à ce que toute trace d'eau ait été enlevée. La préparation ainsi déshydratée est montée dans une goutte de baume du Canada.

Si l'on voulait faire une photomicrographie de cette préparation, il serait bon au lieu d'employer deux colorants, vert et rouge, de ne se servir que d'une seule matière colorante, telle que le brun bismarck.

Les débris végétaux assez volumineux que l'on rencontrerait au cours de l'expertise pourraient être traités de la même façon.

Si l'expert n'a à sa disposition que des fragments très ténus, il devra après les avoir déshydratés complètement, les inclure dans la paraffine pour opérer leurs sections en différents sens.

Si l'on veut examiner le contenu cellulaire, il est indispensable de monter les coupes non traitées par l'eau de chlore en glycérine acétique : on pourra ainsi examiner avec détail la forme, la dimension, la répartition des grains d'amidon ou des cristaux. L'emploi du microscope polarisant permettra de distinguer plus facilement ces cristaux et donnera des indications précises sur la position exacte du hile dans les divers grains d'amidon. L'emploi de l'eau iodée permettra de distinguer les grains d'amidon qu'elle colorera en bleu, des grains d'aleurone qui prendront une teinte jaune.

La recherche des substances huileuses et résineuses huiles fixes, huiles essentielles, résines, oléo-résines, latex se fera très facilement en utilisant les réactifs caractéristiques de ces produits.

Les sections non traitées par l'eau de chlore sont laissées pendant quelque temps dans l'orcanette acétique (formule de Guignard), le soudan chloral, le soudan lactique, puis retirées et montées dans la glycérine acétique. Les cellules à essence, canaux sécréteurs, poches sécrétrices et laticifères sont colorés et faciles à reconnaître. Pour la recherche des laticifères, il est quelquefois préférable de laisser les coupes plusieurs heures dans les réactifs. Pour la teinture d'orcanette acétique, il est nécessaire de couvrir le verre de montre pour empêcher le réactif de précipiter.

Les substances gommeuses et mucilagineuses se décèleront au moyen de l'hématoxyline Delafield. On fait dans un verre de montre un mélange à parties égales d'eau, de glycérine et d'alcool et on y ajoute 7 à 8 gouttes d'hématoxyline. Les préparations sont laissées dans ce réactif pendant cinq à dix minutes, puis sont alors montées dans une goutte de glycérine acétique. Toutes les formations gommeuses ou mucilagineuses (poches à gomme, canaux sécréteurs) prennent avec ce réactif une teinte bleue caractéristique.

Il faut dans cette recherche éviter de plonger les coupes dans l'eau pure : aussi sera-t-il bon de faire tremper les pièces à examiner dans de l'alcool fort et d'y placer également les sections pour les plonger immédiatement dans le réactif.

La recherche des tannins est des plus aisées : elle peut se faire directement sous le microscope en faisant arriver latéralement sous la lamelle une goutte de perchlorure de fer très dilué. On peut aussi laisser les sections pendant quelque temps dans cette solution ou dans une solution de bichromate de potasse au cinquième.

La recherche microchimique des alcaloïdes et des glucosides a fait depuis quelques années d'énormes progrès. La méthode permettant de les caractériser varie naturellement pour chacun d'eux.

Des mémoires très intéressants ont été publiés en France et à l'étranger sur la localisation du principe actif dans un grand nombre de plantes officinales, surtout les plus énergiques. Nous avons mentionné pour plusieurs d'entre celles qui figurent dans cet ouvrage, les réactions les plus propres à déceler dans leurs organes la trace de leur principe actif.

L'examen des épidermes des feuilles et des tiges est de première importance, car la forme de leurs cellules, la disposition, la localisation, le nombre des stomates, des poils tecteurs et des poils glanduleux qui peuvent se trouver sur ces organes donnent des indications très précieuses pour opérer leur détermination. Pour examiner ces épidermes, on enlève au moyen du rasoir, de pinces très fines, ou d'une aiguille, des petites parcelles de ces tissus que l'on décolore à l'eau de chlore : on les lave et on les colore au brun bismarck ; puis on monte les préparations dans la glycérine ou le baume du Canada. Les deux épidermes des feuilles présentent souvent de profondes différences ; il est essentiel d'examiner séparément chacun d'eux.

La caractéristique anatomique des graines résidant le plus généralement dans la forme, le nombre et la disposition des enveloppes qui constituent le tégument séminal, il faudra examiner successivement chacune de ces enveloppes de profil et de face. La section transversale permettra d'apprécier surtout le nombre et la disposition de ces diverses couches, mais elle ne peut suffire pour la détermination d'une graine plus ou moins désagrégée, dont les éléments anatomiques se présentent le plus souvent de face et très rarement de profil, dans les fragments plus ou moins dissociés qui ont été recueillis dans les débris intestinaux ou les déjections. Aussi est-il nécessaire de déshabiller pour ainsi dire les graines de façon à pouvoir connaître toutes les particularités qui caractérisent leurs diverses enveloppes. Un moyen qui réussit assez bien consiste à faire bouillir les sections transversales dans une solution alcaline de façon à diminuer l'adhérence

qu'elles offrent entre elles et à placer ces coupes entre deux lames de
verre. La simple pression du doigt ou un léger frottement des deux lames
suffit souvent pour déplacer ces enveloppes superposées et les juxta-
poser comme il arrive pour une pile de pièces de monnaie qui se renverse.
Si l'on ne veut pas employer ce procédé, il faudra faire bouillir les graines
dans l'eau alcalinisée et enlever successivement avec une aiguille les différentes enveloppes du tégument séminal.

EXAMEN DES POUDRES VÉGÉTALES

Pour pratiquer l'examen d'une poudre quelconque, nous recommandons
le mode opératoire suivant :

On délaie dans un mélange à parties égales d'eau et de glycérine une
ou deux pincées de la poudre suspecte : on en fait plusieurs prises d'échantillon qu'on examine directement aux grossissements de 125 et 300 dia-
mètres sous la glycérine pure. Cette première opération permet de conclure
à la présence ou à l'absence d'amidon. On s'occupera alors de déterminer
la nature de cet amidon en se basant sur sa forme, sa dimension, l'isole-
ment ou l'agglomération des grains qui le constituent, ainsi que sur la
présence ou l'absence et la disposition du hile ou des stries concentriques
qu'on peut observer à sa surface. L'addition à la préparation d'une goutte
de solution d'iodure de potassium iodée permettra d'apprécier approximativement la proportion d'amidon contenue dans la poudre, de distinguer
les grains d'amidon d'autres granulations telles que celles d'aleurone qui
coexistent souvent dans le même produit.

Une fois fixé sur ce point, on fait bouillir dans une capsule de porcelaine pendant quatre ou cinq minutes dans de l'eau alcalinisée à 1 p. 100,
une certaine quantité de la poudre à examiner. On laisse refroidir et
déposer. On décante l'eau alcaline qu'on remplace à plusieurs reprises par
de l'eau distillée jusqu'à ce que celle-ci soit bien limpide : on décante
une dernière fois et on étale avec un pinceau la plus grande partie du
dépôt pulvérulent humide dans une assiette en porcelaine ou sur une
plaque de verre qu'on a placée sur une feuille de papier blanc. Cette simple
précaution est très pratique pour l'examen des substances végétales
réduites en poudre grossière et dont les éléments peuvent être très différents dans leur forme, leur composition, leur résistance et leur coloration ;
elle permet de suite d'apprécier leur diversité. En tâtant ces éléments avec
la pointe d'un couteau ou d'une aiguille montée, on peut se rendre compte
de leur résistance plus ou moins grande qui suffit parfois pour fournir des
indications précieuses sur l'existence et la nature d'un mélange de produits végétaux. En complétant cet essai par un examen à la loupe de la

matière pulvérulente, on distingue rapidement si elle contient des éléments papyracés, mucilagineux, fibreux ou filamenteux. On commence par examiner les éléments colorés dont on a réuni quelques-uns en une seule masse s'ils sont homogènes dans leur teinte et en plusieurs groupes s'ils sont d'une teinte différente. On examine comparativement et successivement un certain nombre de ces éléments pour être bien fixé sur leur nature. Si la différence de teinte révèle l'existence d'une poudre composée, la répartition des éléments diversement colorés sur le fond blanc de l'assiette ou de la plaque de verre permettra d'apprécier approximativement les proportions relatives des substances mélangées. On opère de la même façon sur les autres débris constituants de la poudre qui sont grisâtres, jaunâtres ou incolores, et sur les éléments de forme anormale en sériant toujours les observations qui arrivent très souvent à se confirmer l'une après l'autre. Quand on a épuisé ces séries d'observations sur les divers éléments qui constituent la poudre suspecte, on examine encore à deux ou trois reprises différentes des prises d'échantillon faites au hasard dans toute la masse pulvérulente, afin de s'assurer qu'aucun de ces fragments constituants n'a échappé à l'observation. Après avoir ainsi opéré on peut être fixé définitivement sur la nature de la poudre examinée.

Ces méthodes que nous venons de décrire pour des plantes entières ou pulvérisées que nous avions à notre disposition sont toujours applicables aux débris végétaux qui peuvent se retrouver dans les cas d'empoisonnement, soit dans les matières trouvées dans l'estomac et les intestins, soit dans celles qui ont été vomies : elles peuvent également être appliquées à la recherche des poisons végétaux dans les matières fécales.

Comme on le verra par la lecture de ce travail, chacune des substances végétales toxiques qui s'y trouve décrite, possède à côté de quelques caractères vagues et incertains qui n'ont qu'une importance secondaire une ou plusieurs particularités qui, par leur constance et leur netteté, constituent des éléments de détermination des plus précis, qu'on peut presque toujours retrouver même quand ces substances ont été réduites en poudre fine. C'est à la recherche de ces éléments caractéristiques sur lesquels nous avons particulièrement insisté que l'expert devra spécialement s'attacher, et quand il les aura retrouvés, il pourra les isoler, les monter dans la glycérine, soit dans le baume du Canada en leur faisant subir les manipulations précédemment indiquées. En reproduisant ces éléments soit à la chambre claire, soit par la photographie, il pourra joindre à son rapport des pièces à conviction qui auront une valeur indiscutable et qui pourront confirmer les résultats parfois incertains des réactions chimiques.

TOXICOLOGIE VÉGÉTALE

RENONCULACÉES

ACONIT

Le genre *Aconitum* comprend plusieurs espèces indigènes, qui sont toutes vénéneuses, mais à des degrés différents; tels sont les *Aconitum napellus* L., *A. anthora* L., *A. paniculatum* L., et *A. lycoctonum* L... Une espèce exotique l'*A. ferox* Wall., qui croît dans l'Inde, où elle est connue sous le nom de *Bish*, occupe une des premières places dans la série des végétaux toxiques.

L'espèce indigène qui offre le plus d'intérêt pour nous est l'Aconit napel *A. napellus* L., plante vivace qui croit dans toute l'Europe. particulièrement dans les endroits ombragés et humides des montagnes du Dauphiné, de la Provence, du Languedoc, de l'Auvergne, du Jura. des Vosges et des Alpes. On la cultive à tort dans les jardins comme plante ornementale. La médecine utilise ses feuilles et sa racine.

L'Aconit napel (fig. 1) est une plante extrêmement dangereuse, mais ses divers organes sont doués d'une énergie très inégale : la racine est la partie la plus toxique : viennent ensuite les graines et les feuilles ; son degré de toxicité varie avec l'âge et le climat. Peu actives au moment où elles sortent de terre, ses pousses acquièrent leur maximum de toxicité un peu

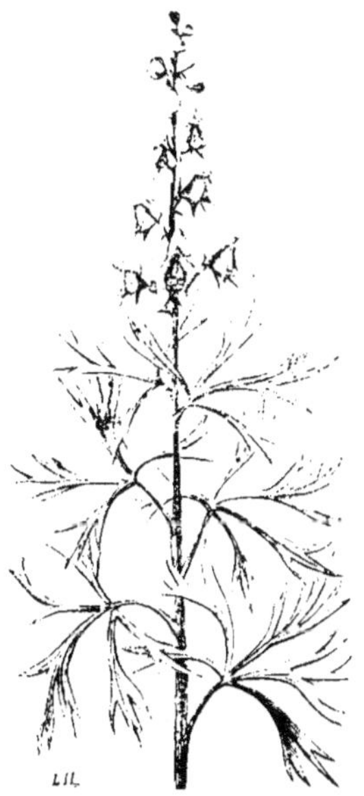

Fig. 1. — Aconit napel.

avant la floraison pour retomber au minimum au moment où les graines mûrissent. Cette plante est plus active dans le Midi que dans le Nord ; sa vénénosité semble décroître à mesure que l'on se rapproche des régions septentrionales, à tel point qu'au témoignage de Linné, on pouvait manger sans danger ses jeunes tiges en Laponie, en Suède et en Norvège.

Par la dessiccation surtout, quand celle-ci se fait rapidement et sous l'influence d'un soleil ardent, l'Aconit napel perd une partie de sa toxicité : il en est de même sous l'influence de la cuisson.

Les publications médicales ont relaté plusieurs empoisonnements occasionnés par l'ingestion accidentelle de racines et plus rarement de feuilles, de fleurs et de graines d'Aconit napel. Par sa ressemblance avec les navets et le radis, sa racine renflée a été l'occasion de méprises fatales ; celle-ci

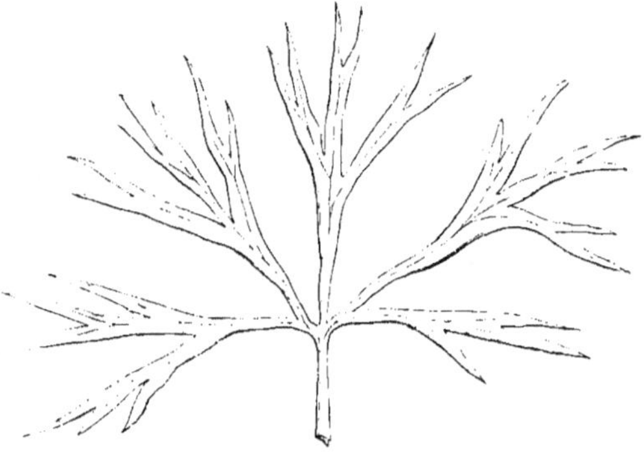

Fig. 2. — Feuille d'Aconit napel.

parfois a été substituée par erreur aux petits tubercules de Jalap. HOOPER[1] mentionne encore un empoisonnement produit par la substitution de cette racine à celle de pissenlit. F. BACKER[2] en mentionne un autre survenu chez cinq enfants qui avaient mâché des racines d'Aconit. En 1884 deux empoisonnements mortels ont été occasionnés à Paris par l'ingestion de poudre de racine d'Aconit donnée par méprise comme vomitif à la place de poudre d'Ipéca. Les feuilles d'Aconit ont également été confondues avec celles de Céleri et d'Estragon.

Les accidents les plus nombreux ont été occasionnés par l'imprévoyance de pharmaciens qui délivraient ou de malades qui absorbaient *indifféremment* des préparations officinales de racines à la place de préparations de feuilles d'Aconit qui sont infiniment moins actives.

Pour les empoisonnements criminels ou les suicides on utilise de préférence l'Aconitine dont les effets sont extrêmement rapides et dont la présence ne peut guère être décelée dans les cadavres.

Bien que les animaux évitent cette plante dans les pâturages, on a

[1] *Philadelph. med. Times.* 1883, p. 328.
[2] *British med. Journ.*, 1882, p. 1039.

cependant enregistré quelques empoisonnements de chevaux, de bœufs, de moutons et de porcs.

FEUILLES

Description. — Les feuilles d'Aconit napel (fig. 2) ont de 8 à 15 centimètres de longueur y compris le pétiole qui occupe à peu près la moitié de la longueur totale et qui est creusé en forme de gouttière. Le limbe *vert noirâtre* sur sa face supérieure et pâle sur sa face inférieure est ordinairement *glabre*, arrondi dans sa forme générale et divisé en *trois segments principaux*, dont les latéraux sont subdivisés eux-mêmes en deux ou trois segments secondaires; le segment moyen est plus petit, moins régulier que les autres. Chacun d'eux est rétréci à la base et divisé à son sommet en trois lobes secondaires bifides ou trifides. Les feuilles d'Aconit froissées entre les mains ont une odeur herbacée : elles ont une saveur qui d'abord fade est bientôt suivie d'une sensation persistante de picotement ou de brûlure.

Structure anatomique. — Le limbe de cette feuille est glabre; il est formé sur la face supérieure (fig. 3) de grandes cellules à parois ondulées

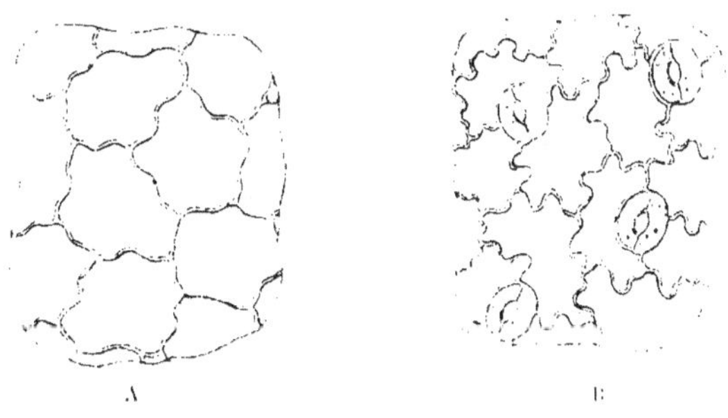

Fig. 3 et 4. — Feuille d'Aconit napel
A. épiderme supérieur.   B. épiderme inférieur.

et sur sa face inférieure (fig. 4) de cellules très sinueuses; celle-ci est seule garnie de stomates entourés par 3 ou 4 cellules. Le mésophylle est hétérogène, asymétrique, composé en haut d'une seule rangée de cellules palissadiques, et dans sa région supérieure de cellules rameuses riches en chlorophylle et *rides de cristaux*. La nervure médiane (fig. 5) *concave* sur sa face supérieure est fortement convexe sur sa face inférieure. L'épiderme qui la recouvre est parfois garni de poils uni-cellulaires, coniques. Système libéro-ligneux représenté par 3 ou 5 faisceaux arrondis, inégaux, bien

nettement distincts dans le tissu fondamental qui ne contient ni chlorophylle, ni cristaux. Chacun de ces faisceaux est constitué par un cordon

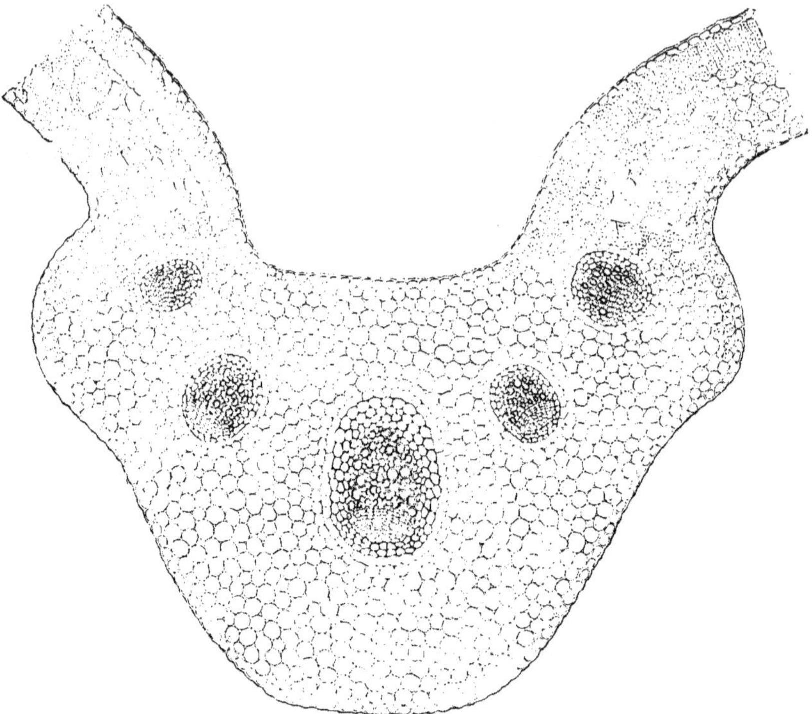

Fig. 5. — Nervure médiane de la feuille d'Aconit napel.

ligneux concave sur sa face supérieure, qui est recouverte par un liber
et un péricycle mous.

RACINE

La racine d'Aconit fraîche se présente généralement sous forme de
tubercules napiformes et mesurant 6 à 8 centimètres de longueur et
20 à 25 millimètres de largeur, portant à leur sommet la trace des tiges
aériennes et un petit tubercule ou tubercule fille : sa surface est couverte
de radicelles assez régulièrement superposées. La cassure est nette, amylacée, d'un blanc pur, mais *si on l'expose à l'air, elle se colore rapidement en rouge*, par suite de la présence d'un ferment oxydant.

Les racines du commerce (fig. 6) sont assez variables dans leur aspect :

les unes provenant des portions médiane et terminale, ont l'aspect de baguettes cylindriques ou coniques ; d'autres renflées en forme de massue et verruqueuses à une extrémité sont assez souvent contournées : ces dernières provenant de la portion supérieure de la racine portent des vestiges de la tige de l'année précédente ou un bourgeon à écailles brunes et imbriquées. La surface extérieure qui est lisse ou faiblement striée dans les racines adultes est dans les racines âgées ou très jeunes profondément ridée dans le sens longitudinal. Elle porte en outre des radicelles qui tantôt ont persisté mais qui sont le plus souvent brisées et ont laissé à leur place de petites cicatrices arron-

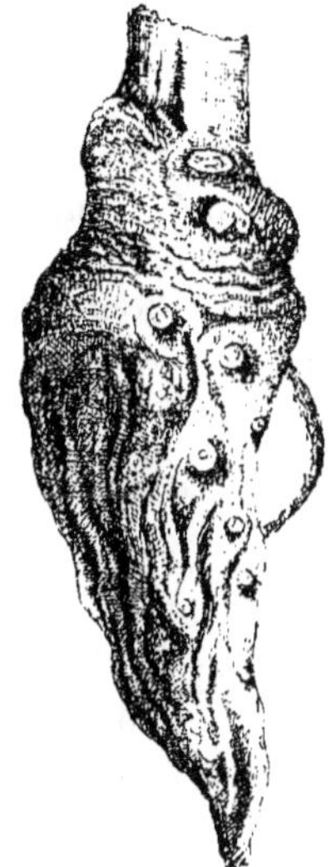

Fig. 6. — Racine d'Aconit napel.

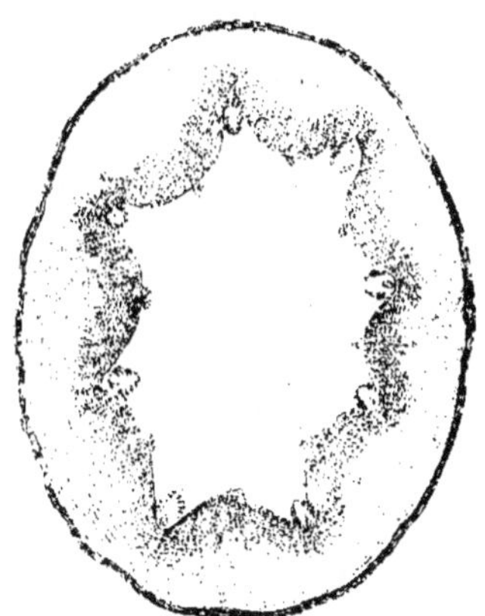

Fig. 7. — Section transversale d'une racine
d'Aconit napel.

dies. Beaucoup de tubercules sont accompagnés à leur sommet d'une deuxième racine napiforme ou tubercule fille. Si on coupe transversalement une racine d'Aconit dans sa portion médiane on distingue nettement (fig. 7 : l'écorce limitée extérieurement par un épiderme noirâtre et séparée en deux zones inégales par une ligne représentant l'endoderme : la portion ligneuse séparée de l'écorce par une ligne brisée, angulaire ou étoilée qui représente le cambium.

La racine d'Aconit à l'état frais possède une odeur crucifère qui disparaît par la dessiccation : elle a une saveur douce puis très âcre qui est suivie d'une sensation de picotement et d'engourdissement.

Structure anatomique (fig. 8). — L'épiderme coloré en brun (*e*) est formé d'une seule assise de cellules dont la paroi externe, papilleuse, est faiblement épaissie. Vues de face, ces cellules sont polygonales, irrégu-

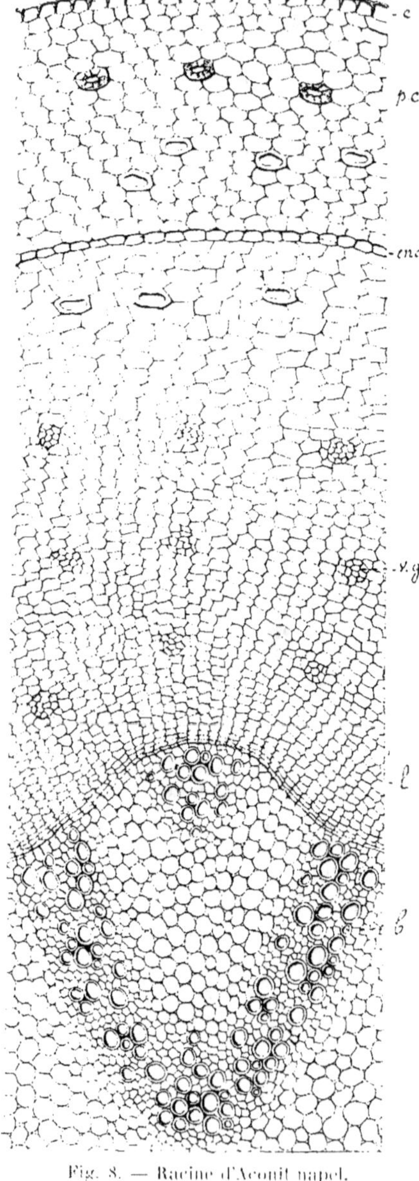

Fig. 8. — Racine d'Aconit napel.
Structure anatomique.

lières, très facilement reconnaissables à l'intensité de la coloration et à la nature de leurs parois. Sous cet épiderme existe une couche corticale extérieure (*pc*) que l'on a désignée sous le nom de *mésoderme* et qui est formée d'un tissu de cellules allongées dans la direction tangentielle. Vues de face, ces cellules sont polygonales : elles sont munies de parois faiblement ondulées et sont séparées dans leurs parties anguleuses par d'étroits méats. Le mésoderme présente dans son épaisseur un certain nombre de cellules scléreuses dont les parois sont plus ou moins épaisses, finement ponctuées et colorées en jaune : il est limité intérieurement par une rangée de cellules bien apparentes et très régulières qui représente l'endoderme (*end*) : l'écorce interne qui vient immédiatement en dessous présente la même structure et les mêmes éléments anatomiques que le mésoderme ; elle se différencie peu à peu et se confond insensiblement avec le liber qui est très développé et nettement caractérisé par la disposition régulière de ses éléments qui sont superposés en files radiales et la présence d'îlots bien apparents de tubes criblés (*vg*), qui sont dans leur ensemble, disposés en couches concentriques. Le cambium se distingue aisément à son épaisseur et à son contour

sinueux. La zone ligneuse (*b*) est représentée par de larges faisceaux fibro-vasculaires localisés dans les parties proéminentes du cambium et par des faisceaux plus petits qui sont situés dans la partie médiane des dépressions qui séparent les parties anguleuses. Les gros faisceaux localisés dans les parties proéminentes de la zone ligneuse sont généralement longs. accouplés et disposés en forme d'un V entre les branches duquel on observe un faisceau unique beaucoup plus petit. Ces faisceaux sont formés de vaisseaux et de trachées disséminés dans un parenchyme non lignifié.

La moelle est constituée par un parenchyme de cellules arrondies, laissant entre elles d'étroits méats intercellulaires.

Toutes les parties parenchymateuses de la racine d'Aconit renferment de l'amidon qui se présente en grains simples et en grains composés. Les grains simples sont généralement arrondis : les grains composés ont des formes et des dimensions qui varient avec le nombre des granules qui les constituent. Les granules provenant de la dissociation des grains composés sont généralement anguleux sur un de leurs côtés : ils sont comme les grains simples pourvus d'un hile rond ou linéaire.

La figure 9 représente tous les éléments anatomiques que nous venons de décrire et qui se retrouvent dans la racine d'Aconit napel finement pulvérisée ou grossièrement dissociée par la mastication.

Composition chimique. — La racine d'Aconit napel contient cinq alcaloïdes qui sont : l'*Aconitine*, la *Napelline*, l'*Homonapelline*, l'*Aconine* et l'*Isoaconitine*.

De ces alcaloïdes on n'utilise que l'Aconitine qui est considérée comme le principe actif de la plante.

Réactions microchimiques. — Au contact de la solution de potasse, les sections de racine d'Aconit napel fraiches prennent une coloration jaune brun.

L'acide sulfurique concentré les colore en rouge pourpre : les sections de racine desséchée prennent dans les mêmes conditions une teinte brunâtre.

Recherche toxicologique. — En cas d'empoisonnement par les feuilles et la racine d'Aconit entières ou pulvérisées, les recherches de l'expert devront porter le plus souvent sur les débris de ces organes qui pourraient être mélangés avec les matières contenues dans l'estomac et l'intestin ainsi qu'avec celles qui auraient été vomies.

Les caractères qui devront le plus spécialement fixer l'attention dans ce cas et qui devront être invoqués à la cause de leur constance sont les suivants :

Pour les feuilles. — *Leur couleur verte foncée : la forme sinueuse des cellules épidermiques et leur dimension assez considérable ; la dimension plus faible et les sinuosités plus profondes des cellules de la face inférieure de l'épiderme, qui contiennent chacune un noyau assez apparent ; l'absence de poils tecteurs et de poils glanduleux à la surface des épidermes ; l'absence de cristaux, de canaux sécréteurs et de cellules scléreuses dans le mésophylle qui est formé de cellules rameuses. Pas de fibres lignifiées dans les faisceaux fibro-vasculaires.*

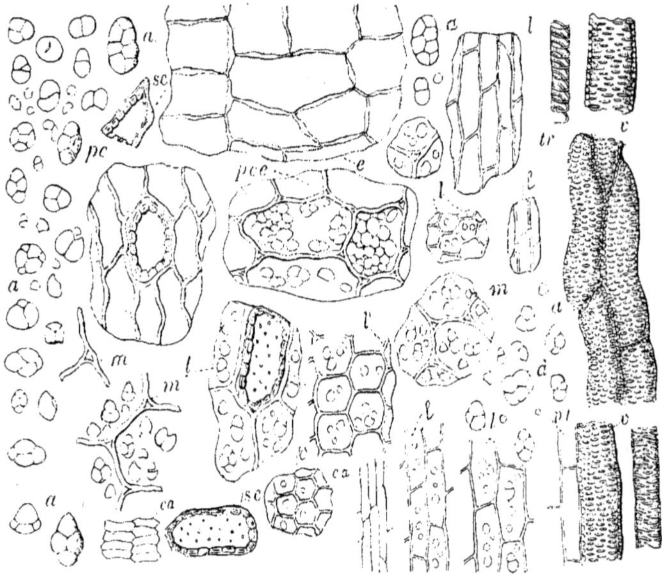

Fig. 9. — Poudre de racine d'Aconit napel.

a, grains d'amidon simples et composés. — ca. cambium. — e, épiderme.   l. liber vu en long. — l'. liber vu de face.   m. moelle.   pc. parenchyme cortical vu en long. - pce. partie externe du parenchyme cortical. — pl. parenchyme ligneux. — sc. cellule scléreuse à paroi colorée en jaune.   tr. trachée. — v. vaisseaux ponctués.

Pour les racines. — *L'existence d'amidon qui se présente en grains simples et en grains composés de 3 ou 4 granules. La dimension de ces grains d'amidon varie entre 9 et 20 µ. Le tissu parenchymateux domine habituellement dans les racines d'aconit. — On n'y observe pas de fibres lignifiées. — La présence de cellules scléreuses dans le parenchyme cortical fournira un caractère de première importance : ces cellules généralement peu nombreuses sont presque toujours isolées, très rarement accouplées, jamais réunies en groupes volumineux ; elles sont sensiblement rectangulaires et sont munies de parois relativement peu épaisses, ponctuées et colorées en jaune : elles renferment parfois une matière brune amorphe.*

En cas de substitution de tubercule d'Aconit napel au tubercule de Jalap, l'expert pourra invoquer deux caractères extrêmement précieux qui sont : *l'absence des cristaux étoilés et des cellules résineuses* qui abondent dans la racine de Jalap.

Si l'Aconit de Népaul *Aconitum ferox* WALL. encore désigné sous les noms de *Bish, Bikh* et *racine d'Issikoul* s'est acquis une célébrité spéciale par l'énergie de ses propriétés toxiques et les crimes qu'il sert à perpétrer dans l'Asie centrale, parmi les populations kurghises, il n'a pour nous qu'un intérêt médiocre, car il arrive très rarement en France. Quelques maisons anglaises l'introduisent cependant en Europe pour l'extraction de son principe actif désigné sous les noms d'*Aconitine anglaise, Napelline, Népaline, Acraconitine Pseudo-aconitine* : mais ce n'est qu'avec la plus grande difficulté que l'on peut s'en procurer, même pour des recherches scientifiques.

SEMENCES DE STAPHISAIGRE

Les SEMENCES DE STAPHISAIGRE sont fournies par la *Dauphinelle Staphisaigre* ou plus simplement la *Staphisaigre (Delphinium Staphisagria* L.) qui croit spontanément dans le midi de la France, dans l'Europe méridionale et que l'on cultive dans beaucoup de jardins comme plante ornementale.

Cette plante est connue des gens de la campagne sous les noms de *Mort aux poux, Herbe aux pouilleux*, qui rappellent l'usage que l'on fait habituellement de ses semences pour détruire les poux ou les autres parasites de la peau de l'homme et surtout des bestiaux.

Quoique les empoisonnements provoqués par l'ingestion de ces semences ne soient pas très nombreux, on doit néanmoins mettre à leur compte plusieurs intoxications produites chez l'homme particulièrement par leur emploi comme purgatif. M. WIEFELD[1] cite le cas d'un empoisonnement provoqué chez un homme de soixante ans par l'absorption de poudre de Staphisaigre qui avait été délivrée dans une pharmacie à la place de poudre de réglisse composée. A plusieurs reprises les graines ont occa-

---

[1] *Friedreichs Blätter*, 1869, 19 Jahrg. Heft 6.

sionné des accidents sur le bétail à la suite de lotions anti-parasitaires trop concentrées. En raison de la facilité avec laquelle le public peut se procurer ces graines dont les propriétés toxiques sont bien connues, elles doivent être décrites dans cet ouvrage.

Description. — Les semences de Staphisaigre (fig. 10 et 11) sont irrégulièrement ovoïdes, anguleuses. Convexes sur une face, planes ou légèrement concaves sur les autres, elles mesurent en moyenne 3 millimètres de largeur et 2 millimètres d'épaisseur. Leur surface extérieure d'une teinte gris noirâtre est marquée de rides très saillantes formant un réseau à mailles assez larges. Quelquefois réunies en une seule masse oblongue, elles sont généralement isolées. Sous le tégument épais qui les recouvre, elles contiennent un volumineux albumen huileux, blanc dans les graines récentes et brun dans les graines anciennes. A la partie inférieure de cet albumen se trouve un petit embryon. Quand on les écrase ces graines exhalent une odeur forte et désagréable ; elles ont une saveur âcre très prononcée.

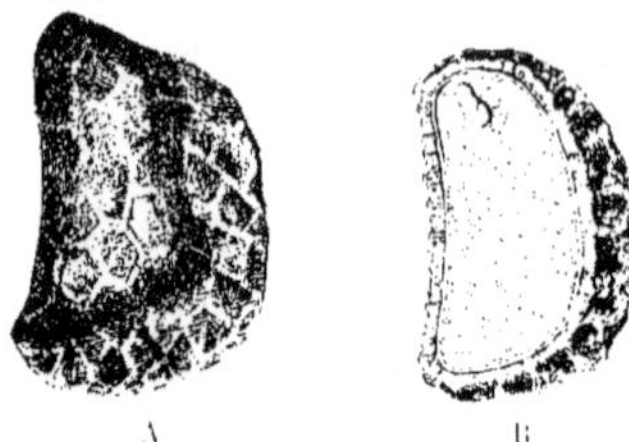

Fig. 10 et 11. — Graine de Staphisaigre.
A, entière. — B, coupée en long.

Structure anatomique (fig. 12). — Le tégument séminal est composé de trois enveloppes bien distinctes : une enveloppe externe (*e*), scléreuse, formée d'une assise de cellules aussi irrégulières dans leur forme que dans leur dimension. Ces cellules allongées radialement ont des parois assez épaisses, canaliculées, fortement colorées en brun,

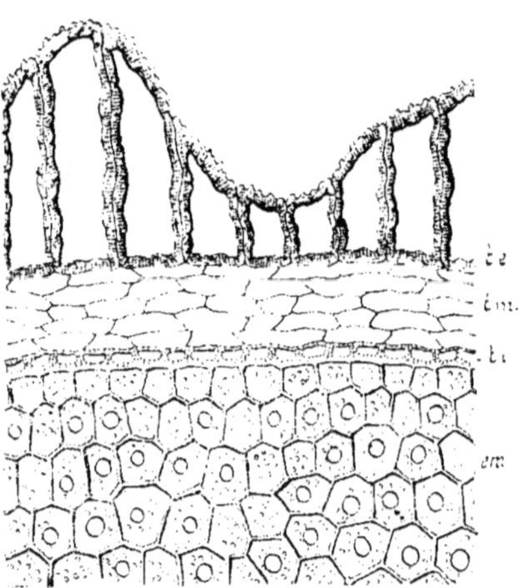

Fig. 12. — Section transversale de la graine de Staphisaigre.

bosselées intérieurement et hérissées extérieurement de tubercules saillants ; elles sont fortement allongées dans les points correspondant aux veines saillantes du réseau extérieur. Vues de face, ces cellules sont polygonales irrégulières. L'enveloppe moyenne (*m*) est formée de plusieurs assises de cellules aplaties allongées tangentiellement, incolores dans les couches internes, colorées en brun dans les couches externes. L'enveloppe interne (*ti*), tout à fait caractéristique est formée d'une seule rangée de cellules rectangulaires colorées en brun, à parois faiblement épaissies et striées. Vues de face, ces cellules sont généralement allongées dans une direction parallèle au grand axe de la graine, 2 à 4 fois plus longues que larges : leurs parois colorées présentent des plissements transversaux et linéaires qui leur donnent une apparence toute spéciale. L'albumen est constitué par un tissu de cellules polygonales contenant de l'huile fixe et de l'aleurone.

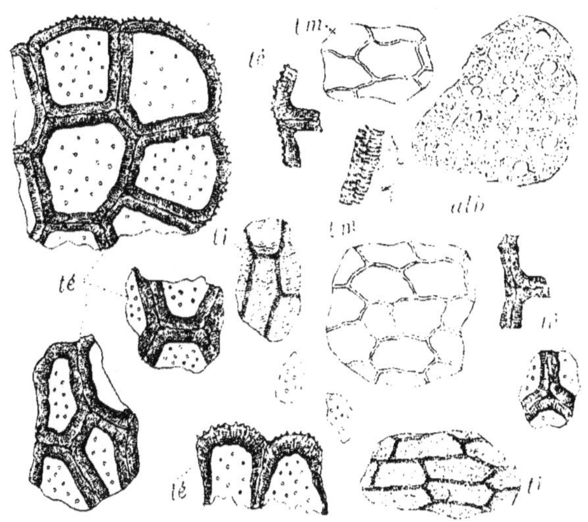

Fig. 13. — Poudre de semences de Staphisaigre.

alb, albumen. — *te*, enveloppe externe du tégument séminal. — *ti*, enveloppe interne. *tm*, enveloppe moyenne.

Composition chimique. — Les semences de Staphisaigre contiennent quatre alcaloïdes : la *Delphinine*, la *Delphisine*, la *Delphinoïdine* et la *Staphisagrine*. Les trois premiers sont toxiques : leur mode d'action a quelque ressemblance avec celui de l'Aconitine.

Toxicologie. — En cas d'empoisonnement ou d'accident grave occasionné par la Staphisaigre, l'expert n'aura probablement à sa disposition que des fragments de graines pulvérisées plus ou moins grossièrement. Quelle que soit la finesse de cette poudre, il sera toujours facile d'en déterminer la nature aux caractères suivants qui sont reproduits dans la figure 13 et ont une valeur absolue.

Cellules sclérenchymateuses (te) très fortement colorées en brun, très variables dans leur forme et leur dimension, munies de parois assez épaisses. Les parois interne et latérales de ces cellules sont parfois ponctuées : les parois externes sont hérissées de tubercules. Ces éléments déjà très caractéristiques devront toujours être accompagnés de *cellules polygonales (i) à parois relativement minces, mais garnies de plis transversaux très apparents, colorées en brun et toutes allongées dans le même sens.* Pas d'amidon ni de cristaux d'oxalate de chaux dans les cellules de l'albumen qui contiennent de l'aleurone.

Après la Staphisaigre, nous mentionnerons ici un autre *Delphinium*, le *D. Consolida* L. vulgairement connu sous le nom de *Pied d'alouette* qui est très commun dans nos moissons. Bien que moins toxique que celles de l'espèce précédente, les graines de cette plante produisent des effets analogues, et à ce titre, elles doivent être rangées dans la catégorie des graines dangereuses qu'il importe d'éliminer des céréales par le vannage et le triage. Le tégument séminal de ces graines présente dans sa structure la plus grande analogie avec celle des semences de Staphisaigre et permettra de constater leur présence dans les farines de blé inférieures. L'enveloppe interne de la graine qui présente également la structure plissée et réticulée fournira sous ce rapport un caractère de première importance pour cette détermination.

HELLÉBORES

Nous mentionnerons dans ce genre les trois espèces indigènes suivantes : *Helleborus niger* L., *H. viridis* L., *H. fœtidus* L.

L'*Helleborus niger* ou HELLÉBORE NOIR, qui est la plus intéressante de ces trois espèces se rencontre dans la plupart des pays en Europe. On la rencontre dans un très grand nombre de jardins comme plante d'ornement, sous le nom de *Rose de Noël* qui lui a été donné à cause de l'époque de sa floraison. C'est une herbe peu élevée, dont les feuilles longuement pétiolées, d'un vert foncé, coriaces, sont divisées en segments oblongs, dentés en scie à leur pointe. Les fleurs solitaires ou disposées en cyme au nombre de 2 ou 3, au sommet d'une hampe commune ont un grand calice blanc rose ou légèrement teinté de vert (fig. 14).

L'*H. viridis* ou HELLÉBORE VERT se distingue de l'espèce précédente par ses feuilles d'un vert moins foncé, non persistantes, à segments plus étroits et ses fleurs moins grandes et verdâtres qui s'ouvrent seulement à la fin de l'hiver.

L'*H. fœtidus* ou HELLÉBORE FÉTIDE, commun surtout dans certains terrains

calcaires des environs de Paris, a des feuilles d'un vert noirâtre persistantes,
des fleurs verdâtres avec une petite
bordure pourpre. Il a une odeur très
vireuse.

Ces trois espèces sont vénéneuses
et paraissent posséder le même degré
de toxicité. Leur principe toxique
résiste mieux à la dessiccation et à la
cuisson que celui des autres Renon-
culacées.

A plusieurs reprises ces plantes
ont occasionné sur l'homme et les animaux des empoisonnements provoqués soit par les pharmaciens (substitution de poudre d'hellébore à la
poudre de réglisse), soit comme l'a
fait observer FERRARY par l'imprudence de gens trop confiants dans les

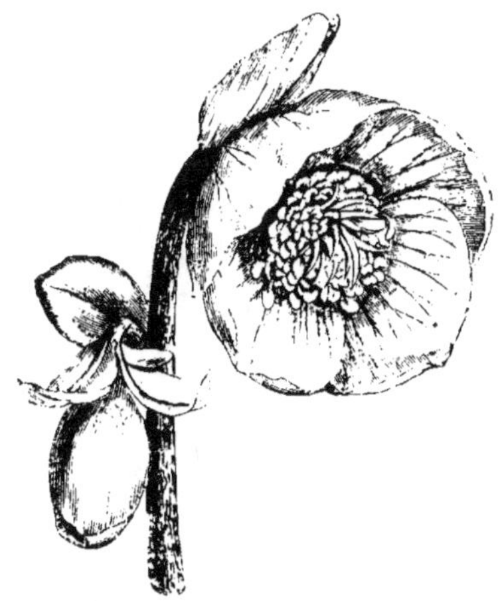

Fig. 14. — Fleur d'Hellébore noir (Rose
de Noël).

conseils et les remèdes des rebouteurs et des charlatans qui introduisent fréquemment les racines d'Hellébore
dans leurs recettes, avec les racines de
Sceau de Salomon. M. KOBERT [2] relate
de nombreux cas plus ou moins récents

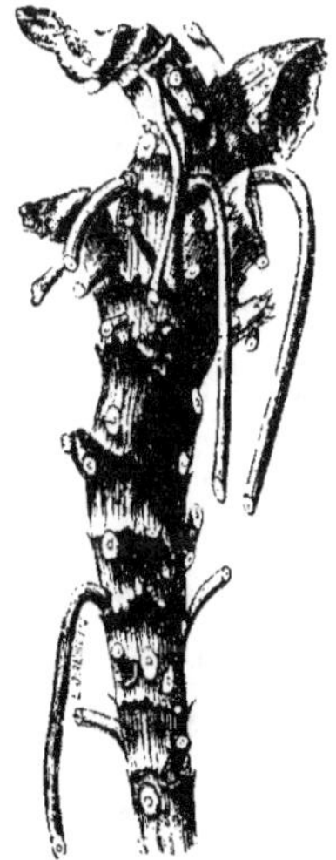

Fig. 15. — Rhizome d'Hellébore
noir.

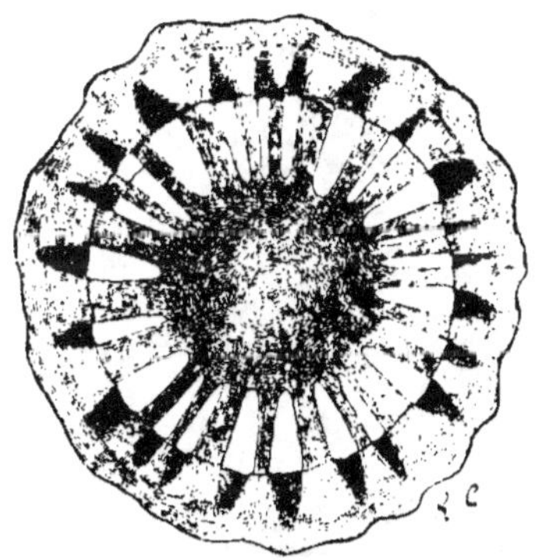

Fig. 16. — Rhizome d'Hellébore noir.
Section transversale.

d'intoxication mortels produits par l'ingestion des racines d'Hellébore.

[1] *British med. Journal*, 1889, p. 819.
[2] L. R. KOBERT. *Lehrbuch der Intoxikationen*, 1906, t. II, p. 1207

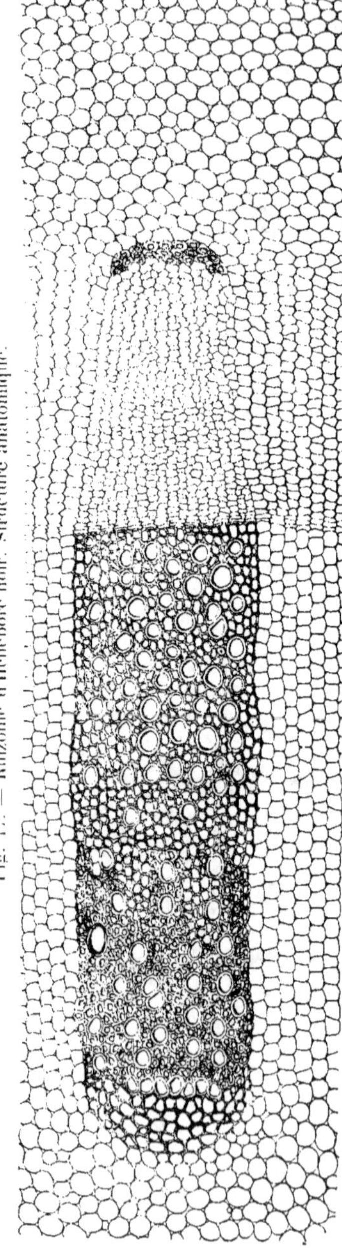

Fig. 15. — Rhizome d'Hellébore noir. Structure anatomique.

L'organe qui paraît avoir été le plus fréquemment mis en cause est le rhizome d'Hellébore noir.

Description. — Le rhizome d'Hellébore noir (fig. 15) varie beaucoup dans son apparence extérieure; tantôt il se présente en fragments irréguliers qui ont de 3 à 8 centimètres de longueur et de 4 à 6 millimètres d'épaisseur. Quelques-uns qui proviennent de la partie supérieure de la souche, portent des rameaux assez épais : la plupart des autres sont simples et pourvus de nombreuses nodosités; sur la surface extérieure qui a une teinte brun noirâtre on voit des cicatrices annulaires très rapprochées et beaucoup de tubérosités représentant la base des racines adventives qui, très friables, se sont détachées facilement de la souche. Ces racines d'une teinte moins foncée n'ont guère plus de 2 millimètres d'épaisseur et 3 à 4 centimètres de longueur. Quand on le brise, le rhizome présente un aspect blanchâtre et une apparence cornée. Sur sa section transversale (fig. 16) on distingue une écorce brune assez épaisse, entourant un anneau ligneux formé de 15 à 20 faisceaux inégaux, blancs, très apparents et bien nettement séparés les uns des autres. Ce rhizome a une saveur amère et âcre.

Structure microscopique (Rhizome, fig. 17). — Sous l'épiderme formé d'une rangée de cellules brunes, existe une couche de collenchyme dont les cellules sont allongées tangentiellement. Vient ensuite le parenchyme cortical formé de cellules arrondies sépa-

récs par d'étroits méats intercellulaires. Un cambium apparent sépare
l'écorce du cylindre ligneux. Chacun des faisceaux qui constituent ce dernier est formé d'un long cordon lignifié dans sa partie interne, parenchymateux dans sa partie externe ; ce cordon est recouvert extérieurement
par un liber mou très développé, au sommet duquel on distingue un petit
arc fibreux représentant le péricycle. Ces faisceaux libro-libériens sont
séparés les uns des autres par de larges rayons médullaires se détachant de
la moelle qui est très développée. Les cellules qui constituent les parenchymes médullaire et cortical de ce rhizome contiennent des petits grains
d'amidon isolés, et de fines gouttelettes d'huile ou de résine solubles dans
l'éther, insolubles dans l'alcool, se colorant au contact de la teinture d'orcanette ou de la safranine.

RACINE (fig. 18). — Toute différente est la structure de la racine. L'écorce
protégée par une rangée de cellules brunes est très développée et formée de

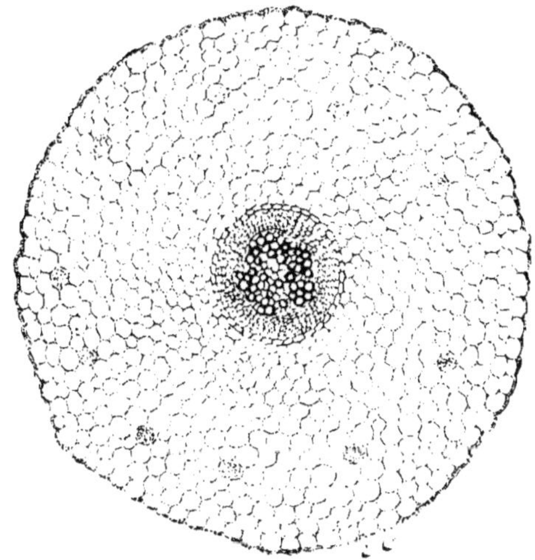

Fig. 18. — Section transversale de la racine d'Hellébore noir.

cellules arrondies, riches en amidon parmi lesquelles on distingue des
cellules isolées contenant de l'oléo-résine brune : la zone ligneuse, entourée
par un endoderme très apparent est arrondie, relativement peu épaisse,
constituée dans les plus jeunes racines par quatre faisceaux de bois primaires alternant avec quatre petits faisceaux libériens primaires. Dans les
racines plus âgées, les faisceaux secondaires plus volumineux, également
au nombre de quatre, sont formés d'un groupe de vaisseaux qui tendent à

se rejoindre vers l'axe de la racine et sont recouverts par un liber et un péricycle mous.

Composition chimique. — Des recherches de Marmé et Husemann, il résulte que les hellébores vert, noir et fétide renferment dans leur feuilles aussi bien que dans leurs rhizomes deux glucosides, l'*helléborine* et l'*helléboréine*, que leur communiquent leurs propriétés toxiques. Soumises à l'hydrolyse, l'helléborine donne du sucre et de l'helléborésine ; l'helléboréine donne de l'helléborétine.

Réactions microchimiques. — L'helléborine est difficilement soluble dans l'eau et l'éther, facilement soluble dans l'alcool et le chloroforme. L'acide sulfurique concentré la colore peu à peu en violet.

L'helléboréine est soluble dans l'eau, difficilement soluble dans l'alcool et l'éther. L'acide sulfurique concentré la dissout presque instantanément en la colorant en rouge foncé.

L'acide phosphotungstique agit assez rapidement sur les préparations fraîches de rhizome d'Hellébore en produisant un abondant précipité dans toutes les cellules parenchymateuses.

Au contact de l'acide phospho-molybdique les préparations prennent une teinte jaune et il se produit dans toutes les cellules un précipité finement granuleux jaunâtre.

Au contact de la solution de sulfate de fer, les sections de rhizome récent se colorent en jaune brun et dans les cellules parenchymateuses il se forme un précipité noir.

Toxicologie. — La plupart des empoisonnements produits par les Hellébores noir ou vert ont été déterminés par des décoctions de rhizomes ou de racines entiers ou concassés, qui ont servi à préparer des tisanes.

L'examen devra donc porter dans ce cas sur les fragments qui resteront dans les vases ayant servi à préparer les tisanes. L'expert devra d'abord s'assurer s'il se trouve en présence d'une substance simple ou d'un mélange complexe, comme les rebouteurs aiment à en prescrire. Dans les fragments recueillis il suffira de faire plusieurs sections transversales et de vérifier au moyen de la loupe, si quelques-unes présentent la disposition si caractéristique qui est reproduite dans les figures 17 et 18. *Ces sections devront prendre une coloration bleu foncée au contact de la solution d'iodure de potassium iodée.*

Ce simple examen peut suffire dans certains cas à l'expert pour asseoir sa conviction : mais si ces caractères ne sont pas très apparents, il faudra examiner au microscope une ou plusieurs des sections transversales. *La* séparation et la disposition spéciale de chacun des cordons ligneux, qui sont parenchymateux extérieurement et lignifiés intérieurement ; le développement considérable du liber relativement au péricycle qui est représenté par quelques fibres lignifiées ; l'absence de cristaux d'oxalate de chaux ; la présence simultanée d'amidon et de résine dans les cellules parenchymateuses constituent un ensemble de caractères précis qui devront seuls fixer l'attention de l'expert.

MAGNOLIACÉES

BADIANE DU JAPON

La BADIANE DU JAPON, appelée encore ANIS ÉTOILÉ DU JAPON, SKIMMI ou SIKIMMI est le fruit de l'*Illicium religiosum* SIEB. et ZUCC. plante de la famille des magnoliacées, qui croît abondamment au Japon, où on la cultive dans le voisinage des temples ; c'est de là que vient le nom de *Badiane sacrée* qu'on lui donne parfois. Ce fruit présente de grandes ressemblances avec la Badiane de Chine *Illicium verum* HOOKER) à laquelle il a été souvent substitué plutôt par ignorance que par intention frauduleuse. Cette substitution involontaire ou frauduleuse a déterminé tant en France qu'à l'étranger divers accidents très graves qui ont été signalés à la Société de pharmacie de Paris par MM. PLANCHON et DREYER [1] et à Vienne par M. le professeur VOGL [2]. D'autres accidents plus ou moins graves survenus en France et occasionnés par cette substance ont été relatés par MM. BARRAL [3], DELOTTE [4] et LAMARQUE [5].

Description. — Les fruits de l'*I. religiosum* (fig. 21) sont en général moins gros et bien moins réguliers que ceux de l'*I. verum*. Souvent il n'y a qu'un nombre assez petit de carpelles qui arrivent à maturité, aussi les étoiles formées par la réunion de ces carpelles sont-elles généralement incomplètes et ne présentent-elles presque jamais la régularité qu'on observe dans les fruits de Badiane de Chine (fig. 20). Les carpelles mûrs (fig. 19), sont généralement plus petits que ceux de l'*I. verum*. Leur bord supérieur n'est presque jamais horizontal comme dans ces derniers, mais presque toujours caractérisé par la présence d'une courbure assez pronon-

[1] *Journ. de Ph. et Chim.*, 5ᵉ sér. t. IX, p. 367.
[2] *Wiener med. Bl.*, 1880, p. 620.
[3] E. BARRAL. *Prov. méd.*, 1889, nᵒ 34.
[4] DELOTTE. *Nice médical*, 1901, nᵒ 11.
[5] LAMARQUE. *Journal de med. de Bordeaux*, 1904. nᵒ 15.

céc près du sommet qui est relevé en forme de griffe (fig. 21). La dépression occasionnée sur les faces latérales par le contact réciproque des carpelles est généralement conique,
tandis qu'elle est ellipsoïdale dans les carpelles d'*I. verum*. La graine est un peu plus petite et porte à son sommet une pointe obtuse due au développement du raphé.

La Badiane du Japon n'a pas l'odeur aromatique ni la

Fig. 19. — Badiane du Japon, vue sur sa face supérieure.

Fig. 20. — Badiane de Chine, vue sur sa face supérieure.

saveur sucrée qui caractérisent la Badiane de Chine : ses caractères sont plutôt ceux du Laurier et du Poivre cubèbe. Sa composition toute différente a été établie par EYKMANN qui en a retiré un terpène, le *shikimène*, de l'eugénol, du shikimol, de l'acide shikimmique, de la shimmipicrine et un alcaloïde cristallisé, la shikimmine.

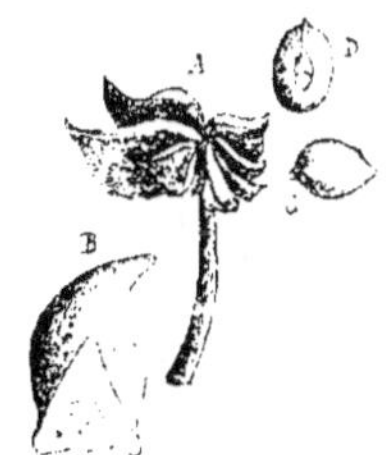

Fig. 21. — Badiane du Japon.

A, fruit. — B, carpelle détaché. — C, graine vue sur une face latérale. — D, graine vue du côté du hile.

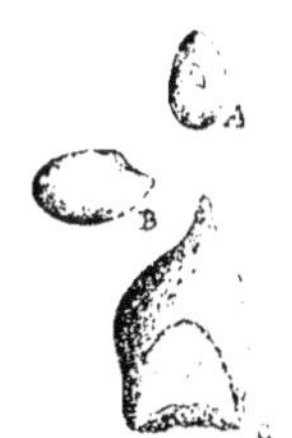

Fig. 22. — Badiane de Chine.

A, graine vue du côté du hile. — B, vue sur une face latérale. — C, carpelle détaché.

Structure anatomique (fig. 23 et 24). — L'épicarpe garni de stomates est formé de cellules polygonales qui sont recouvertes par une cuticule garnie de crêtes saillantes. Le mésocarpe est formé dans sa partie extérieure de cellules polygonales contenant de l'amidon, parmi lesquelles on observe une très grande quantité de glandes oléifères unicellulaires ; dans sa partie interne le mésocarpe est formé d'un tissu plus dense, moins riche en glandes oléifères et sillonné par des faisceaux fibro-vasculaires. L'endocarpe est formé d'une rangée de cellules allongées radialement et disposées en forme de palissade; ces cellules qui sont homogènes autour de la cavité du fruit deviennent plus petites et scléreuses dans la partie correspondant à la suture des deux bords carpellaires. Dans la partie suturale, l'endocarpe est renforcé par un massif de cellules scléreuses munies de parois très épaisses.

La graine est recouverte par un tégument formé de trois enveloppes offrant une structure tout à fait différente. L'enveloppe externe est formée d'une rangée de cellules cubiques, allongées radialement, munies de parois fort épaisses et canaliculés. Vues de face ces cellules présentent un

lumen très apparent, arrondi, brun, et des parois très épaisses, canaliculées
et sinueuses qui s'engrènent les unes dans les autres. L'enveloppe sous-
jacente fortement colorée en brun est formée dans sa partie extérieure de
cellules sclérenchymateuses, munies de parois épaisses ponctuées et dans
sa partie intérieure de cellules plus petites, munies de parois minces : ces
diverses cellules sont allongées dans la direction tangentielle. L'enveloppe

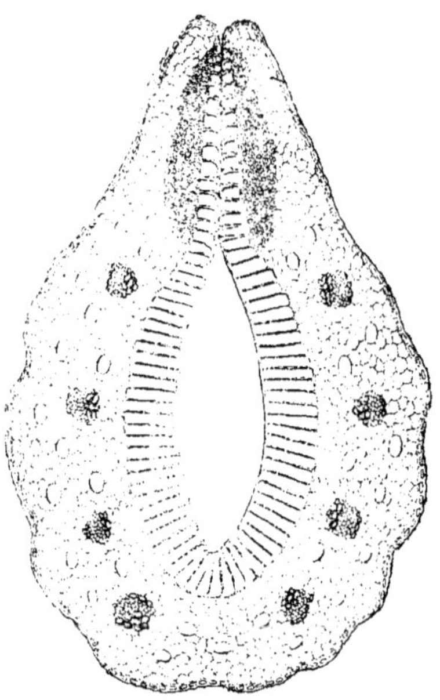

Fig. 23. — Section transversale du péricarpe de Badiane.

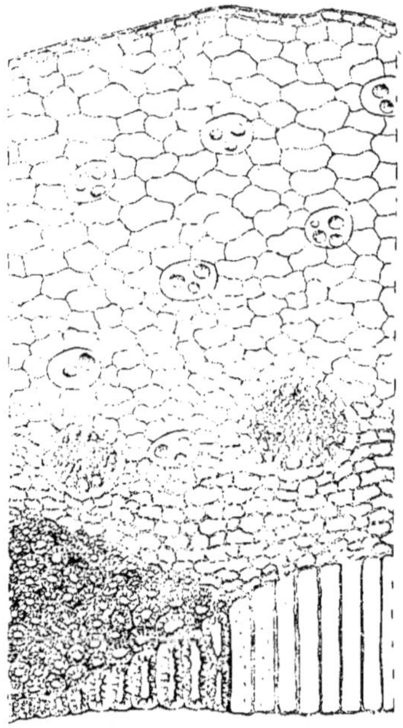

Fig. 24. — Structure anatomique du péricarpe de Badiane.

interne est formée d'une couche de cellules cristalligènes plus petites contenant des cristaux prismatiques d'oxalate de chaux. L'albumen est formé
d'un tissu de cellules polyédriques contenant de l'huile fixe et de l'aleurone.

Dans son ensemble cette structure rappelle complètement celle de la
Badiane de Chine.

Au Congrès international de médecine tenu à Moscou en 1897, j'ai
indiqué un moyen permettant de distinguer l'un de l'autre ces deux fruits
qui possèdent des propriétés physiologiques si différentes ; ce moyen
consiste dans l'examen anatomique du pédoncule qui supporte les étoiles
carpellaires. Les pédoncules de l'*I. verum* (fig. 26) sont caractérisés par la
présence dans leur moelle et leur parenchyme cortical d'un très grand

nombre de cellules scléreuses très variables quant à leur forme, leur dimension, l'épaisseur et la sinuosité de leurs parois ; les pédoncules de l'*I. religiosum* (fig. 25) plus grêles au contraire, ne renferment que peu ou point
de ces cellules scléreuses et encore celles qu'on peut y rencontrer rarement ont sensiblement la même forme arrondie et ne sont jamais
rameuses.

Comme les pédoncules font souvent défaut, surtout dans l'espèce dangereuse, M. Lenz (*Arch. der Pharm.* 1899, p. 241) a pensé avec juste

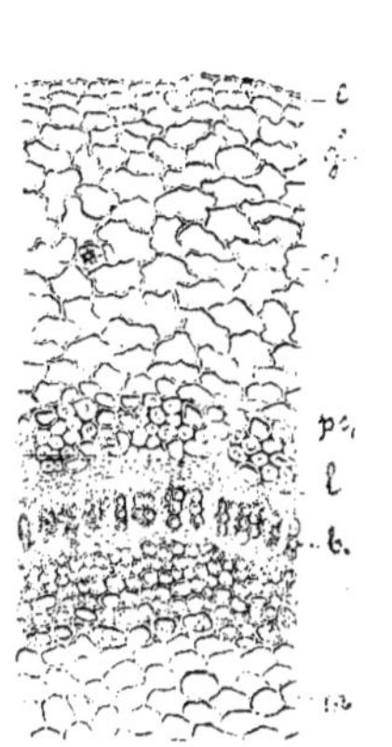

Fig. 25. — Pédoncule de Badiane
du Japon.

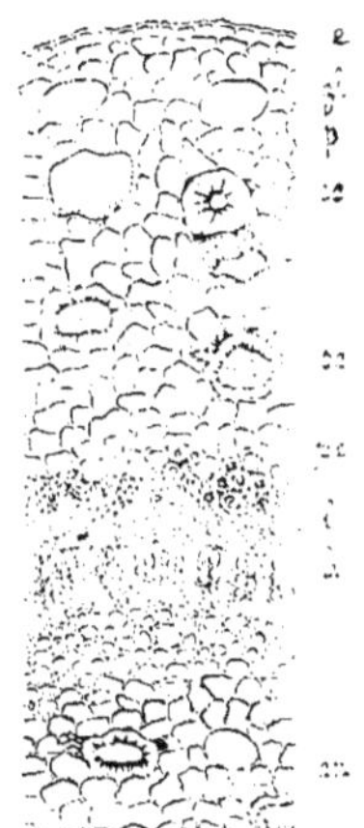

Fig. 26. — Pédoncule de Badiane
de Chine.

raison que les particularités que j'avais signalées devaient se rencontrer
dans la columelle du fruit qui n'est que le prolongement du pédoncule.
L'examen microscopique de cette portion du fruit fournira en effet des
différences de premier ordre qui dissipent toute incertitude sur l'origine du
produit examiné.

L'examen macroscopique de cette columelle suffit souvent pour différencier les deux anis étoilés. Tandis que celle de l'*I. verum* est largement
tronquée à sa partie supérieure et apparaît sous forme d'un large disque
sur lequel sont attachés les carpelles, celle de l'*I. religiosum* va en se
rétrécissant à sa partie supérieure, se termine en pointe un peu au-dessous
de l'extrémité des bords carpellaires et semble infléchie à la face inférieure
de ces derniers. Le faux Anis étoilé du Sikkim possède dans le voisinage des
vaisseaux qui vont pénétrer dans les carpelles une couche de cellules arrondies (fig. 27, *A*), à parois épaisses qui, en coupe longitudinale, sont allongées,
cylindriques, ponctuées, tronquées à leur extrémité et de trois à six fois
plus longues que larges. Ces productions n'ont rien de comparable avec

les sclérites ramifiés (fig. 27, *B*) que l'on rencontre dans l'*I. verum* et qui se distinguent surtout par l'irrégularité de leurs contours et leurs dimensions considérables.

Toxicologie. — Dans un cas d'empoisonnement par la Badiane du Japon les cas à envisager sont les suivants :

Si le fruit est entier ou grossièrement divisé, il faudra s'assurer si dans les fragments recueillis il reste un des fragments de pédoncule ou de

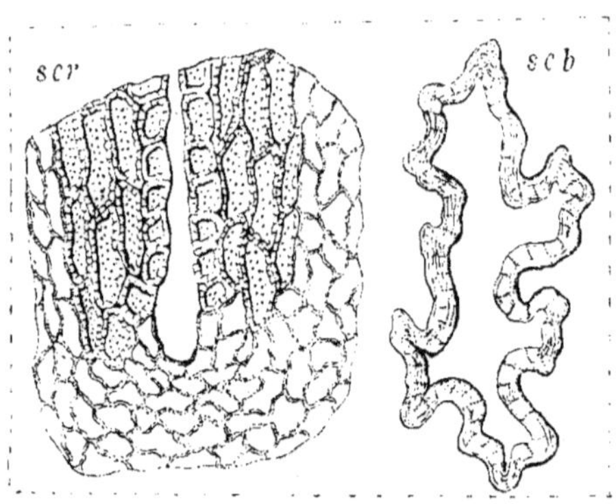

Fig. 27. — Section faite dans la columelle du fruit de Badiane, au voisinage des faisceaux qui vont pénétrer dans les carpelles.

La Badiane du Japon ne présente pas d'autres éléments scléreux que ceux figurés en *scr* : la Badiane de Chine contient en outre dans le parenchyme ambiant des cellules scléreuses très grandes et très irrégulières *scb*.

columelle et procéder à son observation microscopique. *Le caractère qui devra fixer l'opinion de l'expert reposera : sur l'absence ou la rareté de cellules scléreuses dans les parenchymes cortical et médullaire du pédoncule de la Badiane du Japon ; sur la présence, au voisinage des faisceaux de la columelle, de cellules scléreuses arrondies isodiamétriques toutes différentes des cellules très grandes, très sinueuses qui existent constamment dans le pédoncule aussi bien que dans la columelle de l'Anis étoilé de Chine.*

Si la substance qui a déterminé l'empoisonnement est réduite en poudre assez fine, il faudra dans les débris vomis ou retirés de l'estomac y rechercher :

1° *Les fragments de l'épicarpe qui sont recouverts d'une cuticule très fortement striée* (E, fig. 28).

2° *Les fragments de l'endocarpe dont les cellules sclérifiées ont une configuration spéciale* (EN).

3° *Enfin les cellules scléreuses et fortement sinueuses qui caracté-*

*risent l'enveloppe externe du tégument séminal (SP', ainsi que les
cellules cristalligènes qui constituent son enveloppe interne (TI.*

Tous ces éléments, à l'exclusion toutefois des grandes cellules scléreuses

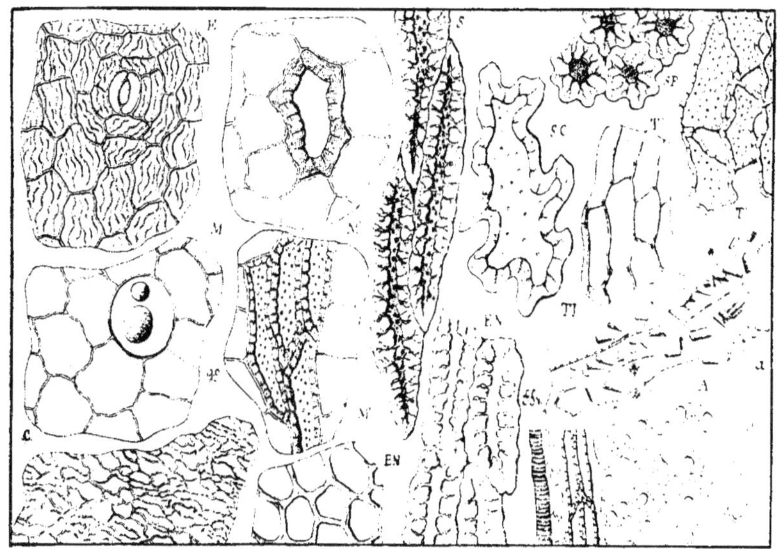

Fig. 28. — Poudre de Badiane de Chine.

A, albumen. — a, aleurone. — E, *épicarpe fortement strié.* — EN, cellules de l'endocarpe vues de face.
EN, les mêmes, vues au long. — *fp,* faisceau fibro-vasculaire. — *go,* glande oléifère. — M, M' débris du
mésocarpe. — S, cellules scléreuses voisines de l'endocarpe vues en long. — SC, *cellules scléreuses du pédoncule.* — SP, *enveloppe externe du tégument séminal.* — T, T', enveloppe moyenne. — TI, *enveloppe interne
cristalligène.*

ramifiées qui n'existent que dans le fruit d'*Illicium verum* se trouvent
reproduits dans la figure 28 qui représente les éléments anatomiques de la
poudre de Badiane de Chine.

MÉNISPERMÉES

COQUE DU LEVANT

La Coque du Levant est fournie par l'*Anamirta Cocculus* Wight et
Arn. (*Cocculus suberosus* D. C, *Menispermum Cocculus* L.), arbuste grim-
pant qui croît dans les parties orientales de la péninsule indienne et dans
les îles de la Malaisie.

L'amande de ce fruit renferme un poison dont l'usage tend malheureusement trop à se répandre en Europe.

Depuis un temps immémorial les Indiens utilisent la Coque du Levant
pour tuer le poisson dans les cours d'eau et les étangs et le recueillir
ensuite avec toute facilité. La connaissance de ces propriétés s'est peu à
peu vulgarisée parmi les braconniers qui n'hésitèrent pas à recourir à son
emploi pour dépeupler les rivières. Aussi la vente de cette substance devrait
être réglementée d'autant plus sévèrement que le poisson tué par la Coque
du Levant, s'il n'est pas vidé immédiatement, acquiert des propriétés toxiques et ne peut consommé sans danger.

Aux nombreux accidents déterminés par l'absorption de chair de pois-
sons ainsi intoxiqués, il faut ajouter les empoisonnements occasionnés :
par la substitution involontaire des Coques du Levant aux fruits de Cubèbe [1] :
par l'absorption de bière ou d'eau-de-vie [2] auxquelles on avait ajouté une
certaine quantité de ces baies dans le but de relever leur amertume ou de
leur donner du montant : par ingestion de ces fruits dans les tentatives
de suicide [3] ou comme médicament abortif [4]. E. Shaw [5] relate aussi un cas
d'empoisonnement mortel survenu chez un homme qui avait pris de la
teinture de Coque du Levant à la place de teinture de merises. L'emploi

[1] V. Tschirch, *Die Kokkelskörner*, 1847, p. 52.
[2] Taylor, *Die Gifte* (trad. allem. par V. Seydeler), Bd. III, p. 257.
[3] Pome, *Gaz. med. Lomb.*, 1870, t. XXI, p. 163.
[4] Menko, *Therapeut Monatsh.*, 1896, p. 111.
[5] E. Shaw, *Med. News*, 1891, p. 38.

externe de Coque du Levant sous forme de poudre ou de teinture pour
tuer les poux et contre la teigne a déterminé aussi un certain nombre d'accidents. Cette substance est en effet assez dangereuse puisque sa dose
toxique moyenne est de 25 centigrammes de poudre.

Description. — Les fruits de Coque du Levant (fig. 29-30) sont des
petites drupes, ovoïdes, subréniformes, mesurant à peu près 1 centimètre de
longueur; leur surface extérieure est noirâtre, ridée : ils portent sur leur
face dorsale une petite crête de couleur
foncée. Quand le pédoncule est encore
fixé au fruit, il s'y rattache obliquement.
Le péricarpe constitué par une couche
externe ridée et un endocarpe mince,
ligneux, contient une seule graine réniforme dans laquelle l'endocarpe pénètre
en se bifurquant. Sur une section transversale la graine offre la forme d'un fer à

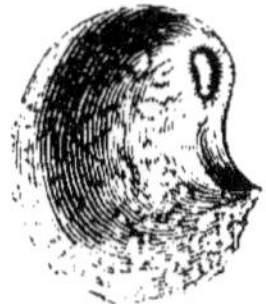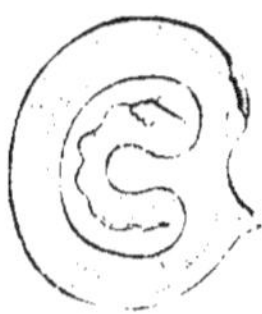

Fig. 29-30. — Coque du Levant.
Fruit entier.   Fruit coupé en long.

cheval ; elle est constituée en majeure partie par un albumen qui enveloppe
une paire de cotylédons divergents, lancéolés et une courte radicule cylindrique. La graine est amère et huileuse : le péricarpe est à peu près insipide.

Structure microscopique. — Le péricarpe est recouvert par un épicarpe brun formé de cellules polygonales, isodiamétriques, munies de
parois droites, peu épaisses : il porte des stomates qui sont entourés par
4 à 5 cellules n'ayant rien de régulier dans leur direction, et des petites
cicatrices arrondies correspondant à l'insertion des poils. Le mésocarpe
assez développé est formé d'un tissu de cellules colorées en brun, peu
adhérentes entre elles, irrégulières dans leur forme : il est parcouru par
des faisceaux fibro-vasculaires bordés de fibres allongées dont les parois
sont lisses et peu épaissies. La crête qui existe sur la face dorsale du
fruit est constituée par un faisceau vasculaire qui est entouré d'un amas de
fibres fusiformes, très longues, dont les parois sont assez épaisses, très
résistantes et finement ponctuées. L'endocarpe fibreux et très épais est
constitué par un amas de fibres qui s'entrecroisent en différents sens, de
telle sorte qu'une coupe transversale du péricarpe les montre tantôt en
section horizontale, tantôt oblique, tantôt longitudinale. Ces fibres fusiformes, munies de parois assez épaisses et canaliculées, sont unies en
faisceaux plus ou moins volumineux et bien distincts qui se dirigent dans
tous les sens et s'entrecroisent, les fibres de chaque faisceau restant
à peu près parallèles les unes aux autres. La partie externe de cet endo-

carpe est limitée par des cellules scléreuses munies de parois moyennement épaisses et ponctuées, qui sont aussi irrégulières dans leur forme que dans leur dimension.

L'amande est recouverte par un tégument mince, de couleur blonde, formé de cellules aplaties, allongées tangentiellement. Vues de face, les cellules qui constituent l'enveloppe externe de ce tégument ont une forme allongée, généralement polygonale, parfois triangulaire, des parois ondulées, légèrement épaissies et finement ponctuées ; elles sont réunies par groupes dans chacun desquels elles conservent sensiblement la même direction, qui est perpendiculaire ou plus ou moins oblique par rapport à celle des cellules qui constituent le groupe voisin. L'albumen est formé d'un tissu de cellules polygonales à parois peu épaisses ; ces cellules sont remplies de matière grasse amorphe, d'une matière granuleuse au milieu de laquelle on observe assez distinctement des cristaux aiguillés réunis en faisceaux plus ou moins volumineux. Si l'on fait chauffer les sections minces de cet albumen immergées dans la glycérine, on voit disparaître une partie de la matière granuleuse et des cristaux ; si on laisse refroidir les préparations pendant quelques instants et si on les observe au microscope, on constate dans la plupart des cellules la présence de houppes cristallines très nombreuses, plus ou moins volumineuses et arrondies et dont les plus grosses occupent parfois toute la cavité des cellules. Cette particularité constitue un élément de détermination assez important pour la diagnose de fragments de graine de Coque du Levant.

L'ensemble de ces caractères permet facilement de distinguer la Coque du Levant d'un remède très populaire, la *baie de laurier*, avec lequel elle présente quelque ressemblance extérieure et avec lequel elle a été parfois confondue.

Composition chimique. — La Coque du Levant doit ses propriétés vénéneuses à la *picrotoxine* qu'elle renferme dans la proportion de 1 p. 100 et qui est localisée dans l'amande à l'exclusion du péricarpe. Outre ce principe, elle renferme de la *cocculine* qui est identique avec l'*anamirtine*.

Réactions microchimiques. — Au contact de la solution de potasse, le contenu des cellules de l'albumen prend une teinte jaune verdâtre.

Au contact de l'acide sulfurique concentré, les sections prennent à froid une teinte rougeâtre qui sous l'influence de la chaleur passe au rouge rubis.

Recherche toxicologique. — Dans la recherche toxicologique de la Coque du Levant, on devra s'attacher à retrouver des débris colorés et résistants de la coque ou péricarpe du fruit (fig. 31).

Ces débris seront nettement caractérisés par la disposition toute spéciale de leur endocarpe formé de faisceaux de fibres qui sont entrecroisés en différents sens. Dans chacun de ces faisceaux les fibres ont une direction sensiblement parallèle. Ces fibres seront toujours accompagnées de cellules scléreuses ayant des formes, des dimensions très irrégulières, des parois moyennement épaisses et fortement ponctuées. La présence simultanée des fibres de la crête a aussi une grande importance.

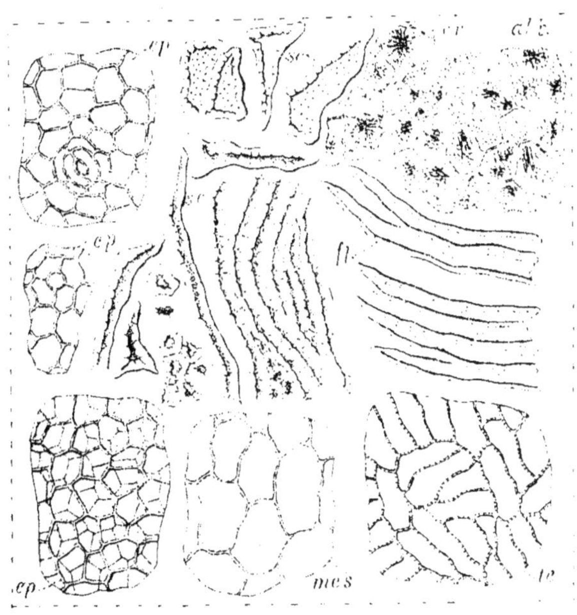

Fig. 31. — Poudre de Coque du Levant.

alb, albumen. — *cr*, cristaux de l'albumen. — *ep*, épicarpe. — *fl*, fibres de la crête dorsale. — *mes*, mésocarpe. — *sc*, cellules scléreuses de l'endocarpe. — *te*, enveloppe externe du tégument séminal.

Pour bien distinguer la nature de ces éléments, il faudra faire bouillir les fragments du péricarpe dans l'eau alcalinisée qui permettra de dissocier les faisceaux, de les rendre plus apparents et de les séparer des cellules scléreuses qui établissent la transition entre le mésocarpe et l'endocarpe.

Après avoir retrouvé les débris scléreux du péricarpe et les avoir caractérisés, il faudra rechercher les *fragments de la graine qui sont généralement assez résistants aussi. Ceux-ci seront caractérisés par leur enveloppe légèrement colorée et formée de cellules allongées dont les directions s'entrecroisent aussi en différents sens. Les débris des cotylédons seront caractérisés par l'absence d'amidon, qui est remplacé par une matière grasse, des cristaux aiguillés réunis en faisceaux et des granulations d'aleurone.*

Si les fragments des cotylédons sont assez volumineux pour permettre une section transversale, on pourra essayer sur eux les réactions microchimiques que nous avons indiquées plus haut : mais il sera plus simple encore d'en isoler quelques fragments ténus, de les dissocier entre deux lames de verre, dans un peu de glycérine et d'observer les préparations avant et après les avoir soumises à l'action de la chaleur. Dans le second cas, on constatera dans les cellules de l'albumen la formation de houppes soyeuses cristallines tout à fait caractéristiques.

PAPAVÉRACÉES

PAVOT SOMNIFÈRE

Le pavot somnifère (*Papaver somniferum L.*), est une espèce originaire d'Orient, depuis longtemps déjà introduite en Europe et en France où l'on en cultive deux variétés spéciales désignées sous le nom de *Pavot blanc* (*P. somniferum* α *album*) et de Pavot noir *P. somniferum*

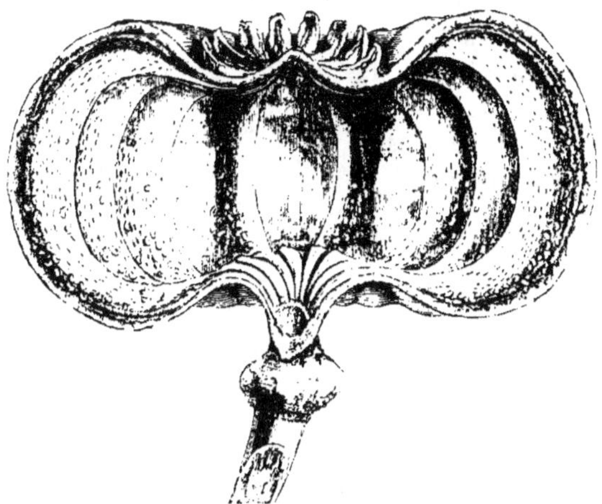

Fig. 32. — Capsule de Pavot somnifère.

β *nigrum*). La première donne un fruit variable dans sa forme, ovoïde, subglobuleux ou parfois déprimé et plus large que long, non déhiscent, rempli de graines blanchâtres ou légèrement jaunâtres. Le fruit de la seconde est plus petit, souvent à peu près globuleux, à pores ouverts et à graines noires.

Ces deux variétés sont cultivées chez nous comme plantes oléagineuses, à cause de la quantité d'huile fixe contenue dans leurs graines qui sont tout à fait inoffensives. Le tourteau qui résulte de l'expression de ces graines joue un grand rôle dans l'alimentation du bétail, surtout dans le nord de la France.

Le Pavot somnifère n'est pas seulement une plante oléagineuse ; c'est encore une plante officinale, douée de propriétés toxiques dues à la présence du suc qui est sécrété par les vaisseaux laticifères localisés dans tous les organes et surtout dans la capsule. Ce suc désigné sous le nom d'opium, joue en médecine un rôle capital et est un agent d'intoxication relativement commun.

Les propriétés vénéneuses du Pavot somnifère sont connues de temps immémorial. Les annales médico-légales relatent une multitude d'empoisonnements volontaires, accidentels ou criminels qui lui sont dus.

Les CAPSULES DE PAVOT plus souvent désignées sous les noms de *Têtes de Pavot* et *Coques de Pavot* sont d'un emploi excessivement commun et constituent un remède des plus populaires aussi bien à la ville qu'à la campagne. On s'en sert le plus ordinairement en lavements, ou en tisane, la plupart du temps sans appeler le médecin, dans les cas de coliques, de diarrhée, et de douleurs d'entrailles. Leur emploi qui est le plus souvent bienfaisant pour les adultes, pourvu qu'on ne dépasse pas une tête moyenne pour un litre d'eau, bu en plusieurs fois dans la journée, peut être des plus dangereux si on s'en sert à tout propos, surtout chez les enfants, auxquels on ne doit administrer l'opium qu'avec la plus grande circonspection. Que de nourrices ont pris l'habitude de faire la bouillie des enfants avec une décoction de tête de pavot, soit pour calmer leurs coliques, soit plutôt pour les endormir afin d'avoir leur tranquillité et leur liberté ; cette pratique devrait être absolument proscrite, car trop longue est la liste des enfants qui sont morts victimes de cette habitude funeste.

Trop de gens s'imaginent que notre pavot ne possède pas les mêmes propriétés physiologiques que le pavot qui fournit l'opium dans l'Asie mineure, en Turquie et en Perse. C'est un préjugé contre lequel on ne saurait trop réagir ; car les capsules de pavot cultivées en certains point de notre territoire et notamment dans les environs de Clermont-Ferrand ont fourni un opium aussi actif que celui qui vient d'Orient.

La tige, les fleurs et les feuilles du pavot sont aussi vénéneuses, à un degré toutefois inférieur à celui des capsules.

Description. — Les capsules de pavot (fig. 32) sont formées par la réunion d'un grand nombre de capsules dont les bords indupliqués se dirigent sous forme de cloison vers le centre du fruit, sans toutefois se rejoindre : elles sont globuleuses, ovales ou arrondies ; fréquemment elles sont déprimées au sommet et à la base ; elles sont couronnées par un disque stigmatique déprimé à son centre et divisé en plusieurs lobes. La surface latérale est plus ou moins lisse, mouchetée de taches noires. Les capsules sont peu épaisses et formées d'un tissu spongieux, lâche ; elles sont tapissées intérieurement par un endocarpe rugueux finement strié. Avant leur maturité, les capsules de pavot sont d'un vert glauque ; elles laissent échapper par la plus légère piqûre, un latex blanc et amer : elles ont une odeur narcotique et une saveur amère qui s'atténuent par la dessiccation.

Structure microscopique (fig. 33). — L'épicarpe est formé d'une couche de cellules tabulaires recouvertes par une cuticule épaisse, et au

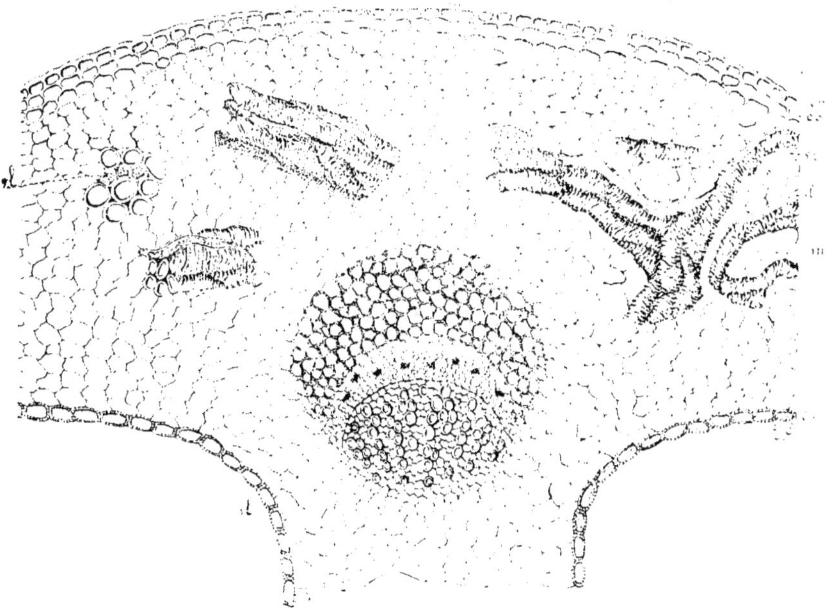

Fig. 33. — Section transversale de la capsule de Pavot.
cn, collenchyme. — *en*, endocarpe. — *ep*, épicarpe. — *m*, mésocarpe. — *vl*, vaisseau laticifère.

milieu desquelles on observe quelques stomates. Sous l'épicarpe existe un hypoderme collenchymateux formé de cellules dont les parois sont épaissies sur leurs angles. Le mésocarpe est formé d'un parenchyme lâche formé de larges cellules polygonales : il est sillonné par une multitude de petits faisceaux fibro-vasculaires qui s'entrecroisent en différents sens et sont accompagnés de vaisseaux laticifères ramifiés (*vl*). Ce sont ces derniers qui contiennent le suc, qui amené à consistance convenable, constituera l'opium. Dans le prolongement des lames minces qui constituent les placentas, le mésocarpe présente un faisceau fibro-vasculaire ovale très développé, formé d'un cordon ligneux arqué, recouvert par une épaisse couche de liber et par un péricycle légèrement lignifié. Dans ce liber on observe aussi un certain nombre de vaisseaux laticifères. L'endocarpe *en* est formé d'une rangée de cellules rectangulaires assez larges munies de parois épaissies et ponctuées.

Toxicologie. — En cas d'empoisonnement par les décoctions ou infusions de Coques de Pavot, l'expert pourra être appelé à se prononcer sur la nature des fragments plus ou moins ténus provenant de ces coques, qu'on a brisées avant de les utiliser, et qui pourront être isolés ou mélangés à d'autres substances végétales employées pour préparer les tisanes incriminées. *Les recherches devront dans ce cas être dirigées dans le but d'isoler : 1° les fragments de l'épicarpe qui est caractérisé par les stomates et ses cellules polygonales isodiamétriques, munies de parois épaissies et ponctuées ; 2° les débris de l'endocarpe caractérisés par des cellules beaucoup plus grandes, longitudinales, plus fortement ponctuées, vides de tout contenu ; 3° les fragments de vaisseaux laticifères ramifiés qui sont juxtaposés contre les faisceaux fibro-vasculaires et qui sont reconnaissables à la nature de leur contenu brun.*

La forme et la disposition de ces divers éléments se trouvent reproduites sur la figure 35 qui représente les débris végétaux qu'on trouve constamment dans l'opium.

OPIUM

De toutes les substances végétales douées de propriétés toxiques, l'Opium est incontestablement celle qui produit chaque année sous les formes les plus variées, le plus grand nombre d'empoisonnements mortels. Rarement il est absorbé en nature, à cause de la difficulté qu'on peut avoir à s'en procurer : cette difficulté est aujourd'hui moins grande, depuis que s'est introduite malheureusement chez nous la manie d'imiter les Orientaux et de fumer l'opium. La plupart des empoisonnements causés par l'opium sont occasionnés par l'absorption de l'une ou de l'autre des diverses préparations dont il fait la base ou de son principal alcaloïde, la morphine. Si la substitution involontaire de quelqu'une de ces préparations à d'autres médicaments officinaux ou son administration à dose exagérée a occasionné quelques accidents mortels, le nombre de ces empoisonnements est absolument restreint si on le compare à celui qu'occasionne chaque année le *laudanum*, absorbé dans un but de suicide. Cette substance paraît être en effet celle qui rencontre le plus de faveur chez les malheureux atteints de cette manie qui tend à se propager dans une proportion effroyable surtout en Angleterre. D'après LEWIN, on a constaté en 1894, en Angleterre, 185 tentatives de suicides au moyen de l'opium ou de préparations opiacées.

Bien que les morphinomanes, dont le nombre ne cesse de s'accroître d'année en année, utilisent plutôt la morphine pour satisfaire leur passion aussi tyrannique que funeste, on trouve dans les archives de médecine légale un certain nombre d'empoisonnements déterminés par l'*opium brut* et la *poudre d'opium*. Le rang que cette substance occupe dans la série des végétaux toxiques justifie d'ailleurs la place que nous lui consacrons ici.

Caractères. — L'opium de Smyrne, qui est l'espèce officinale, se présente en masses primitivement arrondies, qui par suite de leur consistance, sont plus ou moins déformées et aplaties : leur poids varie de 300 à 1 000 grammes. Leur surface qui porte des vestiges plus ou moins larges de feuilles de pavot est recouverte d'une quantité variable de fruits de *Rumex* qui pénètrent dans les interstices des pains. La consistance de ces pains est assez faible pour permettre de les couper au couteau. La masse qui les constitue à l'intérieur est humide et grossièrement granuleuse, très rarement homogène ; elle offre une teinte qui varie du marron clair au brun rougeâtre. Examinée à la loupe cette masse brune est parsemée de nombreux débris végétaux, écailleux et colorés qui ont une teinte grisâtre. D'abord mou, cet opium durcit peu à peu à l'air et prend une teinte plus foncée sur laquelle ressortent plus clairement les débris végétaux qui sont parfois simples, parfois agglomérés entre eux. Il a une odeur narcotique forte qui ne déplaît pas à toutes les personnes : sa saveur est amère, âcre et nauséeuse.

Caractères microscopiques (fig. 34). — Si l'on délaie dans une solution de chloral une petite quantité d'opium détachée d'un pain d'opium de Smyrne, et si on examine au microscope les éléments qui se sont désagrégés, on constate parmi eux la présence d'une multitude de débris de latex qui affectent les dispositions et les formes les plus irrégulières ; tous ces débris présentent une apparence granuleuse particulière et une teinte brune : les uns sont arrondis, ovoïdes, à contour assez net ; les autres ont un contour profondément déchiqueté : d'autres ont une forme tubulaire et ont conservé la forme des vaisseaux qui les ont sécrétés. A côté de ces fragments de latex, on trouve une très grande quantité de débris organisés,

formés de cellules polygonales, isodiamétriques, munies de parois très
épaisses, entourant une cavité assez régulièrement frangée et remplie de
chlorophylle brune desséchée. Quelques-uns de ces débris végétaux sont
accompagnés de stomates ; ce sont des fragments de l'épicarpe du pavot

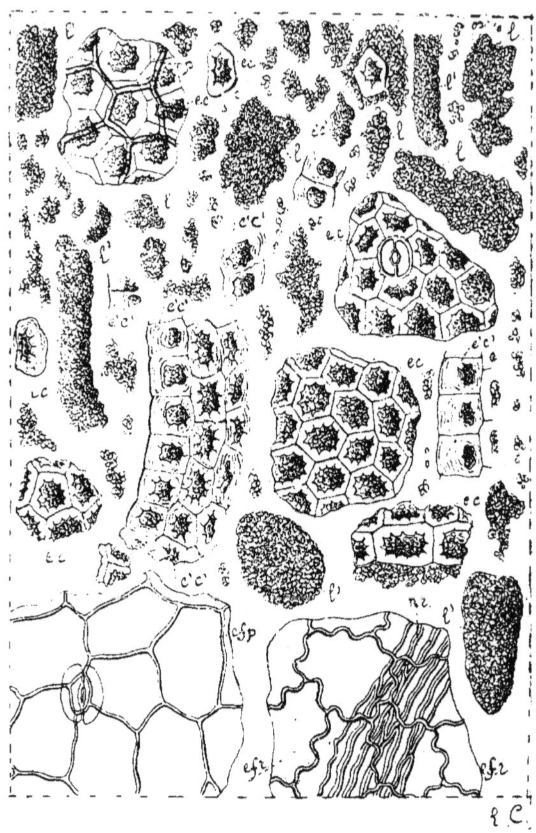

Fig. 34. — Opium de Smyrne pulvérisé ou délayé dans l'eau.

ec ec', débris de l'épicarpe de la capsule de pavot. — *efp*, épiderme inférieur de la feuille de pavot. — *efr*, débris des ailes membraneuses de fruits de *Rumex*. — *l*, débris irréguliers et minuscules de latex. — *l*, larmes plus régulières. — *p*, cellules de l'hypoderme placé sous l'épicarpe.

vus de face. A côté d'eux on en trouve quelques-uns qui sont formés de
cellules quadrilatérales dont la paroi extérieure est notablement renforcée ;
ils représentent l'épicarpe vu de profil ou coupé transversalement. Quelques-uns des débris de l'épicarpe sont parfois accompagnés de cellules
polygonales, munies de parois moins épaisses et qui proviennent de l'hypoderme placé sous l'épicarpe de la capsule. Ces débris organisés sont extrê-

mement nombreux dans l'opium de Smyrne et leur présence s'explique tout naturellement par la nature de l'instrument utilisé en Asie Mineure pour recueillir le latex du pavot sur la capsule. En râclant le suc cet instrument enlève presque constamment des débris des couches extérieures de la capsule. On peut encore retrouver dans les débris de l'opium, mais plus rarement toutefois, des fragments de faisceaux fibro-vasculaires qui sont localisés dans les couches extérieures du péricarpe et quelquefois même des débris de la feuille de pavot qui servait à envelopper les pains.

Tous les caractères que je viens de décrire se retrouvent avec une grande netteté dans la poudre d'Opium de Smyrne.

Dans l'opium de Perse qui arrive maintenant plus fréquemment que par le passé en Europe, les fragments d'épicarpe sont bien plus rares que dans l'Opium de Smyrne à cause des instruments tout différents que l'on utilise pour la récolte de cet opium.

Recherche toxicologique. — En cas d'empoisonnement par l'opium brut entier ou pulvérisé, les caractères qui auront une valeur absolue pour opérer la détermination sont (fig. 34).

La présence, la forme des débris de l'épicarpe du pavot qui sont tout à fait caractéristiques ;

L'existence et les formes souvent bien définies des fragments de latex, caractérisés par leur apparence granuleuse et leur coloration brune ;

La présence et la forme des cellules qui constituent les débris de l'endocarpe ou des cloisons pariétales de la capsule.

CARYOPHYLLÉES

NIELLE DES BLÉS

La NIELLE DES BLÉS *Agrostemma Githago L.*, est encore connue sous les noms de *Couronne des blés*, *Nayelle*.

Comme elle croît communément au milieu des moissons, ses capsules récoltées en même temps que les épis, peuvent s'ouvrir au moment du battage et ses graines mêlées alors à celles du blé ou du seigle sont broyées avec elle sous la meule. Ces graines qui sont vénéneuses peuvent communiquer à la farine de blé et au pain une saveur âcre, désagréable et des propriétés toxiques.

A plusieurs reprises des accidents graves ont été signalés à la suite de l'absorption de farines ou de sons mélangés d'une proportion notable de Nielle. La présence d'une certaine quantité de cette graine étrangère dans les farines ou leurs issues pouvant donner lieu à des contestations judiciaires et annuler les contrats consentis entre acheteurs et vendeurs, il est intéressant de connaître la structure de cette graine et de pouvoir déterminer sa présence dans les farines.

Les empoisonnements qui revêtent souvent la forme aiguë chez les animaux qui absorbent des doses notables de sons ou de recoupettes niellés, prennent le plus souvent la forme chronique chez l'homme qui absorbe quotidiennement des doses moins massives de Nielle sous forme de pain préparé avec des farines de basse qualité. Ces accidents fréquents en Europe et en Amérique ont été décrits à plusieurs reprises sous le nom de *Githagisme*.

Description. — Les graines de Nielle qui existent au nombre de 30 à 40 dans chaque capsule mesurent environ 1 millimètre à 1 millimètre et demi de largeur ; elles sont pyramidales, parfois irrégulièrement sphériques et sont presque toujours déformées par suite de leur pression réciproque ; leur surface profondément chagrinée est noire. Elles sont inodores ; quand

on les broie sous la dent, elles laissent sur la langue une saveur amère : elles
pèsent en moyenne 8 milligrammes.

Structure anatomique. — La section transversale de ces graines présente de dehors en dedans fig. 35 : une enveloppe externe *te* formée
d'une seule rangée de cellules pyramidales très irrégulières dans leurs contours et leur dimension : ces cellules
sont munies sur leurs faces extérieures
et latérales de parois très épaisses :
la paroi externe est en outre munie
de crêtes saillantes : leur cavité très
étroite est sensiblement triangulaire,
allongée radialement : ces cellules ne
touchent entre elles que par une portion très restreinte de leurs faces latérales ; dans le reste de leur hauteur
elles sont séparées par des sillons
plus ou moins larges qui contribuent à

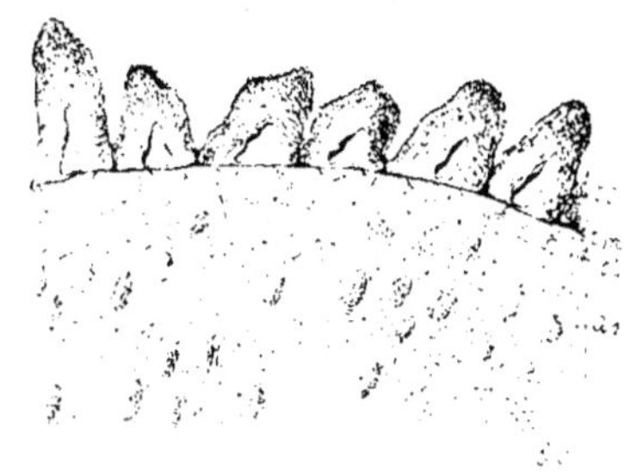

Fig. 35. — Section transversale de la
graine de Nielle des Blés.

donner à la surface extérieure des graines l'aspect chagriné qui les distingue.
Vues de face fig. 36 ces cellules sont caractérisées par les sinuosités profondes de leurs parois qui s'engrènent les unes dans les autres et sont marquées de protubérances noirâtres très apparentes. Ces cellules sont fortement colorées par un pigment brun très foncé dont la teinte s'atténue sur
le bord des parois externes et forme ainsi une sorte de collerette un peu
moins foncée et assez apparente; la cavité de ces cellules est assez large
et ovoïde : — une deuxième enveloppe *tm* formée de deux assises de cellules aplaties colorées en brun ; vues de face, ces cellules sont polygonales
allongées sensiblement dans la même direction ; — une enveloppe interne *ti*
formée d'une rangée de cellules rectangulaires qui vues de face sont assez
grandes, polygonales ; ces cellules sont caractérisées par les prolonge-
ments ou plis filiformes qu'on observe sur leurs parois qui sont incolores.

Sous cette triple enveloppe qui constitue le tégument séminal se trouve
l'albumen composé de cellules polyédriques contenant des corpuscules
arrondis ovoïdes, ou en forme de massue mesurant de 20 à 100 μ de diamètre et enchâssés dans une masse amylacée formée de grains extrêmement petits et à peine mesurables. D'après M. Vogl, ces corpuscules sont
composés d'une agglomération de saponine, de gomme et d'amidon. Ils
se désagrègent lentement dans l'eau froide, plus rapidement dans l'eau
chaude et l'alcool faible. Les granules d'amidon qui entourent ces corpuscules présentent deux caractères importants ; traités par la potasse, ils

résistent beaucoup plus longtemps à son action dissolvante que les amidons de céréales; soumis à l'action de l'iode, ils tardent bien plus à se colorer en bleu que les autres.

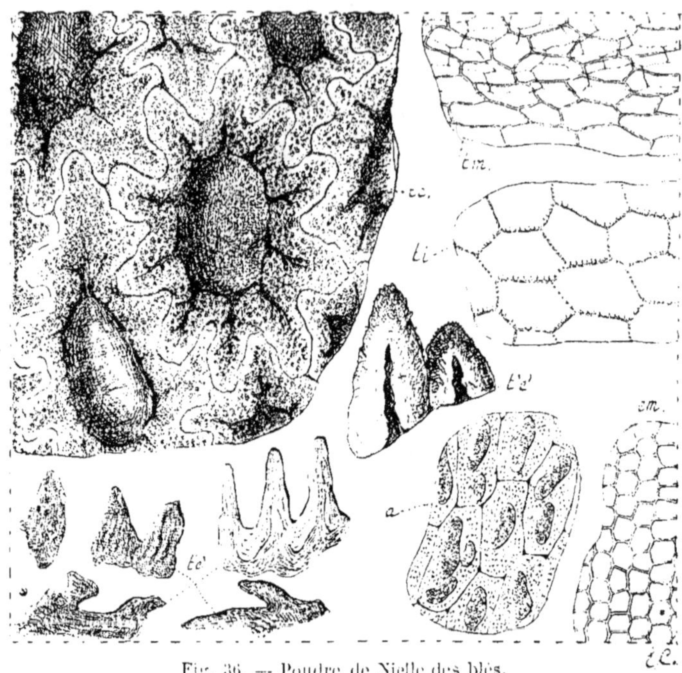

Fig. 36. — Poudre de Nielle des blés.

a, albumen. — em, embryon. — te, enveloppe externe du tégument séminal. — te', débris ténus des cellules de cette enveloppe. — ti, enveloppe interne. — tm, enveloppe moyenne.

Composition chimique. — La Nielle des blés contient jusqu'à 6,5 p. 100 d'une saponine toxique qu'on a désignée sous le nom de *Githagine*.

Les éléments toxiques de cette graine sont localisés dans l'albumen à l'exclusion du tégument séminal.

Réactions microchimiques. — Traité par l'acide sulfurique concentré pur, l'amidon de Nielle se colore en brun verdâtre et devient partiellement bleu violet ou rouge tandis que l'amidon du blé ou du seigle n'éprouve pas de coloration.

Recherche toxicologique. — Les accidents provoqués par la Nielle du blé se produisent généralement à la suite de l'ingestion du pain préparé avec des farines contenant une certaine proportion de cette graine. Les accidents produits chez les animaux sont plus souvent occasionnés par l'absorption de farines grossières, de provendes, de criblures ou de recoupettes mélangées d'une proportion notable de Nielle.

M. Cornevin[1] rapporte qu'il se trouve des négociants assez peu scrupuleux pour faire entrer dans les farines destinées à l'alimentation des animaux jusqu'à 45 p. 100 de nielle, ainsi qu'il ressort d'un procès plaidé à Lyon en 1874.

Toxicologie. — Rarement l'expert aura à déterminer l'identité de la graine entière qui est très facilement reconnaissable à sa forme pyramidale, à son tégument noir caractérisé par la présence de cannelures et de protubérances sensiblement parallèles; le plus souvent son rôle consistera à rechercher la farine de Nielle dans les pièces à conviction.

S'il s'agit de farines grossières, de sons et de recoupettes, l'expert prélèvera avec un scapel ou une pince les éléments noirâtres qui lui sembleront être des débris de téguments ; ces débris étant généralement assez volumineux dans ces produits alimentaires, il sera facile de les éliminer à peu près tous, de les peser et d'apprécier à quelle quantité de graine entière ils correspondent.

S'il s'agit de farines plus fines, l'opération sera plus difficile, car les débris de tégument très finement pulvérisés apparaissent plutôt avec une coloration brune et sont plus difficilement saisissables. Pour mieux les distinguer, on pressera la farine entre deux doubles de papier et avec une loupe on cherchera à distinguer parmi les piquetures de la farine celles qui sont les plus foncées. On les mettra de côté dans un verre de montre pour les soumettre à un examen ultérieur : les uns seront examinés directement sous le baume de Canada ou la glycérine, les autres après quelques minutes d'ébullition dans la solution alcaline qui permettra de dissocier les trois enveloppes du tégument séminal.

La présence de la Nielle sera révélée par l'existence de très grandes cellules fortement colorées en brun, profondément sinueuses et présentant dans leur partie centrale une sorte de disque plus foncé qui n'est que la projection de leur protubérance externe. A côté des cellules entières on pourra trouver des débris aussi colorés, de forme conique, représentant des parois cellulaires.

Ces éléments tout à fait caractéristiques seront, dans les fragments traités par l'eau alcalinisée, accompagnés de grandes cellules incolores aux parois frangées, provenant de l'enveloppe interne du tégument séminal.

[1] Cornevin. *Des plantes vénéneuses et des empoisonnements qu'elles déterminent*. Paris, 887, p. 248 et suiv.

Indépendamment de ces éléments de détermination qui ont une valeur absolue, l'expert pourra, s'il s'agit d'une farine fine, y rencontrer la présence de cellules de l'albumen de la Nielle encore entières, ou à leur défaut les corpuscules composés et les grains d'amidon extrêmement petits dans lesquels ils sont disséminés. Il pourra pour cette recherche utiliser la réaction de la teinture d'iode qui paraît fournir une indication assez précise.

S'il s'agit de pain niellé, la recherche deviendra plus difficile si l'on ne trouve pas de débris du tégument séminal; il sera bon toutefois de noter que le pain préparé avec la farine niellée a une coloration bleuâtre et un goût amer. Chauffé avec une solution diluée de lessive sodique, le pain et la farine niellés prennent une coloration jaune grisâtre sale, passant rapidement au rouge cuivre.

RUTACÉES

RUE

La rue. *Ruta graveolens* L. encore appelée *Rue odorante, Rue fétide, Rue des jardins, Rue puante, Rue commune, Herbe de grâce* est une plante vivace qui croît spontanément dans les départements méridionaux de la France et qui est cultivée communément dans nos jardins.

Cette plante est connue depuis la plus haute antiquité. Dans les écrits d'Hippocrate, de Galien et même de Pythagore il est fait mention de ses propriétés emménagogues. Prise à dose modérée, elle cause de l'agitation, de la fièvre, accompagnée de sécheresse à la bouche, de mal de gorge, tous signes qui révèlent ses propriétés énergiques. A dose élevée elle provoque des accidents mortels comme l'a constaté Orfila[1].

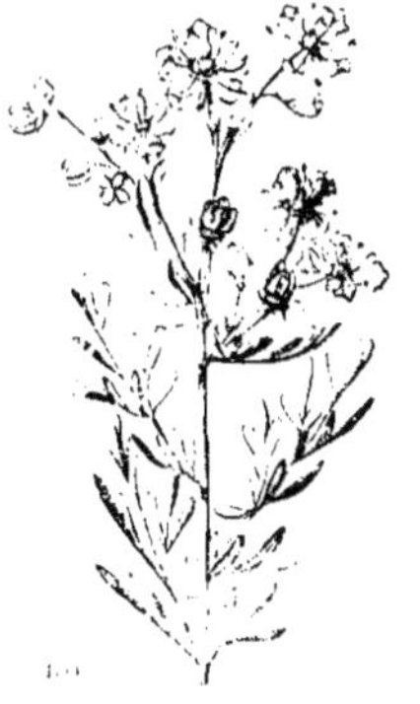

Fig. 37. — *Ruta graveolens.*

L'action spéciale que la Rue exerce sur l'utérus l'a fait classer depuis longtemps parmi les médicaments emménagogues populaires ; aussi est-elle prise souvent à doses parfois trop élevées dans un but coupable par les femmes de la campagne qui veulent dissimuler leur faute. C'est ainsi que se sont produits les empoisonnements plus ou moins graves qui ont été imputés à cette plante : quelques-uns ont été provoqués aussi par l'ingestion de sommités de Rue prises à titre de vermifuge.

Description. — La tige haute de 50 centimètres à 1 mètre est ramifiée, garnie de feuilles alternes, épaisses, glabres, d'un vert un peu glauque et de fleurs d'un jaune verdâtre, disposées en cymes étoilées. Les feuilles inférieures sont tripinnées, les supérieures bipinnées et celles qui avoisinent les fleurs sont simples ; les divisions sont obovées ou spatulées. mesurant 1 à 2 centimètres et présentent de nombreuses ponctuations

[1] Orfila. *Traité de Toxicol.*, p. 198.

transparentes. Sous l'influence de la dessiccation, ces feuilles perdent leur couleur verte et deviennent grisâtres. Elles exhalent une odeur forte, désagréable et fétide : elles ont une saveur aromatique et amère.

Structure microscopique (fig. 38). — L'épiderme glabre, formé de cellules sinueuses recouvertes par une cuticule mince, porte sur la face infé-

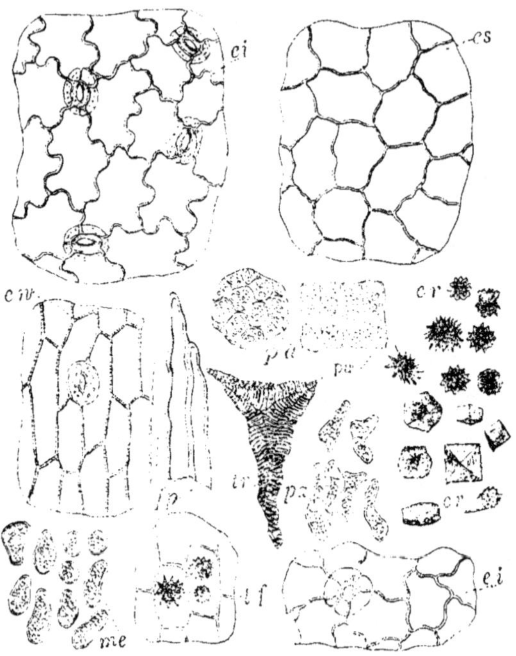

Fig. 38. — Poudre de feuilles de Rue.

cr, cristaux. — ei, épiderme inférieur vu de face. — en, épiderme neural. — es, épiderme supérieur. — me, cellules du mésophylle. — fp, fibres péricycliques. — pa, cellules en palissade vues de profil. — pa', les mêmes vues de face. — tf, tissu fondamental. — tr, trachées.

rieure seule, des stomates entourés par trois ou quatre cellules n'ayant rien de régulier dans leur forme ni dans leur direction. Mésophylle hétérogène asymétrique, composé dans sa partie supérieure de cellules en palissade et dans sa partie inférieure de deux à trois rangées de cellules rameuses. Ce mésophylle renferme des glandes pluricellulaires dans ces deux zones : la zone inférieure seule contient des cristaux d'oxalate de chaux qui varient autant dans leurs formes que dans leurs dimensions : les uns sont prismatiques, octaédriques; les autres sont arrondis ou disposés en oursins; d'autres sont disposés en forme de barillet ou de cornet. La nervure médiane est concave sur la face supérieure. Le système libéro-ligneux est elliptique : il est formé d'un cordon ligneux arqué qui est recouvert inférieurement par un liber mou et par un péricycle cellulosique : la concavité de ce cordon est remplie par un amas de cellules prismatiques à section carrée ou polygonale, à parois faiblement épaissies. Le système fondamental qui entoure le système libéro-ligneux renferme aussi des poches sécrétrices et de nombreux cristaux.

Composition chimique. — La Rue doit ses propriétés physiologiques à une huile essentielle qui contient de la *méthylnonylcétone* et de la *méthylheptilcétone* ; outre cette huile essentielle elle contient un glucoside appelé *rutine*, analogue au quercitrin.

Recherche toxicologique. — La détermination de la Rue entière ou pulvérisée est basée sur les caractères suivants :

Absence de poils tecteurs sur l'épiderme qui est formé de cellules sinueuses ;

Disposition des stomates qui sont entourés et partiellement recouverts par quatre à cinq cellules qui n'ont rien de régulier dans leur direction ;

Présence de glandes oléifères pluricellulaires dans le limbe et le tissu fondamental des nervures ;

Présence de nombreux cristaux d'oxalate de chaux très variables dans leur forme et dans leur grosseur. Ces deux derniers caractères constituent des éléments très importants pour la détermination de la Rue.

CORIARIÉES

FEUILLES DE REDOUL

Le Redoul, appelé encore *Redoux*, *Herbe aux tanneurs*, *Corroyère à feuilles de myrte* (*Coriaria myrtifolia* L.), est une plante commune dans toute la région méditerranéenne et que l'on cultive quelquefois dans les jardins.

Toutes les parties du Redoul sont vénéneuses, mais les jeunes pousses et les baies sont particulièrement dangereuses. Elles ont provoqué à plusieurs reprises des empoisonnements mortels dans l'espèce humaine et sur les animaux domestiques.

Sur l'espèce humaine, les accidents les plus sérieux ont été provoqués par l'ingestion des baies qui ont une saveur douceâtre qui masque leur activité, ou à la suite d'une fraude qui a été constatée à plusieurs reprises dans le commerce de la droguerie et qui consiste à substituer les feuilles de Redoul aux feuilles de Séné.

Les animaux qui ont eu le plus particulièrement à subir les effets de cette plante sont les chèvres, qui toujours occupées à brouter les haies et les arbrisseaux, se sont empoisonnées en mangeant les pousses de Redoul.

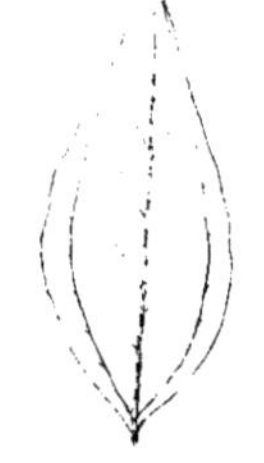

Fig. 39. — Feuille de Redoul.

Description. — Les feuilles de Redoul (fig. 39) mesurent en moyenne 2 à 3 centimètres de longueur ; elles sont élargies à la base et acuminées au sommet ; leur limbe glabre, légèrement coriace, a des bords entiers. Il présente une nervure médiane et deux nervures latérales qui se détachent de la base de la feuille et se dirigent vers le sommet, presque parallèlement aux bords. Cette nervation constitue un caractère de première importance pour la détermination de la feuille de Redoul et pour constater sa présence dans les feuilles de Séné, même quand elle a été concassée, car il est peu de fragments sur lesquels ce caractère ne soit pas apparent. Cette feuille a une astringence très marquée qu'elle doit à sa richesse en tanin.

Structure anatomique. — Épiderme glabre, recouvert par une cuticule épaisse, munie de crêtes saillantes et pourvu de stomates sur ses deux faces. Vues de face, les cellules épidermiques sont polygonales, à parois épaisses, droites et ponctuées ; elles sont très fortement striées. Les stomates sont bordés par deux cellules annexes disposées en forme de croissant (fig. 40) et parallèles à l'ostiole ; ces deux cellules sont nettement caractérisées par le parallélisme des stries. Mésophylle hétérogène, asymétrique, formé dans sa partie supérieure de deux rangées de cellules disposées en palissade et dans sa partie inférieure de trois à quatre rangées de cellules ovales, rectangulaires séparées par des lacunes parfois assez larges : il est dépourvu de glandes sécrétrices et contient des cristaux d'oxalate de chaux prismatiques et des concrétions à bords arron-

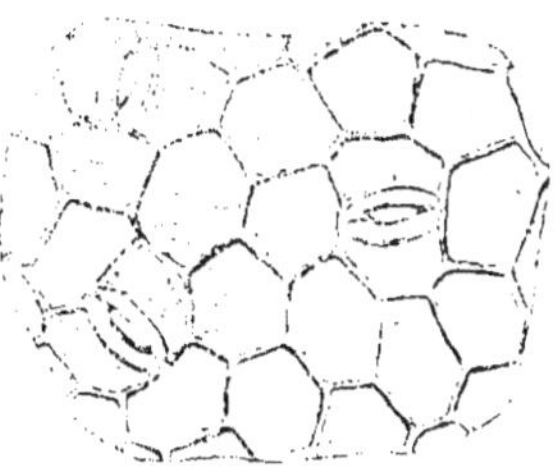

Fig. 40. — Épiderme de la feuille de Redoul vu de face.

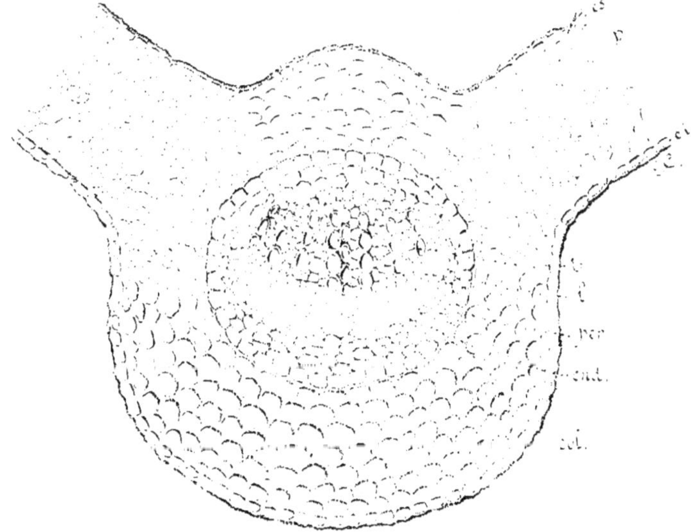

Fig. 41. — Nervure médiane de la feuille de Redoul, section transversale.

b. partie ligneuse de la nervure. — col. collenchyme. — e. épiderme inférieur. — es. épiderme supérieur. l. liber. — p. cellules en palissade. — per. péricycle (mm).

dis ou corrodés. Nervure médiane bi-convexe (fig. 41). Système libéro-ligneux arrondi, entouré par un endoderme bien apparent, constitué par un cordon ligneux arqué, qui est recouvert par le liber et un péricycle mou ou faiblement lignifié. Une moelle peu développée recouvre le cordon ligneux sur sa face supérieure. Le tissu fondamental qui entoure le système libéro-ligneux contient des cristaux prismatiques.

Composition chimique. — Le principe actif des baies et des feuilles de Redoul est un glucoside qui a été désigné sous le nom de *Coriamyrtine*. On a retiré aussi de cette plante une matière alcaline cristallisée, la *Coriarine*, qui n'a pas de propriétés toxiques.

Recherche toxicologique. — La détermination des feuilles de Redoul dans les cas d'empoisonnements ou de mélange frauduleux avec les feuilles de Séné reposera sur les constatations suivantes :

Nervation spéciale de la feuille qui présente deux nervures latérales, côtoyant les bords du limbe.

Les fragments qui présenteront cette particularité seront traités par l'eau alcalinisée bouillante qui permettra d'en séparer facilement les deux épidermes : *Ceux-ci seront nettement caractérisés par les stries très apparentes qui existent sur les cellules épidermiques, et par la disposition des stomates qui sont entourés par deux cellules annexes parallèles à l'ostiole.*

Présence de cristaux prismatiques dans le mésophylle et dans le tissu fondamental.

Les dimensions relativement considérables des cellules épidermiques, leur apparence fortement striée, l'absence de poils tecteurs tuberculeux, la disposition des stomates, l'absence de cristaux étoilés dans le mésophylle, et de fibres fortement lignifiées sur les deux faces du cordon libéro-ligneux, de tubes cristalligènes appliqués contre ces fibres, constituent un ensemble de caractères bien nets qui permettront facilement de distinguer la feuille de Redoul de la feuille de Séné.

TÉRÉBINTHACÉES

SUMAC VÉNÉNEUX

Les Sumacs sont des arbres et des arbustes à suc résineux, gommeux, souvent caustique, qui habitent les pays chauds et tempérés des deux mondes : une espèce est particulièrement redoutable, c'est le *Sumac vénéneux*.

Le SUMAC VÉNÉNEUX *Rhus toxicodendron* L., *Toxicodendron pubescens* MILL, encore appelé *Arbre à poison, Lierre du Canada, Arbre à la gale* est un arbrisseau originaire de l'Amérique du Nord. Il croît communément dans les champs. du Canada à la Géorgie, et on l'a acclimaté en Europe.

Les feuilles de cet arbrisseau renferment un suc résineux extrêmement âcre et vésicant, qui, appliqué sur la peau, l'irrite fortement et y détermine les vésicules de la révulsion externe. Le simple contact de la main imprégnée du suc de cette plante peut déterminer sur les yeux des ophtalmies intenses, parfois longues à guérir. Plusieurs auteurs s'accordent à reconnaître que les émanations qui se dégagent du *Rhus toxicodendron* pendant la nuit peuvent occasionner aux personnes qui se reposeraient sous son feuillage des éruptions érysipélateuses et pustuleuses.

Les personnes qui recueillent le Sumac pour l'industrie, qui le taillent ou qui en manient les rameaux, sont bientôt atteintes de démangeaisons, d'érysipèle au visage, de stomatite avec fièvre et sentiment d'oppression. Il se produit des phlyctènes sur la peau, puis, la tuméfaction diminuant, l'épiderme se détache par lambeaux. Les accidents peuvent durer pendant un mois. Bien que la résolution se produise le plus souvent peu à peu, on a cependant constaté quelques cas de mort qui se sont présentés quand l'érysipèle a surtout gagné les parties génitales. C'est donc fort imprudemment que l'on cultive cette plante comme ornementale dans quelques parcs. C'est pour cette raison que dans certains jardins botaniques, elle est entourée par une cage en fer et accompagnée d'un écriteau, qui la protège contre le contact des visiteurs.

Toutes les parties fraîches du *R. toxicodendron* partagent ses propriétés

toxiques. MM. Dujardin-Beaumetz et Egasse [1] signalent plusieurs empoisonnements occasionnés en Amérique par l'absorption de fruits et de
feuilles de Sumac vénéneux. MM. Lewin et Pouchet citent le cas de cinq
garçons qui auraient succombé après avoir mangé de la racine de *R. toxicodendron*.

Description. — Les feuilles de *R. toxicodendron* sont alternes, longuement pétiolées et trifoliées. Les folioles latérales sont sessiles, obliquement ovales, aiguës, dentées ou lobées et duveteuses. La foliole terminale
est pétiolée, ovale, aiguë, cunéiforme à la base. Ces feuilles sont d'un rouge
luisant quand elles apparaissent au printemps, puis prennent une teinte
vert clair.

Structure anatomique (fig. 42). — L'épiderme recouvert par une cuticule
finement striée est formé de petites cellules polygonales ; il porte sur la face
supérieure seule des stomates entourés par quatre à cinq cellules qui n'ont
rien de régulier dans leur forme ni dans leur direction : les deux faces sont
garnies de poils tecteurs et de poils glanduleux. Les poils tecteurs sont
unicellulaires, coniques, munis de parois assez épaisses ; les poils glanduleux sont formés d'une glande pluricellulaire ovale, parfois assez haute, divisée par des cloisons tantôt simplement horizontales, tantôt par des parois
horizontales et verticales ; elles renferment une matière résineuse âcre qui
doit en partie communiquer ses propriétés irritantes et toxiques aux feuilles
de *R. toxicodendron* ; ces glandes sont supportées par un pédicelle court
et parfois très étroit. Le mésophylle est hétérogène asymétrique (fig. 42) ; il
est constitué dans sa partie supérieure par une assise de cellules en palissade et dans le reste de son épaisseur par un parenchyme lacuneux. Beaucoup de cellules en palissade plus larges que les autres renferment un
gros cristal prismatique très apparent ; dans la partie inférieure du mésophylle, ce sont surtout des cristaux étoilés ou mâcles d'oxalate de chaux
qui dominent ; ils sont surtout très abondants dans le voisinage des nervures.

La nervure médiane est biconvexe ; elle est couverte d'une assez
grande quantité de poils tecteurs. Sous les parties proéminentes de l'épiderme, on observe une couche de collenchyme assez développée ; vient
ensuite le tissu fondamental qui est riche en cristaux étoilés. Le système
libéro-ligneux est représenté par trois cordons volumineux dont deux
inférieurs, disposés en arc et un supérieur ; ces trois cordons sont assez distincts les uns des autres ; chacun d'eux est formé d'un arc ligneux recou

---

[1] Dujardin-Beaumetz et Egasse : *Les plantes médicales indigènes et exotiques*. Paris, 1889,
p. 601.

vert par un liber mou extrêmement développé, dans lequel on observe généralement un gros canal sécréteur ou plusieurs canaux d'inégale importance. Ces canaux sont pluricellulaires et d'origine schizogène.

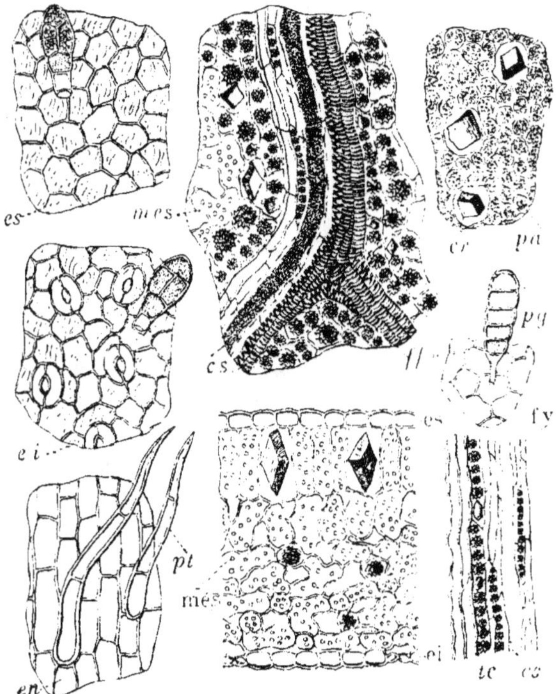

Fig. 42. — Poudre de feuilles de Sumac vénéneux.

cr, gros cristaux rhomboédriques. — cs, canal sécréteur. — ci, épiderme inférieur. — cs, épiderme supérieur. — cn, épiderme neural. — fv, ffv, faisceau fibro-vasculaire des nervures. — mes, mésophylle vu de face. — més, le même vu de profil. — pg, poil glanduleux. — pt, poil protecteur. — tc, tube cristalligène.

Composition chimique. — Les feuilles de Sumac vénéneux renferment de la *quercétine*, un acide volatil appelé *acide toxicodendrique* et un autre corps appelé *toxicodendrol* qui est analogue au cardol. L'acide toxicodendrique agit sur la peau, soit directement, soit quand on s'expose à ses émanations. C'est lui qui, mélangé aux gaz qui, s'échappent de la plante sous l'influence de la végétation, formerait une atmosphère malfaisante pendant la nuit, autour du Sumac vénéneux, dans un rayon de 5 à 6 mètres. En dissociant les éléments constituants de cet acide volatil, la lumière solaire rendrait inoffensive les émanations du *R. toxicodendron*.

Toxicologie. — En cas d'accidents graves provoqués par les feuilles de Sumac vénéneux, l'expert peut être conduit à déterminer la nature de ses feuilles entières ou divisées.

Si les feuilles sont entières, il trouvera dans la structure de la nervure médiane des caractères qui permettront facilement de constater son identité. Les caractères qui pour cette détermination offrent une valeur absolue sont :

La *présence de poils tecteurs et de poils glanduleux sur les deux épidermes du limbe et de la nervure.*

Les *poils tecteurs sont unicellulaires coniques.*

Les *poils glanduleux sont formés d'une glande ovale pluricellulaire dont les loges sont très souvent superposées et simplement séparées par des cloisons horizontales.*

L'existence de gros cristaux prismatiques dans les cellules en palissade.

L'existence d'un ou de plusieurs canaux sécréteurs localisés exclusivement dans le liber des grosses et moyennes nervures.

L'existence dans le liber de nombreux cristaux étoilés d'oxalate de chaux isolés ou réunis dans des tubes cristalligènes.

Tous ces caractères se retrouveront facilement dans des débris, même ténus, de feuilles qu'on fera préalablement bouillir dans de l'eau alcalinisée pour bien dissocier leurs éléments et les rendre plus apparents : les préparations pourront être aussi traitées par l'eau de javelle.

LÉGUMINEUSES

HARICOT DE JAVA

Le Haricot de Java ou Haricot a acide cyanhydrique est la graine de *Phaseolus lunatus*, L., plante d'origine américaine qui est répandue aujourd'hui dans beaucoup de pays tropicaux.

Cette plante comprend de nombreuses variétés dont les graines sont désignées dans leur pays d'origine sous les noms les plus différents. Elles arrivent dans le commerce européen sous la désignation de *Haricot de Java, Haricot de Lima, Pois d'Achéry, Haricot de Birmanie ou de Rangoon, Haricot du Cap*.

Les graines du *Phaseolus lunatus* et de ses variétés sauvages ou cultivées renferment toutes un principe générateur d'acide cyanhydrique, qui est accompagné d'un ferment qui le décompose toutes les fois que la graine concassée ou pulvérisée est mise au contact de l'eau à une température n'atteignant pas un degré assez élevé pour détruire le ferment.

Bien que la présence de l'acide cyanhydrique ait été signalée dans le Haricot de Java pour la première fois vers 1840 par Marcadieu, pharmacien français établi à la Réunion, ce n'est guère que depuis l'année 1883 que l'on a constaté les propriétés éminemment toxiques qui caractérisent cette graine. Si la proportion de principe vénéneux est à peine sensible dans quelques variétés améliorées par la culture et qui sont utilisées comme aliment dans plusieurs de nos colonies, elle s'élève d'une façon très notable dans les graines de plantes croissant à l'état sauvage ou subspontané.

L'attention a été appelée sur le Haricot de Java dans ces dernières années par plusieurs séries d'accidents assez retentissants qu'il a occasionnés en Allemagne, en Hollande, en Belgique et en France.

C'est à la suite des accidents survenus en France que M. Guignard, directeur de l'École de pharmacie de Paris, a été amené à reprendre l'histoire et l'étude complètes du *Phaseolus lunatus* et de ses variétés. Après avoir appelé l'attention de l'Académie des Sciences et du Comité consultatif d'hygiène sur les inconvénients qui pourraient résulter de la libre circulation et de la consommation d'un produit aussi dangereux, il a obtenu l'interdiction de son entrée en France.

Le mémoire[1] que M. GUIGNARD a publié sur cette question si intéressante renferme les détails les plus précis sur les caractères extérieurs, les particularités anatomiques, la composition chimique du *Phaseolus lunatus* et de ses variétés. Il relate les différentes circonstances dans lesquelles se sont produits les empoisonnements les plus retentissants occasionnés par cette graine aussi bien en France qu'à l'étranger. Il est accompagné d'une magnifique planche chromolithographique qui reproduit l'apparence extérieure de toutes les graines produites par le *Phaseolus lunatus* et ses variétés.

Caractères extérieurs. — Les Haricots de Java que l'on rencontre dans le commerce présentent des teintes tellement variées qu'on serait porté à croire qu'ils sont constitués par un mélange de variétés bien distinctes. Toutes les nuances s'y trouvent représentées depuis le blanc d'ivoire jusqu'au noir pur en passant par les teintes café au lait, sable, chanvre foncé ou chamois clair, havane, acajou, violet bleuâtre, violet brun, rouge, violet carminé, grenat plus ou moins foncé, marron, brun, noir, légèrement violacé. Si la plupart des graines présentent une teinte uniforme sur leur surface, quelques-unes sont maculées de légères taches qui sont plus ou moins nettement accusées sur leur teinte de fond. D'autres peu nombreuses sont élégamment zébrées et présentent des stries blanchâtres qui partant de l'ombilic, se dirigent en se ramifiant vers la ligne dorsale de la graine et se détachent nettement sur son fond ordinairement noir. D'autres encore qui semblent représenter une des variétés les plus toxiques, de couleur havane ou chamois plus ou moins pâle, sont marbrées de taches ou bandes d'une teinte gris noirâtre ou lilas, allongée parallèlement à la courbure dorsale de la graine. En général toutes les teintes ci-dessus mentionnées s'observent dans un même échantillon. Ce n'est qu'assez rarement que toutes les graines constituant un lot sont uniformes dans leur nuance. Les graines de Haricots de Java ont en moyenne 12 à 15 millimètres de longueur sur 10 millimètres de largeur : les blanches seules sont généralement plus petites. Presque toutes sont plus aplaties que le haricot ordinaire et se distinguent de celui-ci par le contour régulier du bord ombilical qui est à peu près droit. En outre de ses deux moitiés qui sont inégales et asymétriques, celle qui est la plus large, au lieu d'être régulièrement convexe sur le côté dorsal opposé à l'ombilic est plus ou moins tronquée. Ce dernier caractère a d'autant plus d'importance qu'il se retrouve

[1] L. GUIGNARD. Le Haricot à acide cyanhydrique. *Bull. des Sc. Pharmacol.*, 8e année, mars, mai, juin 1906.

à peu près constamment dans les diverses variétés de Haricot de Java.

Le Haricot de Java tel qu'il arrive dans le commerce n'a été ni trié ni nettoyé : on y trouve un certain nombre de graines rongées par les vers ou raccornies ou avortées et quelques graines étrangères parmi lesquelles dominent celles du *Dolichos Lablab* L.

Parmi les variétés de *Phaseolus lunatus* qui arrivent en France, nous citerons : les *Haricots de Birmanie* ou *Fèves de Rangoon* et le *Haricot du Cap marbré*.

Le Haricot de Birmanie comprend deux sortes qui diffèrent surtout l'une de l'autre par leur couleur.

La première qui ne parait guère avoir été destinée qu'à la nourriture des chevaux se compose de graines qui ont en général une teinte acajou plus ou moins clair maculée de taches ou stries violacées ; elle ne contient jamais de graines foncées en couleur comme on en observe dans le Haricot de Java.

L'autre sorte qui est destinée à l'alimentation de l'homme et qui arrive en très grande quantité à Marseille est ovoïde, constituée par des graines d'un blanc d'ivoire, généralement plus petites et plus renflées que les graines de la première variété. Elles offrent beaucoup de ressemblance avec les graines blanches de Haricot de Java.

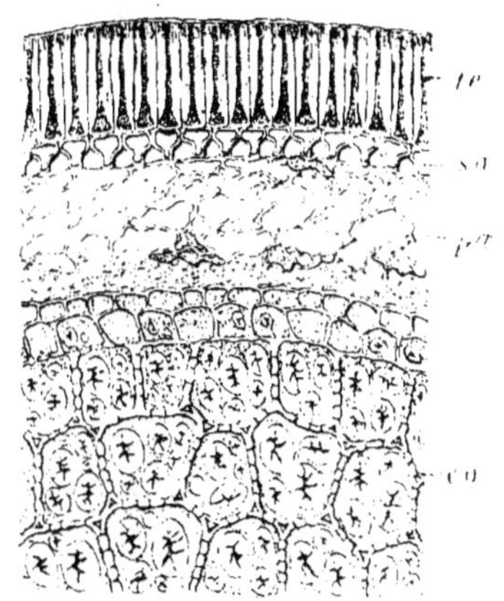

Fig. 13. — Section transversale de la graine de *Phaseolus lunatus*.

co, cotylédons. — *pa*, enveloppe interne du tégument séminal. — *sa*, cellules en sablier. — *le*, enveloppe externe scléreuse.

Quant au haricot du Cap il est très remarquable par ses grandes dimensions et sa panachure particulière. L'ombilic est entouré par une tache rouge vineux qui recouvre entièrement l'une des extrémités du grain sur un tiers de sa longueur totale ; sur le reste de sa surface qui est blanche, la graine est finement pointillée de taches rougeâtres.

Caractères anatomiques. — Dans son ensemble, la graine de *Phaseolus lunatus* présente la structure qui domine dans les graines de Légumineuses :

Le tégument séminal se compose de trois enveloppes qui sont de dehors en dedans :

L'enveloppe externe, scléreuse, formée d'une couche de cellules cubiques disposées en palissade, dont la cavité s'élargit assez brusquement en entonnoir vers l'extrémité inférieure. Vues de face ces cellules offrent différents aspects selon qu'elles se présentent sur leur face interne ou sur leur face externe : dans le premier cas (fig. 44) leurs parois sont peu épaisses, leur lumen assez large, ovale ou arrondi : dans le second cas la cavité est très rétrécie, linéaire ou punctiforme ; les parois sont épaisses et striées radialement.

L'assise moyenne, appelée encore *assise de cellules en colonne* ou en

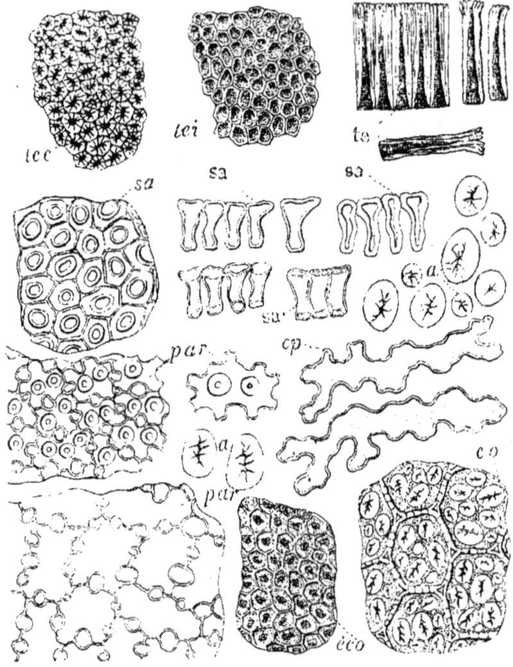

Fig. 44. — Poudre de graines de *Phaseolus lunatus.*

a, amidon. — *co*, débris des cotylédons. — *eco*, enveloppe des cotylédons. — *cp*, cellules colorées de la couche parenchymateuse du tégument séminal. — *par*, couche parenchymateuse vue de face, accompagnée dans sa partie externe par les cellules en sablier. — *sa*, cellules en sablier vues de face. — *sa*, les mêmes, vues de profil. — *te*, cellules scléreuses vues de profil. — *tee*, les mêmes, vues sur leur face externe. — *tei*, les mêmes, vues sur leur face interne.

sablier, se compose d'une rangée de cellules disposées en forme d'entonnoir dont la partie élargie s'appuie sur le fond des cellules en palissade. Contiguës les unes aux autres de ce côté, elle sont à leur partie inférieure séparées par des méats assez larges. Vues de face, ces cellules sont polygonales et présentent sur leur fond des cercles concentriques correspondant à la projection de leur partie étranglée. *Par leur forme spéciale et l'absence constante de cristaux,* ces cellules constituent le caractère anatomique qui permet de distinguer le Haricot de Java et ses variétés du Haricot vulgaire.

La troisième enveloppe ou enveloppe interne est constituée par un parenchyme lacuneux, assez lâche dans sa partie externe, plus dense dans ses couches internes ; dans la partie moyenne de cette enveloppe, on observe dans les variétés colorées de la graine, des cellules rameuses qui sont remplies de matière colorante dont la teinte varie avec celle de la surface de la graine.

Les cotylédons sont formés d'un tissu de cellules polygonales, à parois légèrement épaissies et ponctuées, contenant des gros grains d'amidon disséminés dans une masse de matière azotée finement granuleuse. Ces grains d'amidon sont ovales, de dimension variable et présentent un hile linéaire ou fendillé en différents sens.

Composition chimique. — Les Haricots de Java doivent leurs propriétés toxiques à l'acide cyanhydrique résultant du dédoublement d'un glucoside appelé *Phaséolunatine* par l'émulsine.

La proportion d'acide cyanhydrique qui peut se former dans les graines des diverses variétés de *Phaseolus lunatus* varie dans des limites très larges. D'après M. GUIGNARD qui a eu l'occasion d'examiner de nombreux échantillons de ces graines, cette proportion oscille entre $0^{gr},060$ et $0^{gr},320$ p. 100.

La cuisson, même prolongée suffisamment, ne fait jamais disparaître la totalité du principe cyanogénétique ; l'eau bouillante le dissout sans le détruire et si elle est absorbée, elle présente les mêmes dangers que les graines elles-mêmes. Le danger de cette eau de cuisson, plus grand même que celui des graines cuites, résulte de ce fait qu'ingérée dans le tube digestif, elle y rencontre certains ferments qui, réagissant sur la phaséolunatine dissoute par l'eau, la décomposent et donnent de l'acide prussique.

Beaucoup de graines de *Phaseolus lunatus* présentant avec certaines variétés comestibles de Haricot une ressemblance qui pourrait prêter à la confusion, il est essentiel de pouvoir les distinguer les unes des autres. M. GUIGNARD a donné un procédé pratique qui permet de constater rapidement et très simplement la substitution, dans le cas où elle se serait produite malgré l'arrêté qui proscrit l'importation en France des graines de *Phaseolus lunatus*. Ce procédé consiste à pulvériser quelques grammes de Haricot suspect que l'on introduit ensuite dans un petit ballon avec de l'eau de façon à former une pâte liquide ; on suspend à l'aide du bouchon dans le col du ballon, une petite bande de papier picro-sodé mouillée dans l'eau et très légèrement essorée. Si le haricot contient de l'acide cyanhydrique, même en faible proportion, le papier prend peu à peu une coloration rouge orangé, puis rouge, sous l'influence des vapeurs de ce corps.

L'emploi de ce moyen, qui est aujourd'hui pratiqué dans tous les corps de troupe, ne saurait être trop recommandé aux importateurs de graines alimentaires.

Pour préparer le papier picro-sodé, on trempe du papier buvard dans une solution aqueuse d'acide picrique au centième et on le laisse sécher ; puis on l'imprègne de même d'une solution de carbonate de soude au dixième et on le met sécher de nouveau. Après dessiccation, ce papier présente une teinte jaune d'or et se conserve parfaitement.

Recherches toxicologiques. — Dans les cas d'empoisonnement par des Haricots l'expert devra s'attacher surtout à la recherche des *débris du tégument séminal qui conserve sa structure même dans les fèces. L'examen microscopique permettra de s'assurer si l'on a affaire à une graine de Légumineuse. La présence ou l'absence de cristaux dans les cellules à colonne ou en sablier permettra de constater si l'on se trouve en présence du Haricot vulgaire ou d'une autre espèce.*

La forme en entonnoir toute spéciale qu'affectent les cellules, l'apparence qu'elles présentent quand on les examine de face, permettront de dire si l'espèce incriminée est bien le Haricot de Java ou une autre graine de Légumineuse.

CYTISE AUBOUR

Le genre *Cytisus* est un des plus redoutables de ceux de la famille des Légumineuses par le nombre de ses espèces toxiques et l'énergie du poison qu'elles renferment.

Parmi ces espèces, la plus répandue en France est le *Cytisus laburnum* L. (*Laburnum vulgare* Griseb.) qui est communément désigné sous les noms de Cytise Aubour, *Cytise commun*, *Cytise à grappes*, *Faux Ébénier* ; cette espèce ne doit pas être confondue avec l'espèce fourragère dont les auteurs grecs ont parlé avec tant d'éloges, et qu'il faut rapporter vraisemblablement au *C. sessilifolius* ou au *C. capitatus*.

Toutes les parties du Cytise Aubour à l'exception du bois sont vénéneuses. La proportion de principe actif reste sensiblement constante dans l'écorce et la racine, tandis que dans les feuilles et les gousses, on constate d'assez grandes variations saisonnières résultant de la migration du poison vers la graine, qui à un moment donné présente une toxicité très énergique. Le principe actif de la graine est localisé surtout dans les cotylédons.

La dessiccation ne paraît pas avoir d'influence sur la toxicité du Cytise; il en est de même de la cuisson et de l'ébullition même prolongée, ce qui indique que le principe actif de cette plante n'est pas volatil. Des recherches entreprises par M. CORNEVIN, il résulte que le principe vénéneux n'est pas détruit par la germination et qu'il se retrouve dans la tigelle et la gemmule.

Parmi les végétaux qui ont donné lieu à des empoisonnements ou à des accidents très graves, le Cytise Aubour occupe un des premiers rangs. La littérature médico-légale ne compte pas moins de cent quarante cas d'intoxications causées par cette plante.

Les empoisonnements produits chez l'homme par le Cytise ont été occasionnés par l'ingestion de fleurs qui avaient été prises pour celles de l'acacia, comme assaisonnement, ou utilisées dans un but thérapeutique, ou absorbées avec préméditation. La racine qui ressemble à celle du réglisse et les semences ont aussi donné lieu à des accidents graves. La simple mastication d'un rameau de Cytise a suffi dans certain cas pour produire des désordres sérieux. Les chèvres qui broutent du Cytise Aubour peuvent même fournir du lait toxique.

FLEURS

Les fleurs de Cytise Aubour se présentent en belles grappes jaunes pendantes, lâches, qu'on a comparées à une pluie d'or et qui ont 18 à 20 centimètres de longueur. Leur calice est disposé en forme de cloche à lèvres inégales ; l'étendard est glabre ; la carène est terminée en bec aigu. Le style est dressé : ce dernier caractère permet de distinguer les fleurs de Cytise Aubour, des fleurs de Genêt d'Espagne ou de celles du Genêt à balais.

Structure microscopique. — Le calice est recouvert sur ses deux faces par un épiderme formé de petites cellules polygonales : il est garni de nombreux poils tecteurs affectant des formes différentes : les uns relativement courts sont unicellulaires coniques, élargis dans leur partie médiane et légèrement rétrécis à leur base, munis de parois peu épaisses et finement ponctuées; les autres, beaucoup plus longs, également coniques et ponctués, sont formés d'une très longue cellule supportée par un coude très court, constitué par une ou deux petites cellules. Ces poils infléchis sur le calice ont des parois inégalement épaisses. Le bord du calice qui a une apparence soyeuse est hérissé d'une multitude de poils flagelliformes duveteux, plus ou moins longs, très étroits, uni ou pluricellulaires (fig. 45).

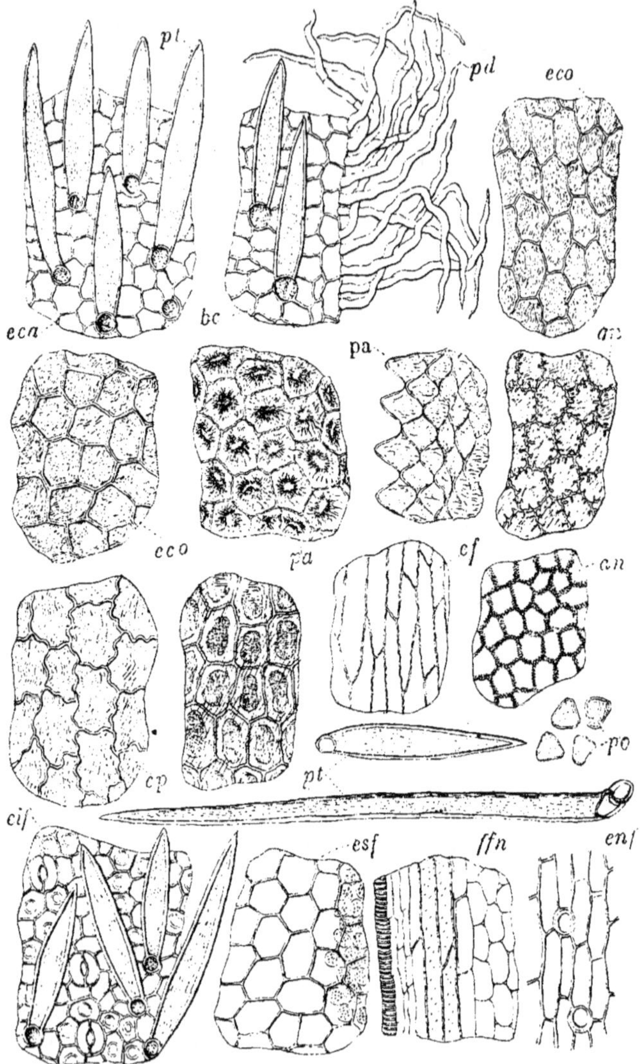

Fig. 45. — Éléments anatomiques de la fleur et de la feuille de Cytise Aubour.

bc, bords du calice. — an, débris des anthères. — eca, épiderme du calice. — eco, épiderme de la corolle. — cif, épiderme inférieur de la feuille. — ef, épiderme du filet. — eaf, épiderme neural de la feuille. — esf, épiderme supérieur. — ffn, faisceau fibro-vasculaire de la nervure. — pa, papilles de la corolle, vues de face. — pt, les mêmes, vues de profil. — po, grains de pollen. — pd, poils tecteurs.

Les diverses parties de la corolle présentent une apparence et une forme différentes selon l'endroit où elles ont été prélevées : à leur sommet elles sont formées de cellules polygonales isodiamétriques, dont les parois assez épaisses portent des stries très apparentes : ces cellules se différencient peu à peu, se couvrent de papilles qui leur donnent une apparence très variable. Dans leur partie inférieure, les lobes de la corolle sont recouverts par un épiderme sinueux et strié : le tissu sous-jacent, dans les parties les plus fortement colorées en jaune est formé de cellules polygonales contenant un pigment jaunâtre aggloméré en masse compacte. Les étamines sont nettement caractérisées par leurs cellules frangées : les grains de pollen sont sensiblement triangulaires.

FEUILLES

Les feuilles du *Cytisus Laburnum* sont longuement pétiolées à trois folioles très inégales; les unes ne mesurent guère plus de 15 à 18 millimètres de long ; dans les feuilles les plus développées la foliole terminale peut atteindre 8 centimètres de longueur et 4 centimètres dans sa plus grande largeur. Ces folioles sont vertes en dessus, blanchâtres et plus ou moins pubescentes sur la face inférieure ; le limbe est entier, peu épais, très finement réticulé.

Structure microscopique. — L'épiderme supérieur glabre, recouvert par une cuticule mince, est formé de cellules polygonales. L'épiderme inférieur est garni de protubérances peu saillantes, de stomates et de poils tecteurs : ses cellules plus petites que celles de l'épiderme supérieur affectent la même forme polygonale; elles présentent en outre vers leur partie centrale deux petites cellules concentriques correspondant à la projection des protubérances qui existent sur la plupart d'entre elles. Les stomates sont entourés par 4 ou 5 cellules qui n'ont pas de direction régulière; les poils tecteurs affectent deux formes distinctes; les uns assez courts, unicellulaires, sont renflés dans leur partie médiane, munis de parois peu épaisses. Les autres, beaucoup plus longs, sont coniques, 7 à 8 fois plus longs que les autres, infléchis ou couchés parallèlement à la surface du limbe. Ils sont composés d'une ou deux cellules basilaires très courtes et d'une longue cellule très effilée, dont les parois sont notablement plus épaisses du côté qui regarde le limbe.

Le mésophylle est hétérogène, asymétrique : il est dépourvu de glandes et de cristaux; il est formé dans sa partie supérieure d'une rangée de cellules en palissade et dans sa partie inférieure de cellules lacuneuses. Ces deux parties du limbe sont très riches en chlorophylle.

La nervure médiane est concave sur la face supérieure et fortement convexe sur la face inférieure. L'épiderme est garni des deux variétés de poils décrites plus haut. Le tissu fondamental est dépourvu de chlorophylle et de cristaux. Le système libéro-ligneux est formé d'un cordon ligneux recouvert par un liber mou et un péricycle très faiblement lignifié. L'endoderme ne contient pas de cristaux.

GRAINES

Description. — Les graines de Cytise Aubour ont de 2 à 2,5 millimètres de longueur et 1 millimètre d'épaisseur ; elles ont une surface luisante et une teinte brun verdâtre ; dans leur ensemble elles sont réniformes et présentent à leur extrémité inférieure un petit apicule recourbé. Elles ne présentent pas, comme la plupart des autres graines de *Cytisus*, de renflement arillaire au niveau de l'insertion du funicule sur le hile.

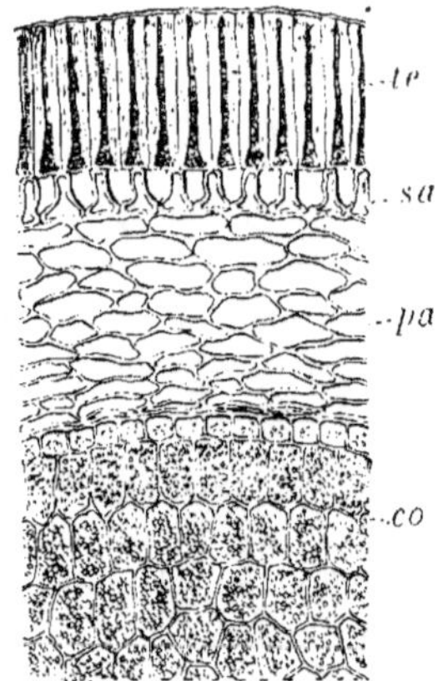

Fig. 46. — Section transversale de la graine de Cytise.

co, cotylédons. — *pa*, parenchyme du tégument séminal. — *sa*, cellules en sablier. — *te*, enveloppe scléreuse du tégument séminal.

Structure microscopique (fig. 46-47). — Dans son ensemble la structure des graines de Cytise présente la disposition caractéristique des graines des Légumineuses.

Les trois enveloppes qui constituent le tégument séminal offrent les particularités suivantes :

L'enveloppe externe, de nature scléreuse, comprend une rangée de cellules cubiques disposées en palissade munies de parois très épaisses et d'un lumen linéaire, qui s'élargit assez brusquement à la base. Vues de face ces cellules affectent une apparence variable selon qu'on les observe sur leur face supérieure ou sur leur face inférieure. Vues du côté externe, elles sont polygonales, présentent une cavité linéaire très rétrécie d'où partent des stries radiales très prononcées. Vues du côté interne, elles sont rarement polygonales, mais plutôt ovales et séparées par d'étroits méats et présentent une cavité assez large et arrondie.

La deuxième enveloppe, communément désignée sous le nom de cellules en sablier, est formée d'une assise de cellules en forme d'un U dont les deux branches se seraient rapprochées à leur sommet ; leur paroi supérieure est très mince : les parois inférieure et latérales sont notablement plus épaisses. Vue de face, cette enveloppe se présente sous l'apparence de cellules très nettement arrondies, munies de parois épaisses. Ces cellules ne sont pas striées radialement comme dans beaucoup d'autres graines de Légumineuses.

L'enveloppe interne est constituée par un parenchyme qui se différencie progressivement à mesure qu'on s'éloigne de la périphérie. Vues de face, les cellules qui constituent cette enveloppe sont dans le voisinage de l'assise en sablier assez régulièrement polygonales et munies de parois sensiblement égales en épaisseur, puis peu à peu les parois de ces cellules s'étranglent en certains points et s'épaississent très fortement dans d'autres

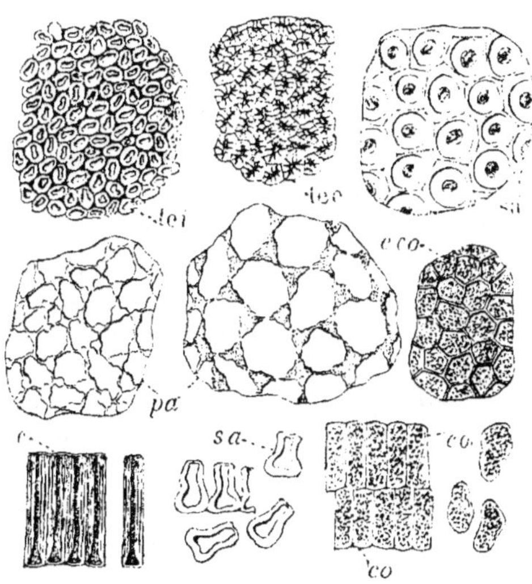

Fig. 47. — Poudre de grains de Cytise Aubour.

co, cotylédons. — eco, enveloppe des cotylédons. — e, enveloppe scléreuse du tégument séminal, vue de profil. — pa, couche parenchymateuse du tégument séminal. — sa, cellules en sablier, vues de profil. — sa, les mêmes, vues de face. — tee, enveloppe externe vue sur sa face externe. — tei, la même vue sur sa face interne.

endroits, surtout dans les parties anguleuses. Ces épaississements triangulaires et très apparents communiquent aux couches internes de cette enveloppe une apparence nettement collenchymateuse qui est tout à fait caractéristique.

Les cotylédons sont entourés par une enveloppe mince formée d'une assise de petites cellules polygonales à parois faiblement épaissies ; ils sont constitués par plusieurs assises de cellules rectangulaires disposées en palissade qui peu à peu perdant leur forme régulière, deviennent ovales ou polygonales. Au lieu d'amidon, ces cellules renferment de l'huile fixe, et une matière granuleuse azotée.

Composition chimique. — Le principe qui communique leur toxicité aux divers organes du *Cytisus Laburnum* est la Cytisine, alcaloïde découvert par Marme dans la série tout entière des espèces du genre *Cytisus* et identifié par Magalhaes et Parthel avec l'*Ulexine*, dérivé de la pyridine, qui se trouve aussi dans l'*Ulex europœus* et le *Baptisia tinctoria*.

Réactions microchimiques. — *L'iodure de potassium iodé*, même en solution étendue, produit dans les cellules à alcaloïde un précipité rouge brun granuleux, soluble dans l'hyposulfite de soude.

Le *perchlorure de fer* donne une coloration jaune orange dans les cellules où l'alcaloïde est assez abondant.

L'*iodure de potassium et de bismuth* donne un précipité rouge orange.

L'*iodure de mercure et de potassium* donne un précipité blanc jaunâtre.

L'*acide picrique* produit un précipité jaunâtre. Ce réactif donne, après un bref délai, des groupes de cristaux écailleux et foliacés (*mais non en forme d'aiguilles*), de couleur jaune d'or.

L'*acide phospho-molybdique* donne un précipité blanc jaunâtre.

Recherche toxicologique. — D'après ce que nous avons vu plus haut les empoisonnements dus au *Cytisus Laburnum* n'ont jamais été provoqués par l'ingestion de la Cytisine, mais par celle des divers organes de la plante. C'est donc sur la présence et les caractères de ces divers organes que l'expert devra porter ses recherches parmi les débris végétaux vomis ou ceux qui auront été trouvés dans l'intestin.

La couleur jaune de la corolle, la teinte brun verdâtre du tégument séminal des graines faciliteront ces recherches.

Les débris de la corolle seront caractérisés par les papilles très élégantes qu'on observe sur l'épiderme de l'étendard et par l'aspect strié des cellules épidermiques. Mais un caractère qui a une importance plus considérable, c'est celui qui sera tiré de la présence et de la forme des poils tecteurs qui sont très confluents sur les deux épidermes du calice. La présence de nombreux poils flagelliformes sur les bords de ce calice qui reste toujours adhérent à la corolle complétera la diagnose.

Quant aux graines de Cytisus Laburnum, la présence de longues cellules scléreuses de longueur égale, de forme cubique, et disposées en palissade, indiquera que l'on se trouve en présence d'une graine de Légumineuse; mais la forme toute spéciale et si nettement arrondie que présentent les cellules en sablier quand on les observe de face et surtout l'apparence collenchymateuse que présente l'enveloppe interne ou parenchymateuse du tégument séminal, également vu de face, indiqueront nettement que ces graines sont celles du Cytise Aubour.

Quant aux feuilles, elles seront caractérisées surtout par les deux espèces de poils qui existent à la surface de l'épiderme inférieur, dont les cellules présentent aussi de petites protubérances qui se projettent sous forme de deux cercles concentriques dans la partie centrale de chaque cellule. L'absence de cristaux dans l'endoderme complétera la diagnose.

Si l'abondance des fragments végétaux recueillis dans l'estomac ou dans les matières vomies le permet, on pourra, si l'on veut, répéter sur ces fragments avant et après leur traitement par l'alcool acidulé par l'acide tartrique, les réactions microchimiques que nous avons indiquées plus haut. Il faudra pour ces observations tenir compte des données suivantes qui résultent des recherches de M. Guérin [1] :

Dans la corolle, qu'il s'agisse de l'étendard, des ailes ou de la carène, on observe constamment la présence de la cytisine dans les cellules épidermiques, aussi bien de l'épiderme interne que de l'épiderme externe. L'alcaloïde se rencontre également dans le parenchyme et surtout à la base des pétales, dans les couches sous-épidermiques et au pourtour des faisceaux.

Dans la feuille, ce sont toujours les cellules épidermiques et le parenchyme ambiant de la nervure médiane qui renferment le plus de cytisine.

Dans la graine mûre, la cytisine est localisée dans les cellules épidermiques et le parenchyme des cotylédons ; mais la plus grande quantité d'alcaloïde se trouve dans l'épiderme et les couches les plus externes.

En l'absence de débris végétaux présentant nettement les caractères extérieurs et anatomiques des feuilles, fleurs et graines de *Cytisus*, il faudra rechercher la présence de la cytisine dans le cerveau, la moelle épinière, l'urine et le lait dont on pourra l'isoler au moyen du chloroforme.

Parmi les autres espèces de *Cytisus* qui sont douées de propriétés toxiques nous mentionnerons : le *Cytisus alpinus* Lam., qui est presque aussi toxique que le *C. Laburnum*, puis les *C. Adami* Poir., *C. purpureus* Scop., *C. biflora* et *C. Weldeni*, qui sont vénéneux à un moindre degré.

GENÈT D'ESPAGNE

Le GENÈT d'ESPAGNE (*Spartium junceum* L), encore désigné sous le nom de *Spartier à rameaux jonciformes*, est une plante qui croît sponta-

---

[1] L. Guérin. *Recherches sur la localisation de l'anagyrine et de la cytisine*. Thèse Éc. de Ph. de Paris, 1895.

nément dans la région méditerranéenne et qui est parfois cultivée comme plante fourragère dans le Languedoc.

D'après Cornevin, les jeunes pousses de cette plante broutées au printemps produisent chez les animaux des accidents du côté des voies urinaires et du tube digestif ; l'affection qui résulte de leur absorption est bien connue dans le midi de la France sous le nom de *Genestade*.

Plusieurs accidents assez graves ont été occasionnés par l'ingestion de fleurs de Genêt d'Espagne. Tout récemment encore M. le professeur Perrot a signalé à la Société de Pharmacie de Paris plusieurs cas d'intoxication produits par l'absorption d'une tisane purgative délivrée gratuitement par un pharmacien de Paris, qui l'avait préparée avec diverses plantes auxquelles il avait ajouté des fleurs de Genêt sans se préoccuper de leur origine.

L'examen des divers éléments qui composaient cette tisane permit à M. Perrot de constater que son inventeur avait, sans s'en douter, substitué les fleurs de Genêt d'Espagne à celles de Genêt à balai, qui sont bien moins dangereuses.

Voici les caractères qui distinguent les deux espèces :

Les fleurs de Genêt d'Espagne sont jaunes, grandes, odorantes, disposées en grappes terminales : le calice est glabre, *fendu jusqu'à la base en une seule lèvre coupée obliquement* et terminée par 5 petites dents ; l'étendard est grand, orbiculaire, redressé ; la carène a un bec acuminé ; le style est courbé au sommet, mais *non enroulé en cercle :* gousse allongée, linéaire, plus ou moins glabre et noire à la maturité.

Les fleurs du Genêt a balai sont jaunes, en grappes lâches munies de feuilles portant 1 à 2 fleurs à leur aisselle; le calice est court, en cloche, *à deux lèvres* dont la supérieure présente deux dents superficielles et l'inférieure trois dents. L'étendard est échancré sur les bords ; la carène est très courbée ; le style velu à sa base, *nettement enroulé en cercle ;* la *gousse est très comprimée, hérissée de longs poils sur les bords.*

GESSE CHICHE

Sous les noms de *Gessse chiche, Gesse ciche, Jarosse, Jaronne, Garousse, Pois breton, Pois cornu, Pois chabot, Garande* et *Jarande*, on désigne les graines du *Lathyrus cicera* L., plante qui croit spontanément en divers endroits de la France méridionale et notamment en Corse ; elle existe aussi à l'état spontané et cultivée en Kabylie, en Espagne et en Italie où on l'emploie comme plante potagère et fourragère.

Pendant la première partie de sa végétation, et même jusqu'après la floraison, cette plante ne paraît pas avoir occasionné d'accidents chez les animaux auxquels on l'a administrée comme fourrage ; elle ne commence à être dangereuse qu'à partir de la formation de la graine dans la gousse. Bien que tous les organes de la plante soient doués à ce moment de propriétés toxiques, la graine est à beaucoup près la plus riche en principe actif. On a prétendu que la cuisson faisait disparaître cette toxicité ; mais l'expérience a démontré que cette opinion est erronée et que le pain fait à la farine de Jarosse est très dangereux ; il en est de même de la bouillie faite avec cette farine. Quant à l'ébullition dans l'eau, il est bien prouvé que si les graines ont perdu sous son influence une grande partie de leur toxicité, il n'en est pas de même de l'eau dans laquelle on les a fait bouillir et si elles peuvent être ingérées sans grand danger, c'est à la condition qu'elles soient séparées de leur eau de cuisson.

Les propriétés toxiques de la Jarosse signalées dès la plus haute antiquité par HIPPOCRATE et par PLINE ont été trop souvent confirmées par les accidents qu'elle a provoqués à plusieurs reprises chez l'espèce humaine aussi bien en France qu'à l'étranger. L'usage prolongé de cette graine détermine une intoxication, désignée sous le nom de *Lathyrisme* qui a fait l'objet d'un grand nombre de mémoires très intéressants qui ont été résumés par M. CORNEVIN[1].

La toxicité de la Jarosse est attribuée par ASTIER à un alcaloïde volatil qu'il a désigné sous le nom de *Lathyrine* : mais cette opinion ne paraît pas avoir été confirmée par l'expérience ; l'étude chimique de cette graine reste encore à faire.

Description. — La graine de Jarosse mesure environ 2 à 3 millimètres de longueur et à peu près autant de largeur ; elle diffère des autres graines de Légumineuses par l'irrégularité de ses formes qui résulte de la compression réciproque des graines dans les gousses. Les unes sont pyramidales, d'autres quadrangulaires ; elles sont recouvertes par un spermoderme gris brun, généralement lisse, mais parfois aussi ridé plus ou moins profondément.

Structure anatomique. — Le tégument séminal comprend les trois couches caractéristiques des graines de Légumineuses : assise de cellules en palissade, assise de cellules en sablier et couche parenchymateuse.

---

[1] CORNEVIN. *Loco citato*, p. 323 et suiv.

Les cellules en palissade n'offrent aucune particularité spéciale ; comme dans la majorité des cas, elles présentent une apparence un peu distincte quand on les observe sur leur face supérieure ou sur leur face inférieure ; leur cavité renferme une matière colorante brune ; les cellules en sablier sont plutôt disposées en forme de T et élargies à leur extrémité supérieure ; quand on les observe de face, (fig. 48) elles paraissent munies de fines stries radiales et présentent dans leur partie centrale la

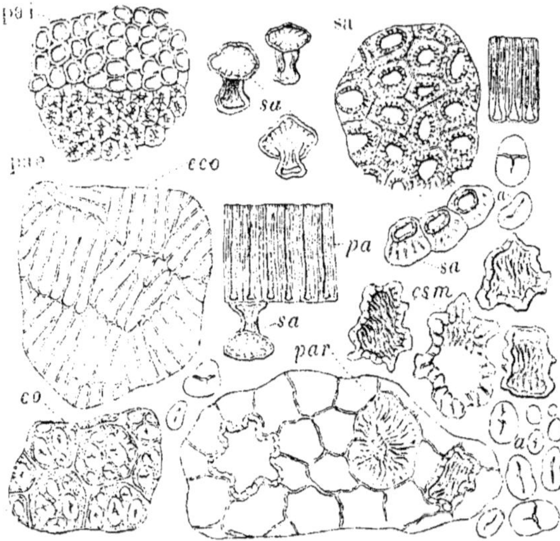

Fig. 48. — Poudre de la graine de Jarosse.

a, amidon. — *co*, cotylédons. — *csm*, *cellules sclérifiées et colorées du parenchyme du tégument séminal*. *cco*, enveloppe des cotylédons. — *pa*, enveloppe externe du tégument séminal, vue de face. — *pae*, la même, vue sur sa face externe. — *pai*, la même, vue sur sa face interne. — *sa*, *cellules en sablier*, vues de profil. — *sa*, les mêmes, vues de face.

projection de leur extrémité rétrécie ; le parenchyme est formé d'un tissu de cellules, allongées dans la direction tangentielle. Vues de face (fig. 48) ces cellules sont polygonales, irrégulières dans leur forme et leur dimension et ne sont pas lacuneuses comme dans les pois et les haricots ; parmi elles on observe un certain nombre de cellules scléreuses extrêmement variables dans leur forme et dans leur dimension et dont les contours sont généralement très sinueux : les parois de la plupart de ces cellules sont épaissies, canaliculées, striées ; leur cavité est généralement colorée par un pigment brun ; quelques-unes d'entre elles ont une assez grande ressemblance avec les cellules en sablier un peu déformées. L'enveloppe des cotylédons très légèrement colorée en jaune est caractérisée nettement par la forme allongée de ses cellules qui sont réunies par groupes dans lesquels elles suivent la même direction qui est souvent perpendiculaire ou oblique par rapport à celle des cellules qui constituent les groupes voisins. Les cotylédons sont formés d'un tissu de cellules polygonales renfermant des grains d'amidon plus ou moins gros. généralement ovales et marqués d'un hile allongé longitudinal ou transversal. plus ou moins sinueux : ces grains d'amidon sont disséminés dans une masse de matière finement granuleuse et azotée.

Recherche toxicologique. — La Jarosse entière est nettement caractérisée par sa forme anguleuse et la couleur gris brun de son spermoderme qui devient noirâtre quand on le fait bouillir dans une solution alcaline. Réduite en poudre grossière ou dissociée par la mastication. elle renferme dans son tégument séminal des éléments de détermination qui permettront de la distinguer des autres graines de Légumineuses comestibles. Ce sont :

1° Les cellules en sablier dépourvues de cristaux, disposées en forme de T, dont la partie supérieure ou élargie est appliquée contre les cellules en palissade : les parois de ces cellules sont munies de stries fines qui sont surtout apparentes quand on les observe de face ;

2° Les cellules scléreuses colorées et sinueuses qui sont dispersées isolément dans l'épaisseur de la zone parenchymateuse ;

3° La forme allongée, le groupement spécial et la direction inconstante des cellules qui constituent l'enveloppe des cotylédons.

JÉQUIRITY

Sous les noms de GRAINES DE JÉQUIRITY ou PETITS POIS NOTRE PÈRE. on désigne les semences de l'*Abrus precatorius* L, arbrisseau qui est très communément répandu dans les Antilles, l'Inde. l'Afrique, où l'on utilise parfois sa racine comme succédané de la réglisse, sous le nom de *Liane réglisse*.

Ces semences qu'on a tenté il y a quelques années d'introduire dans la thérapeutique pour le traitement de certaines ophtalmies, contiennent un principe éminemment toxique, l'*Abrine*. qui est une albumose analogue à la Ricine. Aussi serait-il prudent d'interdire l'usage que l'on en fait communément pour fabriquer des objets de dévotion. des chapelets et pour orner les boîtes à coquillage, qu'on trouve dans beaucoup de bazars.

Ces graines ont déterminé plusieurs accidents occasionnés par leur usage inconsidéré ou l'exagération des doses auxquelles elles ont été prescrites. M. LEWIN cite un empoisonnement mortel survenu chez un garçon qui avait absorbé quelques-unes de ces graines.

Description. — Ces graines que leur grosseur uniforme avait fait choisir comme poids dans l'Inde, sont arrondies ou légèrement ovales : elles mesurent de 3 à 3,5 millimètres de longueur et de 2,5 à 3 millimètres de largeur; elles sont très nettement caractérisées par la couleur rouge vif et l'éclat brillant de leur tégument marqué à son pôle inférieur d'une tache noire qui occupe le quart environ de leur surface. Sur un des côtés de cette tache on distingue très nettement une petite cicatrice arrondie correspondant au hile.

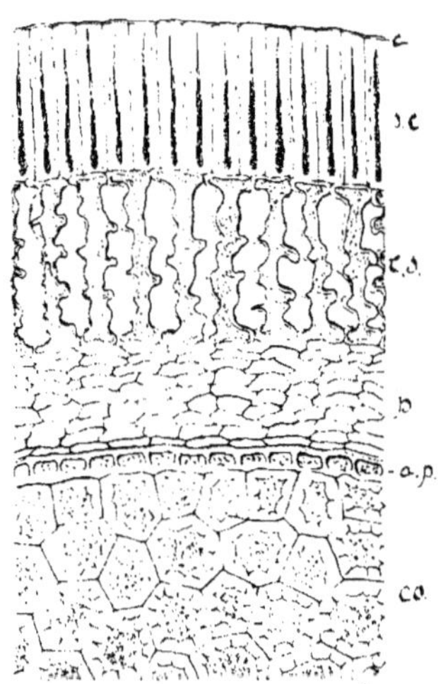

Fig. 49. — Section transversale de la graine de Jéquirity.

a.p., assise proléique. — *c.*, cotylédons. *cs.*, cellules en sablier. — *c.*, enveloppe externe du tégument séminal. — *p.*, parenchyme du tégument séminal.

Structure anatomique (fig. 49). — Le tégument séminal présente les trois assises qu'on observe généralement dans les graines de Légumineuses. L'enveloppe externe est formée d'une assise de cellules juxtaposées en palissade, mesurant de 140 μ à 280 μ de longueur; dans la zone tachée de noir, ces cellules sont beaucoup plus longues que dans la zone rouge ; leurs parois sont très épaisses : leur cavité presque linéaire dans la moitié supérieure de ces cellules s'élargit progressivement jusqu'à leur base ; vues sur leur face supérieure, ces cellules ont un aspect réticulé et un lumen punctiforme : vues sur leur face inférieure, elles présentent une cavité plus large, ovale ou arrondie; elles contiennent une matière colorante rouge rosée, soluble dans l'hydrate de chloral et qui prend une teinte orangée au contact de la solution de potasse. La deuxième enveloppe communément désignée sous le nom d'assise de cellules en sablier est formée d'une rangée de cellules *c s* qui sont très nettement caractérisées par leur longueur et l'irrégularité de leur contour qui est hérissé de protubérances plus ou moins saillantes ; ces cellules sont munies de parois peu épaisses. Appliquées bien exactement l'une contre l'autre, à leur base et à leur sommet, ces cellules laissent entre leurs parois latérales des lacunes très irrégulières dans leur forme. Vues de face, elles ont une forme polygonale et présentent dans leur cavité plusieurs cercles concentriques correspondant aux étranglements de leurs parois ; la troisième enveloppe est formée d'un parenchyme dont les cellules sont aplaties et allongées tangentiellement ; vues de face, ces cellules qui sont polygonales dans la partie externe du parenchyme se différencient peu à peu et deviennent très irrégulières dans leur forme, laissant entre leurs parois des lacunes plus ou moins larges qui modifient profondément leur apparence. Sous cette triple enveloppe qui représente le tégument séminal on observe une rangée de cel-

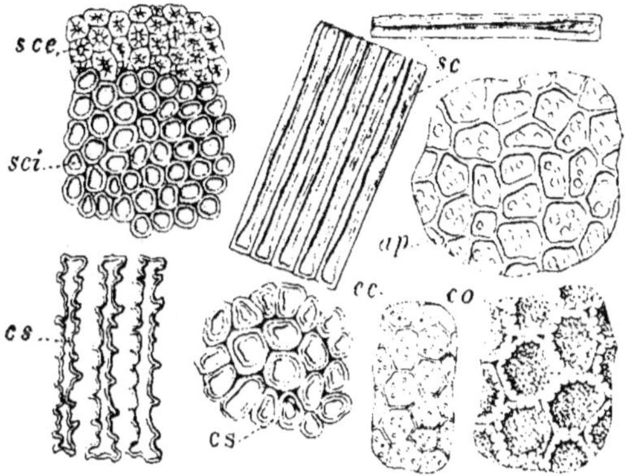

Fig. 50. — Poudre de semences de Jéquirity.

ap, assise protéique. — co, débris des cotylédons. — ec, enveloppe des cotylédons. — cs, cellules en sablier vues de profil. — cs, les mêmes vues de face. — sce, enveloppe externe scléreuse vue de profil. — sce, enveloppe scléreuse vue sur sa face externe. — sci, la même, vue sur sa face interne.

lules (*ap*) représentant le périsperme, munies de parois légèrement épaissies et renfermant des granules de matière azotée, qui se colorent en jaune au contact du chlorure de zinc iodé. Les cotylédons *co* sont constitués par un tissu de cellules polygonales munies de parois assez épaisses et ponctuées, contenant au lieu d'amidon et d'aleurone une matière finement granuleuse qui se colore en rouge par les teintures d'orcanette et de cochenille, en jaune par la teinture d'iode et prend une teinte verdâtre avec le perchlorure de fer.

Recherche toxicologique. — Si parmi les pièces à conviction mises à la disposition de l'expert il se trouve encore quelques graines entières, il lui sera facile de se prononcer sur leur véritable nature et leur origine : mais si les graines ont été pulvérisées ou même assez grossièrement contusées, l'examen microscopique s'imposera d'autant plus rigoureusement qu'il existe actuellement dans le commerce plusieurs graines de Légumineuses telles que celles d'*Adenanthera Pavonina* L. et d'*Ormosia dasy-*

carpa Jacks., qui possèdent l'éclat, la couleur rouge vif et souvent aussi les taches noires des graines de Jéquirity, dont elles se distinguent toutefois par leur grosseur bien plus considérable, leur forme irrégulière, la disposition de leur hile et leurs propriétés à peu près inoffensives.

Dans la recherche microscopique des graines de Jéquirity les caractères qui devront être spécialement invoqués sont :

La longueur considérable des cellules en palissade;

La longueur et les formes sinueuses des cellules en sablier qui sont hérissées de tubercules sur leurs parois latérales;

L'absence d'aleurone dans les cotylédons.

Les semences d'*Adenanthera pavonina* ont leurs cellules en sablier toutes différentes. De plus leurs cotylédons renferment de gros grains d'aleurone mesurant jusqu'à 60 μ avec de beaux cristalloïdes.

Les cellules en sablier de l'*Ormosia dasycarpa* sont toutes différentes de celles de l'*Abrus precatorius*. D'après M. Mitlacher[1] la matière colorante renfermée dans leurs cellules en palissade ne se colore pas en jaune orange par la solution de potasse mais en rouge pourpre.

[1] *Loco citato*, p. 99.

CUCURBITACÉES

BRYONE

La Bryone dioïque (*Bryonia dioïca* Jacq.) encore appelée *Couleuvrée*, *Navet du diable*, *Rave de serpent*, *Bryone blanche*, *Vigne blanche*, est une plante communément répandue dans nos haies.

La Bryone a causé à plusieurs reprises des accidents dans l'espèce humaine. Par la ressemblance qu'elle offre avec les raves et quelques variétés de navets, sa racine a été employée quelquefois pour remplacer ces légumes dans la préparation de soupes.

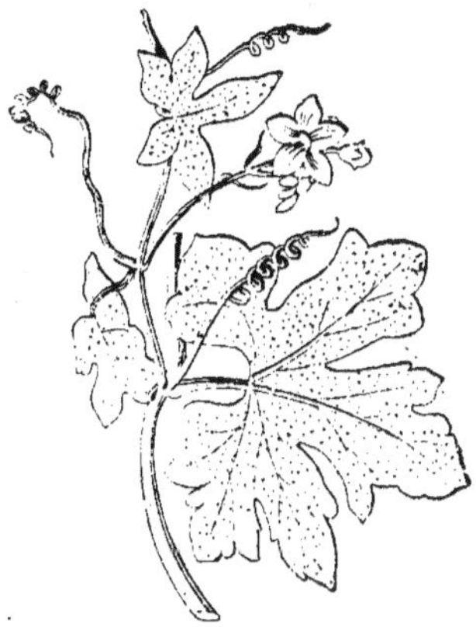

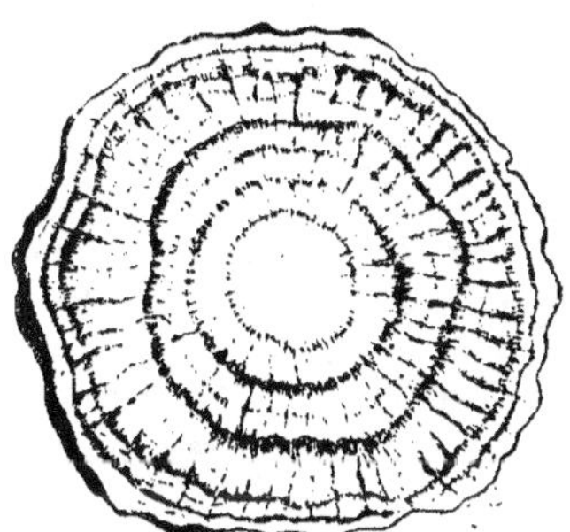

Fig. 51. — *Bryonia dioïca*.

Fig. 52. — Racine de Bryone.
Section transversale.

soit par ignorance de ses propriétés, soit par erreur. Cornevin rapporte que des familles entières qui s'en étaient nourries, ont été empoisonnées. Une autre cause d'accidents tient à la croyance populaire qui attribue au Navet du diable la propriété de faire passer le lait des nourrices au moment du sevrage des enfants. Galtier rapporte l'histoire d'une femme qui ayant pris un lavement préparé avec 30 grammes de Bryone, succomba au bout de quatre heures.

Les propriétés vénéneuses de la racine se retrouvent également dans les fruits. La dessiccation ne fait pas disparaitre leur toxicité.

A la dose de 3ᵍʳ,50 environ, la racine de Bryone produit chez l'homme des nausées et des vomissements ; à doses plus élevées elle provoque de la diarrhée, des vertiges, du collapsus et du délire. Incorporée aux plaies, la poudre de Bryone les irrite fortement, produit de la suppuration et peut amener la mort dans l'espace de quatre à cinq jours. 25 grammes de racine fraîche ou 15 grammes de suc déterminent une issue funeste.

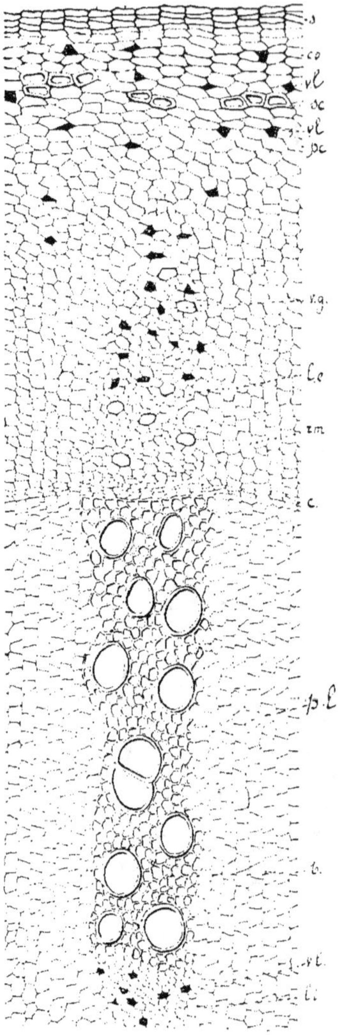

Description. — La racine de Bryone entière est grosse comme le bras, pivotante et charnue. Dans le commerce elle se présente en rouelles disciformes mesurant 2 à 6 centimètres de largeur et 2 à 3 millimètres d'épaisseur. La surface latérale est d'un gris jaunâtre, très rugueuse, marquée de sillons transversaux et de rides assez profondes : elle est formée d'un suber qui se détache facilement et découvre le parenchyme cortical qui est d'une teinte jaunâtre. Les faces horizontales d'une couleur blanc jaunâtre, déprimées à leur centre sont nettement caractérisées par la présence de stries concentriques rugueuses, saillantes, entrecoupées de stries radiales nombreuses et saillantes aussi : elles sont dures et très compactes. La zone corticale est très peu épaisse relativement à la zone ligneuse. La cassure est courte, grenue, d'aspect farineux. Cette substance est très sujette à être envahie par les vers, à cause de sa richesse en amidon ; elle a une saveur très amère, âcre et désagréable.

Fig. 53. — Section transversale de la *racine* de Bryone.

b, bois. — *c*, cambium. — *co*, collenchyme. — *le*, liber externe. — *li*, liber interne. — *pc*, parenchyme cortical. — *pl*, parenchyme ligneux. — *rm*, rayons médullaires. — *sc*, cellules scléreuses. — *vl*, vaisseau laticifère. — *vg*, vaisseau grillagé.

Structure microscopique (fig. 53). — Le suber peu épais recouvre un parenchyme cortical dans lequel on

observe des cellules scléreuses munies de parois peu épaisses et réunies
en petits groupes; le liber disposé en faisceaux cunéiformes bien distincts
est formé de petites cellules parmi lesquelles on remarque des vaisseaux
grillagés, à section un peu plus large : le bois est représenté par de nombreux faisceaux ligneux secondaires bicollatéraux intercalés entre les faisceaux primaires qui sont plus petits; ces faisceaux sont disposés en files
radiales séparées par de larges bandes de parenchyme ligneux : ils sont

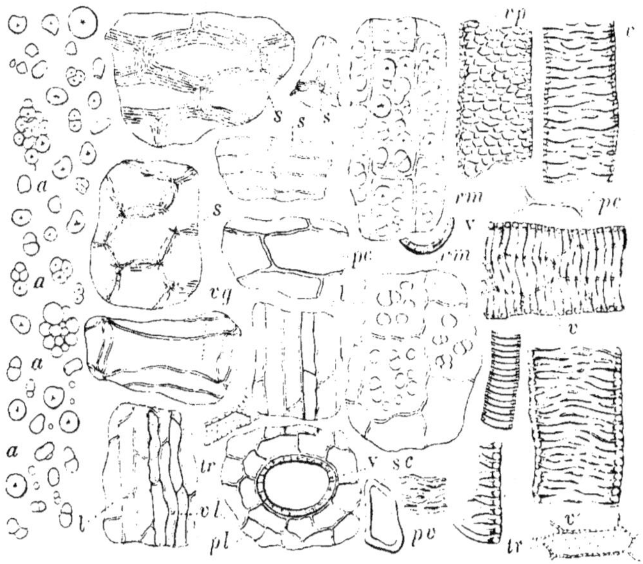

Fig. 54. — Poudre de racine de Bryone.

a, amidon. — *l*, liber. — *pc*, parenchyme cortical. — *pl*, parenchyme ligneux. — *pv*, paroi vasculaire.
— *rm*, rayons médullaires. — *s*, débris du suber. — *sc*, cellules scléreuses. — *v*, vaisseaux coupés transversalement. — *v*, vaisseaux rayés en coupe longitudinale. — *vg*, vaisseaux grillagés. — *vl*, vaisseaux ligneux.
— *vp*, vaisseaux ponctués.

formés de vaisseaux assez larges entourés d'un massif plus ou moins épais
de trachéides. Tous les tissus parenchymateux de cette racine sont rem-
plis d'amidon qui se présente en grains arrondis ou cyathiformes parfois
échancrés sur un de leurs bords : plusieurs d'entre eux provenant de la
dissociation de grains composés sont anguleux.

Immédiatement en dessous du suber dans le parenchyme cortical et
dans la partie extérieure du liber interne ou externe, on observe des petites
cellules à contenu jaune, qui, sur une section longitudinale, se présentent
comme des tubes allongés, cylindriques, souvent renflés à leurs deux
pôles et superposés bout à bout. C'est dans ces idioplastes qu'est localisé
le principe actif des racines de Bryone.

Composition chimique. — La racine de Bryone doit ses propriétés toxiques à deux principes désignés sous les noms de Bryonine et de Bryonitine; elle contient en outre de l'amidon, de la gomme, une huile, et une résine appelée *Bryorésine*.

Réactions microchimiques. — La Bryonine qui constitue le principe actif de la Bryone est localisée dans les idioplastes ou canaux sécréteurs qui se trouvent dans la racine et dans le mésocarpe des fruits. On pourra pour constater sa présence utiliser :

L'acide sulfurique concentré qui d'après Br.emer colore la Bryorésine en rouge sang ;

Le réactif de Froehde, qui produit la même coloration ;

Le réactif de Mandelin qui donne aussi une coloration rouge passant ensuite au bleu violet ;

L'iodure de potassium ioduré colore aussi le contenu des canaux sécréteurs en jaune sans donner de précipité ;

L'acide phosphomolybdique produit dans toutes les cellules un précipité incolore peu apparent.

Recherche toxicologique. — Dans l'empoisonnement par la Bryone, si les pièces à conviction présentent des tronçons ou des rouelles de la racine, il sera facile de les caractériser à leur teinte blanchâtre et à la présence des stries concentriques rugueuses entrecoupées de stries radiales nombreuses et assez saillantes.

Si l'expert n'a à sa disposition que des fragments peu volumineux ou pulvérulents sur lesquels ces caractères macroscopiques ne peuvent être appréciés, il devra dilacérer ces fragments et s'attacher à y retrouver :

La présence de l'amidon qui est formé de grains simples arrondis ou ovales, hilés, et de granules arrondis sur une de leurs faces et anguleux sur l'autre. Ces derniers proviennent de la dissociation de grains composés qui sont généralement peu volumineux;

La présence de cellules subéreuses nettement caractérisées par leur forme spéciale et l'épaisseur de leurs parois;

L'existence des cellules scléreuses à parois peu épaisses, qui existent dans le parenchyme cortical;

L'existence de larges vaisseaux rayés et ponctués, de trachéides et d'idioplastes tubulaires, disposés bout à bout, et contenant du latex;

L'absence de cristaux d'oxalate de chaux dans cette racine constitue un caractère d'une certaine importance.

On pourra compléter la détermination de ces divers éléments qui sont assez caractéristiques par l'emploi du réactif de Broemer, qui colore en rouge sang les canaux sécréteurs.

COLOQUINTE

La Coloquinte est le fruit du *Citrullus Colocynthis* Schrader, (*Cucumis Colocynthis* L.), plante originaire du Levant, qui se rencontre aussi dans toutes les parties arides et désertiques de l'Afrique et de l'Orient. Elle arrive dans le commerce à l'état sec et dépouillée de son épicarpe.

La Coloquinte est une substance très active qui a été employée depuis les temps les plus reculés dans la médecine populaire contre les affections les plus diverses : aussi son usage inconsidéré et son emploi à des doses exagérées dans le but de pro-

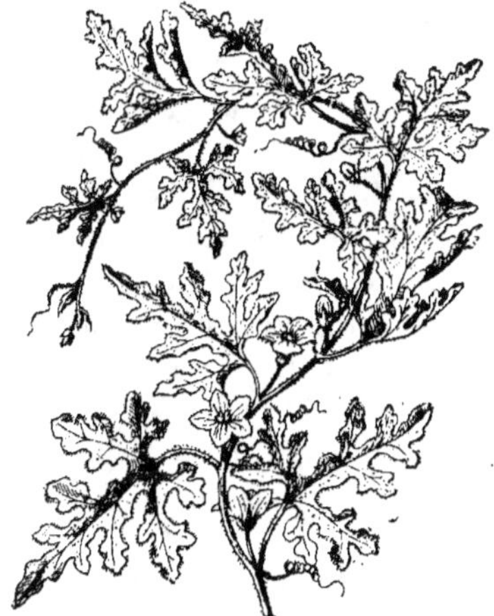

Fig. 55. — *Citrullus Colocynthis.*

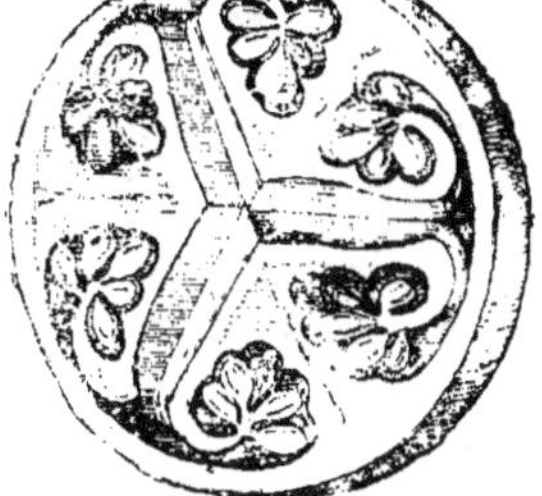

Fig. 56. — Fruit de Coloquinte.
Section transversale.

voquer l'avortement, ont-ils produit plusieurs accidents dont quelques-uns ont été mortels. Le plus souvent cette substance est utilisée en nature, soit divisée en menus fragments, ou en poudre, soit en décoction ou en infusion. Elle peut amener la mort de l'homme à la dose de 4 grammes.

Caractères. — La Coloquinte a une forme arrondie, la grosseur d'une petite orange, une consistance spongieuse et légère, une couleur blanche d'apparence satinée; sa surface est irrégulièrement tronquée et conserve quelques vestiges de l'épicarpe. Elle est creusée à l'intérieur d'une cavité étroite, à trois branches rayonnantes qui divisent le fruit en trois secteurs réunis seulement par leur partie excentrique. Ce sont ces trois secteurs qui constituent la pulpe de Coloquinte ; chacun d'eux est formé de deux placenta hypertrophiés sur lesquels sont attachées de nombreuses graines obovales, comprimées, à bords arrondis, mais non épaissis en bourrelets, à tégument lisse, d'un brun plus ou moins foncé. La pulpe de Coloquinte est homogène, brillante comme la moelle de sureau ; elle a une saveur très amère qui ne se retrouve pas dans les graines.

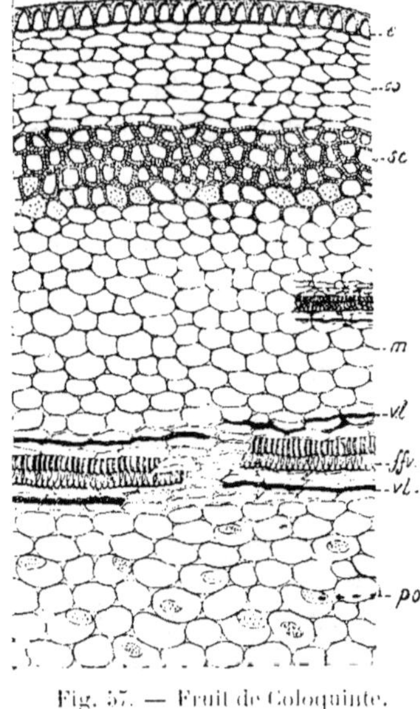

Fig. 57. — Fruit de Coloquinte.
Section transversale.

Structure microscopique. — L'épicarpe est formé d'une assise de cellules cubiques dont la partie externe est fortement cutinisée : sous cette enveloppe on observe sept à huit rangées de cellules collenchymateuses aplaties, allongées tangentiellement ; vient ensuite une zone scléreuse formée de cellules à parois peu épaisses et ponctuées, qui entoure un parenchyme lâche, spongieux, formé de larges cellules ovales dont quelques-unes portent des ponctuations groupées et entourées d'une aréole commune. Ce parenchyme est sillonné par un grand nombre de faisceaux fibro-vasculaires bicollatéraux dans lesquels on observe des idioplastes renfermant un suc laiteux.

Composition chimique. — La pulpe de Coloquinte renferme un glucoside appelé *Colocynthine*, de la *Colocyntitine* et de la *Citrulline*.

Recherche toxicologique. — Dans l'empoisonnement produit par la Coloquinte, l'expert devra s'attacher à déterminer la nature des débris végétaux qui pourraient exister dans les pièces à conviction.

La pulpe de Coloquinte est caractérisée par l'abondance et la variété des cellules scléreuses qu'on y observe. On y trouve :

Des cellules scléreuses isodiamétriques, polygonales à parois moyennement épaisses et ponctuées qui proviennent de l'épicarpe. Ces éléments sont généralement accompagnés de cellules collenchymateuses ; des cellules scléreuses plus grandes dont les parois sont moins épaisses et plus fortement ponctuées ; ces cellules représentent les éléments de l'assise scléreuse du mésocarpe.

Les graines de Coloquinte qui entrent généralement dans la préparation de la poudre, y introduisent un élément précieux pour la détermination : ce sont des débris de l'enveloppe externe du tégument séminal ; celui-ci est composé de cellules allongées, de hauteur égale, munies de parois épaisses et lisses. Ces éléments sont généralement accompagnés de cel-

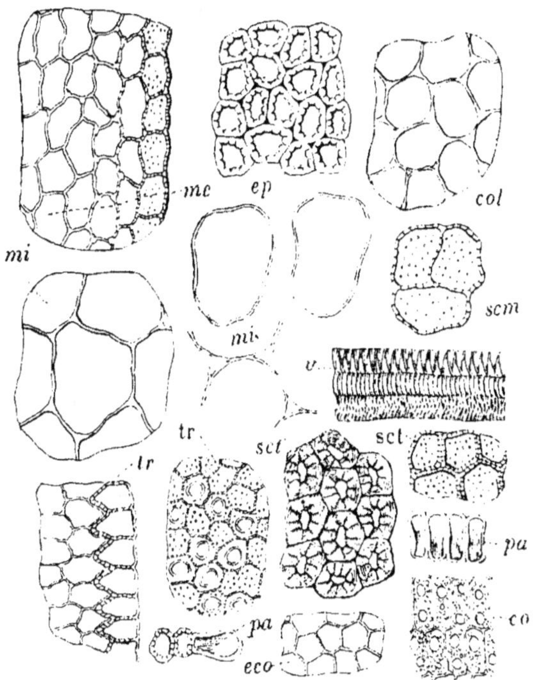

Fig. 58. — Poudre de fruits de Coloquinte.

co. cotylédons. — col. collenchyme. — eco. enveloppe des cotylédons. — ep. épicarpe. — me. partie externe du mésocarpe. — mi. partie interne du mésocarpe. — pa. cellules en palissade de la graine. — scm. cellules sclérifiées du mésocarpe. — sct, sct. cellules scléreuses du tégument séminal, vues de face. — tr. cellules en dôme ponctuées du tégument séminal, vues de profil. — tr. les mêmes vues de face.

lules pierreuses munies de parois extrêmement épaisses et d'une cavité très réduite. Comme éléments caractéristiques nous mentionnerons les débris de l'enveloppe interne de la graine représentée par des cellules ponctuées, dont la paroi inférieure est conique. Vues de face ces cellules sont polygonales, faiblement ponctuées et présentent dans le milieu de leur cavité deux cercles arrondis, concentriques, qui ne sont que la projection de leur paroi inférieure.

OMBELLIFÈRES

CIGUË TACHETÉE

La Cigüe tachetée (*Conium maculatum* L.) plus généralement connue sous les noms de *Grande Cigüe* et *Cigüe officinale* est très abondamment répandue en Europe dans les décombres, les jardins mal tenus et au voisinage des habitations.

Depuis les temps les plus reculés la Grande Cigüe a été reconnue comme une plante toxique. Les Athéniens s'en servaient pour punir les criminels; som nom restera indéfiniment lié à la mort de Socrate.

Les parties aériennes de la plante sont vénéneuses à un degré qui varie toutefois avec le climat et l'époque de la végétation. L'expérience a démontré que la Cigüe qui croit dans le Midi est plus active que celle qui pousse dans la région du Nord, et que les feuilles sont plus dange-

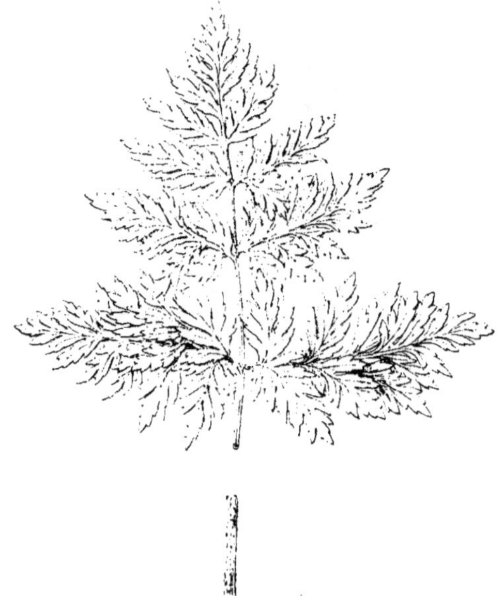

Fig. 59. — Feuille de Grande Cigüe.

reuses avant qu'après la floraison; le fruit est aussi plus actif avant qu'après sa maturité. La Cigüe perd une partie de ses propriétés toxiques par la dessiccation et la cuisson.

Les empoisonnements par la Cigüe ont eu principalement pour cause la confusion de ses feuilles avec celles du Persil et du Cerfeuil; rare-

ment cette plante a été utilisée dans les tentatives de suicide et d'homicide. On a signalé aussi des accidents consécutifs à l'ingestion de fruits de
Persil qui avaient été mélangés de fruits de Ciguë. FALCK a relevé dans la
littérature médicale allemande 17 cas d'empoisonnement mortels occasionnés par la Ciguë tachetée et ses préparations.

Description. — La Grande Ciguë est une plante haute de 1 à 2 mètres
à tige dressée, glabre, lisse, luisante ou glauque, fistuleuse, ramifiée supérieurement, *parsemée dans sa partie inférieure surtout, de taches iné-*

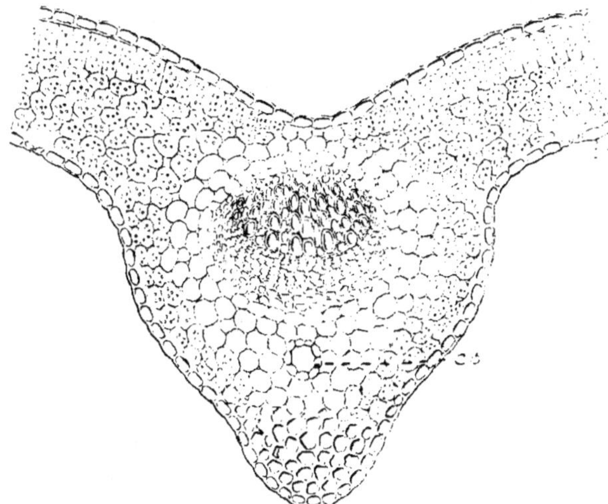

Fig. 60. — Feuille de Grande Ciguë.
Nervure médiane.

gales souvent arrondies, d'un pourpre vineux. Ses feuilles alternes ou les
supérieures, parfois subopposées, sont molles, glabres et luisantes ; les inférieures pétiolées, très grandes et pouvant atteindre 20 centimètres de longueur sur autant de largeur ont un limbe à forme générale triangulaire,
décomposé en segments ovales oblongs aigus, inégalement incisés-dentés.
Les fleurs sont blanches et disposées en grandes ombelles composées, terminales, oppositifoliées ou axillaires, à 12-20 rayons avec un involucre de
2 à 6 bractées courtes triangulaires, rabattues et un involucelle de 2 à
5 bractéoles. Le fruit est ovoïde, comprimé, à côtes ondulées et crénelées.

Structure anatomique. — L'épiderme glabre, recouvert par une
cuticule finement striée est formé de cellules ondulées sur la face supé-

rieure et sinueuses sur la face inférieure : il porte tantôt sur ses deux faces, tantôt sur la face inférieure seulement des stomates qui sont entourés par trois cellules dont une est généralement plus petite que les deux autres. Examiné au microscope, l'épiderme de la Grande Ciguë desséchée ou conservée dans l'alcool présente des fins cristaux aiguillés qui, d'après MM. Tschirch et Mayer, sont constitués par de l'hespéridine. Le mésophylle est hétérogène asymétrique, formé dans sa partie supérieure d'une rangée de cellules en palissade et dans sa partie inférieure de 2 à

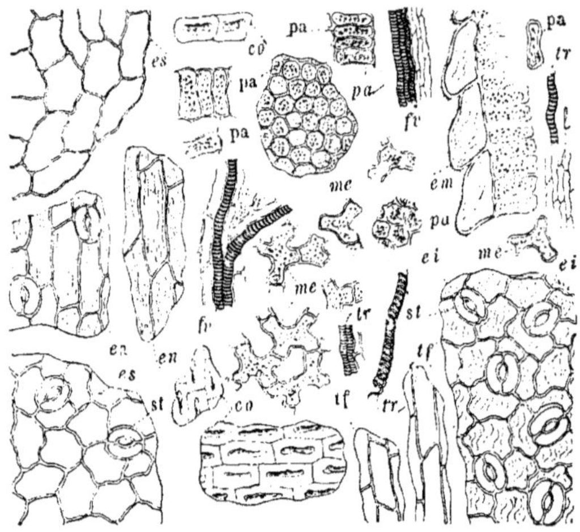

Fig. 61 — Poudre de feuilles de Grande Ciguë.

3 assises de cellules rameuses : il ne contient pas de cristaux. La nervure médiane concave sur sa face supérieure, fortement convexe sur la face inférieure est recouverte par un épiderme à stries bien apparentes. Le système libéro-ligneux est représenté par un cordon arqué, recouvert par un liber et un péricycle mous. A la partie inférieure de ce cordon et immédiatement appliqué contre l'endoderme, on observe un petit canal sécréteur.

Si l'on examine les segments aigus d'une feuille de Grande Ciguë décolorée dans l'eau de Javelle on constate que les nervures qui se dirigent dans la partie médiane des dents vers leur sommet sont terminées en pinceau. Traitées par l'acide sulfovanadique, les sections de feuille de Grande Ciguë prennent une teinte bleue qui est surtout très nette dans les cellules épidermiques.

FRUITS

Description. — Les fruits de Grande Ciguë (fig. 62) sont largement ovoïdes, comprimés latéralement : ils ont en moyenne 3 millimètres de longueur et à peu près autant de largeur ; leur surface extérieure offre une teinte gris verdâtre. Leurs méricarpes soudés présentent chacun sur leur face dorsale cinq côtes longitudinales proéminentes dont les bords portent des protubérances qui leur donnent un contour déchiqueté ou crénelé. Les sillons glabres, mais légèrement ridés dans le sens longitudinal sont dépour-

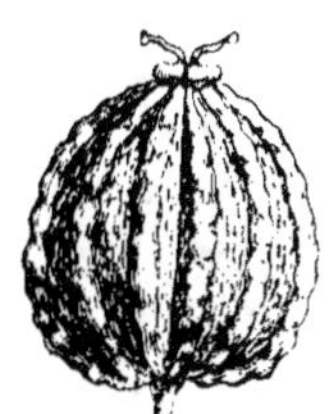
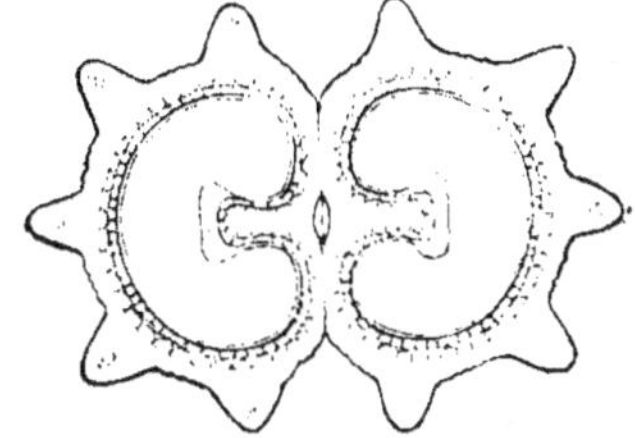

Fig. 62-63. — Fruit de Grande Ciguë.

Aspect extérieur.   Section transversale.

vus de bandelettes. La section transversale est caractérisée par la proéminence des côtes, l'aspect réniforme de la graine et l'absence de larges ponctuations représentant les canaux sécréteurs, qu'on observe dans les autres fruits d'ombellifères. Quand on les frotte entre les doigts, ces fruits exhalent une odeur nauséeuse qui, comme la plante entière, rappelle celle de la souris.

Structure microscopique (fig. 64). — L'épicarpe (*ep*) est formé d'une assise de cellules polygonales, à parois ondulées, recouvertes par une cuticule épaisse et *striée* ; ces cellules renferment aussi de l'hespéridine qui se présente en sphéro-cristaux arrondis, souvent appliqués contre les parois cellulaires. Le mésocarpe (*mes*) est formé de cellules polygonales, fortement aplaties, qui dans le fruit mûr sont colorées en brun. Les particularités essentielles de ce fruit résident dans la structure de l'appareil sécréteur. Les gros canaux sécréteurs qui existaient primitivement dans le fruit jeune et vert, comme dans les autres fruits d'ombellifères, ont complètement disparu dans les fruits mûrs de la Grande Ciguë. Le mésocarpe présente dans ses couches les plus internes deux assises de cellules tout à fait caractéristiques ; la plus extérieure est formée d'une rangée de cellules allongées tangentiellement et munies de parois colorées et notablement épaissies sur leurs faces interne et latérales ; l'assise interne représentant l'endocarpe est formée d'une rangée de cellules cubiques allongées radialement, moins grandes que les cellules de l'assise extérieure et dont les parois colorées en brun, minces sur les faces latérales, sont renforcées notablement sur les faces interne et externe. C'est dans ces cellules de l'endocarpe que se trouve principalement localisé le principe actif des fruits de Grande Ciguë.

Le tégument séminal (*t*) est formé de deux couches de cellules étroitement appliquées l'une contre l'autre : l'une d'entre elles, en partie résorbée sur la face externe des fruits et seulement apparente sur la face

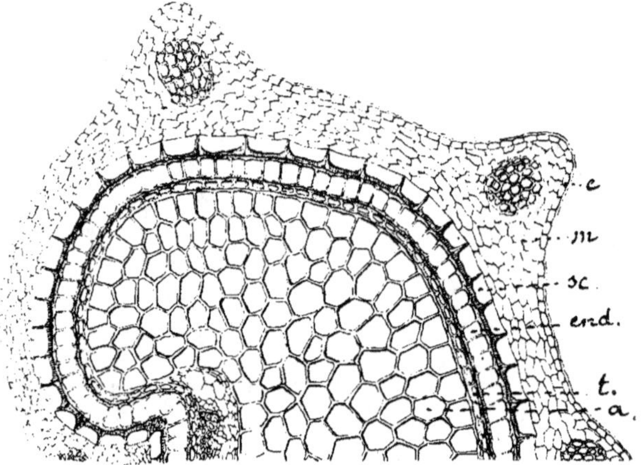

Fig. 64. — Fruit de Grande Ciguë. Structure anatomique.
a, albumen. — *e*, épicarpe. — *end*, endocarpe. — *m*, mésocarpe. — *sc*, enveloppe scléreuse.

commissurale est formée de cellules polygonales à parois ondulées : l'autre (*t'*) qui entoure complètement le fruit est formée de cellules également polygonales, plus larges, nettement caractérisées par les épaississements noueux qu'on observe sur leurs parois.

L'albumen est formé d'un tissu de cellules polygonales munies de parois assez épaisses ; ces cellules contiennent de l'huile fixe, des grains d'aleurone de grosseur différente et mesurant en moyenne 5 μ de diamètre, et des petits cristaux d'oxalate de chaux disposés en rosette.

Réactions microchimiques. — Les sections minces de fruit de Ciguë présentent les réactions microchimiques suivantes :

L'acide sulfurique concentré colore en jaune les cellules de l'épicarpe et de l'endocarpe.

L'acide sulfovanadique colore ces cellules en bleu.

L'acide phosphomolybdique leur donne une teinte orangée.

La solution d'iodure de potassium iodurée produit dans ces cellules un précipité brun abondant.

Composition chimique. — La Grande Ciguë doit ses propriétés toxiques à la présence d'un alcaloïde volatil liquide appelé *Coniine*, *Conicine* ou *Cicutine*, qui est une *Propylpipéridine* existant dans la plante entière dans la proportion maxima de 0,1 p. 100 et dans les semences

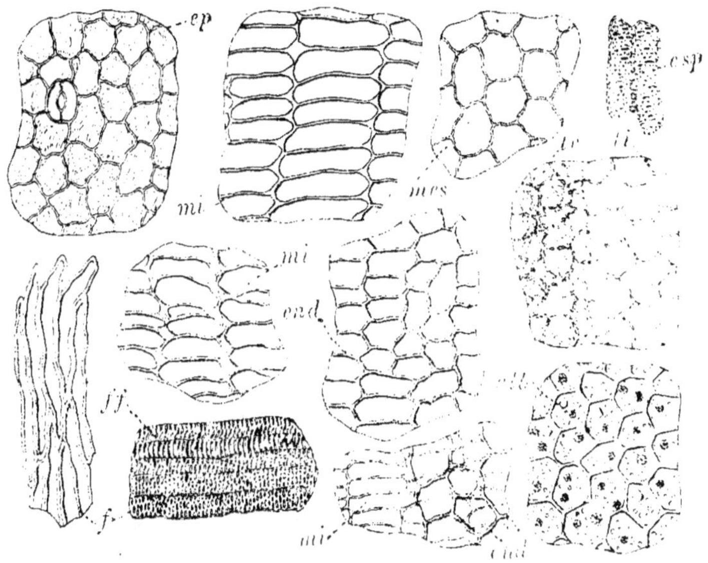

Fig. 65. — Poudre de fruits de Grande Ciguë.

alb, albumen. — *esp*, trachéides. — *end*, endocarpe. — *ep*, épicarpe. — *ff*, faisceau fibro-vasculaire. — *f*, fibre ligneuse. — *mes*, couche externe du mésocarpe. — *mi*, couche interne du mésocarpe. — *te*, enveloppe externe de la graine. — *ti*, enveloppe interne.

mûres jusqu'à 1 p. 100 environ. Elle contient en outre un alcaloïde cristallin, la *Conhydrine* qui est moins énergique que la *Conicine* et de la *Méthylconicine* qui est toxique.

Recherche toxicologique. — Dans un cas d'empoisonnement par les feuilles ou le fruit de Ciguë les caractères qui devront fixer particulièrement l'attention sont :

Pour les feuilles : *forme concavo-convexe de la nervure médiane ; l'absence de poils et la présence de stries à la surface des cellules épidermiques ; la présence des sphérocristaux d'hespéridine dans ces cellules desséchées ou plongées dans l'alcool, et la coloration bleue qu'elles prennent au contact de l'acide sulfocanadique.*

Pour les fruits : *présence de stries à la surface des cellules de l'épi-carpe et de sphéro-cristaux d'hespéridine dans leur cavité ; absence de larges canaux sécréteurs dans le mésocarpe ;*

Disposition toute spéciale de l'endocarpe et de l'enveloppe qui le recouvre extérieurement ;

Présence de nodosités très apparentes sur les parois cellulaires du tégument séminal.

Réaction de l'acide sulfovanadique qui colorera en bleu les cellules de l'épicarpe et en rouge sang les cellules de l'endocarpe.

L'absence de nombreux canaux sécréteurs dans le mésocarpe des fruits de Grande Ciguë, l'absence de poils coniques, unicellulaires, tuberculeux à la surface de l'épicarpe constitueront deux caractères essentiels pour constater la substitution frauduleuse ou accidentelle de ces fruits à ceux de l'Anis vert.

PETITE CIGUË

La Petite Ciguë *.Ethusa Cynapium* L.` encore désignée sous les noms vulgaires de *Faux Persil, Persil bâtard, Ciguë flotte* ou *des jardins .Ethuse ache des chiens*, est une herbe annuelle de l'Europe et de l'Asie septentrionale ; elle est très communé-ment répandue dans les champs et les jardins.

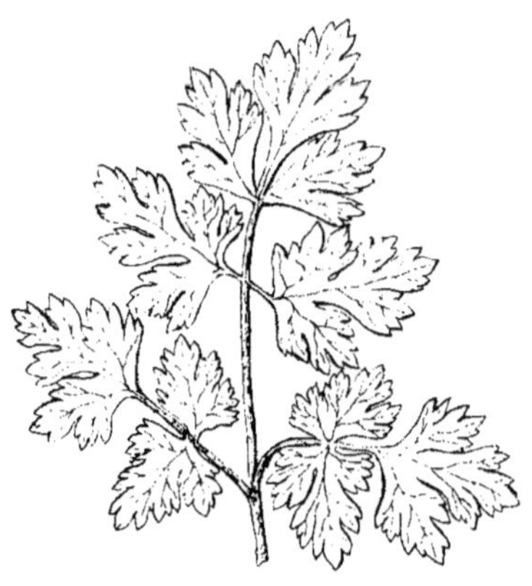
Fig. 66. — Feuille de Petite Ciguë.

Les opinions émises sur les pro-priétés physiologiques de cette plante sont loin d'être concordantes. John Harley [1] prétend que celle que l'on récolte en Angleterre dans les cantons de Sussex et de Kent peut être utilisée comme aliment. M. Taxret, dans une communication faite à la Société de pharmacie de Paris affirme n'avoir trouvé dans l'Ethuse ni alcaloïde, ni glucoside, ni aucun autre corps auquel on puisse attribuer d'action toxique. Cornevin [2] tout en regardant cette plante comme la moins active

---

[1] Harley, *Saint-Thomas Hosp. Rep.*, 1877. XXVI. p. 8.

[2] Cornevin. *Des plantes vénéneuses*, p. 379.

de toutes les Ciguës constate cependant que c'est celle qui a occasionné le plus d'accidents de personnes. BAILLON[1] considère au contraire la Petite Ciguë comme la plus vénéneuse des plantes confondues sous le nom de Ciguës. KOBERT[2] cite un cas récent d'empoisonnement survenu chez six personnes qui avaient mangé de la Petite Ciguë à la place de Persil et dont deux auraient succombé.

La plupart des accidents mis au compte de cette plante se sont produits dans les mêmes circonstances, et à la suite de sa substitution au Persil,

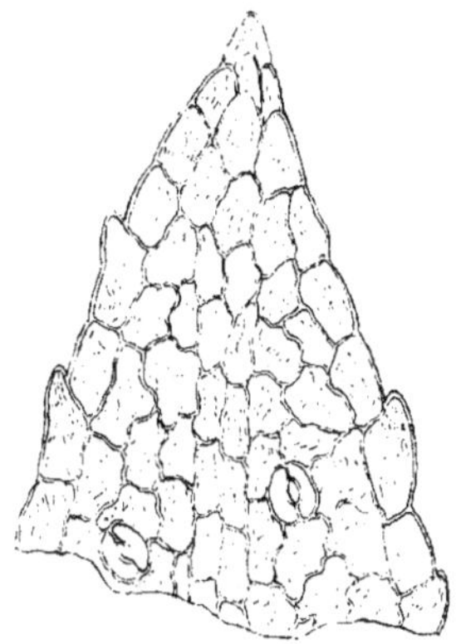

Fig. 67. — Épiderme inférieur
de la feuille de Petite Ciguë.

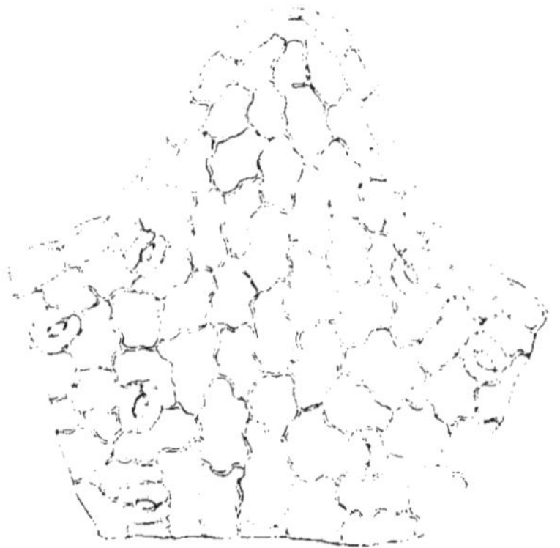

Fig. 68. — Épiderme inférieur
de la feuille de Persil.

car ces deux plantes se rencontrent souvent côte à côte dans les jardins. Il est donc intéressant de pouvoir les distinguer l'une de l'autre.

Description. — La Petite Ciguë se distingue nettement du Persil par sa tige glauque rougeâtre à la base et un peu maculée de taches d'un rouge foncé. Les feuilles sont tripinnées, à segments nombreux, étroits, aigus, incisés-dentés, tandis que les feuilles de Persil sont bipinnées, à segments larges trilobés. Quand on les froisse entre les mains, ses feuilles exhalent une odeur vireuse désagréable qui est toute différente de l'odeur aromatique et agréable du Persil; ses fleurs sont blanches tandis que celles du Persil ont une teinte verdâtre.

Structure anatomique. — L'épiderme supérieur lisse est formé de cellules polygonales, à parois peu ondulées; l'épiderme inférieur strié est formé de cellules à sinuosités plus ou moins profondes : les deux épidermes sont pourvus de stomates qui sont toutefois très confluents sur la face inférieure;

[1] BAILLON. *Botanique médicale*. p. 1061.
[2] KOBERT. *Lehrbuch der Intoxikationen*, 1re édition, p. 633.

ces stomates sont entourés de trois cellules dont une est très fréquemment plus petite que les deux autres : à la marge du limbe, quelques-unes des cellules épidermiques ont leur paroi externe très proéminente et terminée en forme de pointe. M. Modrakowsky[1] a constaté que les cellules *épidermiques de cette plante contiennent des sphéro-cristaux d'hespéridine,* comme les feuilles de Grande Ciguë. Le mésophylle est hétérogène, asymétrique, dépourvu de cristaux ; dans sa partie inférieure il est constitué par un parenchyme de cellules rameuses. La nervure médiane est biconvexe. L'épiderme dépourvu de stomates sur ses deux faces porte parfois sur la face supérieure de *gros poils coniques, unicellulaires recouverts par une cuticule un peu tuberculeuse.* Un massif de collenchyme remplit de chaque côté une partie des proéminences de la nervure. Le système libéro-ligneux est représenté par un cordon ligneux arqué recouvert inférieurement par un liber et un péricycle mous. *Sur la face supérieure et sur la face inférieure du faisceau fibro-vasculaire de la nervure il existe un canal sécréteur,* tandis que dans la feuille de Persil il n'y a qu'un canal sécréteur qui est localisé à la face inférieure du faisceau libéro-ligneux.

Recherche toxicologique. — En cas d'accidents produits par la substitution de la Petite Ciguë au Persil, les caractères qui devront fixer l'attention sont les suivants :

1° La *présence de sphéro-cristaux d'hespéridine dans les cellules épidermiques ;*

2° La *présence fréquente de gros poils tecteurs unicellulaires sur l'épiderme de la face supérieure de la Petite Ciguë ;*

3° L'*existence d'un canal sécréteur sur la face supérieure et sur la face inférieure du cordon ligneux de la nervure médiane.*

Le Persil ne contient pas d'hespéridine dans les cellules épidermiques : il ne présente qu'un canal sécréteur localisé à la face inférieure du faisceau libéro-ligneux : il est toujours dépourvu de poils sur son épiderme supérieur.

ŒNANTHE SAFRANÉE

L'ŒNANTHE SAFRANÉE (*Œnanthe crocata* L.) encore appelée *Pensacre, Persil laiteux, Ciguë aquatique, Navet du diable, Pimpin, Bêne,* croît

---

[1] G. Modrakowsky. *Vergleichende Untersuchung der dem Conium maculatum ähnlichen Umbelliferen.* (Zeitsch. des Allgem. Œsterr. Apotheker-Vereines. Nᵒˢ 45, 46, 47, 48, 49, 50. 1903.)

dans les endroits marécageux, les fossés, sur les talus ; elle est particulièrement abondante dans l'Ouest, mais elle est bien
connue dans les autres régions de notre pays
et partout où elle existe elle a causé des accidents.

Cette plante contient dans toutes ses parties
et principalement dans sa racine, un suc laiteux
blanchâtre, très vénéneux qui en se desséchant
prend une teinte jaune safran. La dessiccation
ne détruit qu'en partie la toxicité de la racine
d'Œnanthe safranée: la cuisson l'affaiblit davantage sans l'annihiler entièrement.

L'homme et tous les animaux domestiques
sont susceptibles d'être empoisonnés par l'Œnanthe et contrairement à ce qui s'observe habituel-
lement, les carnivores sont moins sensibles à son action que les herbivores.

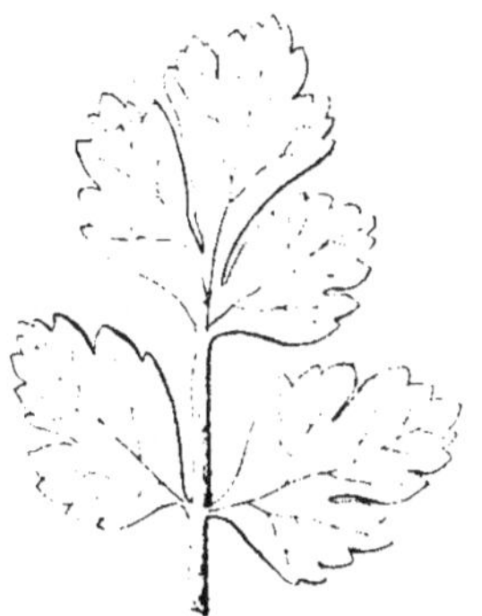

Fig. 69. — Feuille
d'Œnanthe safranée

Chaque année elle occasionne des accidents qui ont pour cause la substitution par
méprise de ses feuilles à celles de céleri,
mais surtout de sa racine à celles du persil
odorant, du céleri, des carottes et surtout
à celles de l'Œ. *pimpinelloïdes* qui sont
comestibles, et qui chaque année dans la
région de l'Ouest, sont récoltées par les
enfants après la fenaison à cause de leur
goût agréable de noisette. On signale dans
la littérature médicale plusieurs cas de
mort survenus en 1869 et en 1880 à la suite
de cette méprise.

Description. — La racine d'Œnanthe
safranée se compose d'une souche plus ou
moins épaisse, pourvue à sa base de cinq
à six tubercules allongés, napiformes, charnus, de grosseur variable, entremêlés de
quelques fibres grêles. Ces tubercules à
peu près cylindriques sur une grande partie de leur longueur se terminent assez
brusquement par une racine très longue

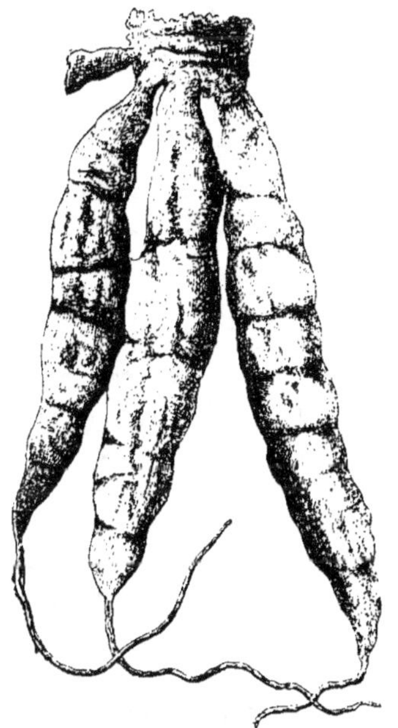

Fig. 70. — Racine d'Œnanthe
safranée.

Apparence extérieure.

et filiforme. Leur surface extérieure est constituée par un périderme jaunâtre, maculé de taches noirâtres plus ou moins larges : cette surface est

à peu près unie dans les tubercules jeunes et frais, mais à mesure que ceux-ci grossissent, elle présente un certain nombre de sillons longitudinaux qui s'accentuent progressivement. La section transversale de ces tubercules offre une structure tout à fait anormale et qui diffère complètement de celle des autres racines de dicotylédones : les ponctuations jaunâtres correspondant à la section des canaux sécréteurs, qui dans les autres racines d'ombellifères sont localisées à la périphérie de la racine,

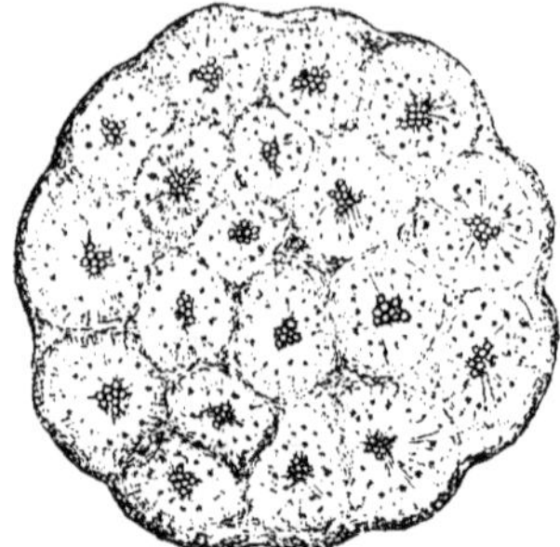

Fig. 71. — Racine d'Œnanthe safranée.
Section transversale.

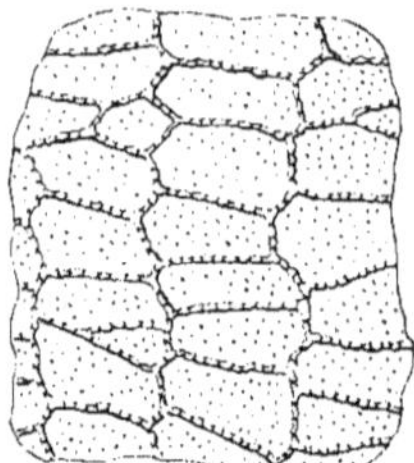

Fig. 72. — Périderme de la racine d'Œnanthe safranée.

sont dans la racine d'Œnanthe safranée, réparties sur toute la section. Cette racine a une saveur douceâtre assez agréable qui contribue aux méprises dont elle a été l'objet.

Structure anatomique. — Sur une section transversale de cette racine on aperçoit au lieu de la zone fibro-vasculaire unique des autres racines, un nombre de systèmes vasculaires distincts, variables suivant le niveau de la section et que l'on pourrait considérer comme autant de centres de formation différente. Chacun de ces systèmes dont l'ensemble constitue la racine napiforme de l'*Œnanthe crocata* est constitué par un groupe de vaisseaux disposés en croix irrégulière à 3 ou 4 branches. Ce groupe vasculaire est entouré d'un parenchyme dont les cellules allongées suivant l'axe et rectangulaires en coupe transversale sont disposées en files radiales. Dans l'épaisseur de ce parenchyme on observe un certain nombre de canaux sécréteurs présentant les dispositions ordinaires des canaux des Ombellifères et qui sont rendus très apparents par leur dimension et la nature de leur contenu. Vers la périphérie le parenchyme des différents systèmes vasculaires perd sa régularité et se confond avec des lames plus ou moins épaisses de tissu dense qui séparent chacun de ces systèmes. On peut observer dans les racines d'*Œnanthe crocata* jusqu'à 20 faisceaux différents dont 8 ou 9 sont placés à la périphérie, tandis que les autres occupent la partie centrale de la racine. L'ensemble de la racine est entourée par une zone péridermique qui s'applique et se moule sur les faisceaux périphériques et qui pénétrant dans leurs interstices, détermine la formation de sillons qui s'observent à la surface de la racine. Ce périderme, vu de face, est formé de cellules allongées toutes dans la même direction qui est perpendiculaire au grand axe du tubercule : elles sont assez régulièrement superposées et présentent des parois assez épaisses et nettement ponctuées. Toutes les parties parenchymateuses de la racine sont gorgées d'amidon. Les canaux sécréteurs se présentent sous forme de longs tubes, rétrécis à leurs extrémités.

Composition chimique. — L'Œnanthe safranée doit ses propriétés toxiques à la présence d'un principe désigné sous le nom d'*Œnantholoxine* qui d'après Pohl paraît identique à la *Cicutoxine*, contenue dans la Ciguë vireuse.

Recherche toxicologique. — Si l'expert a à sa disposition un fragment un peu volumineux de racine, il pourra par l'examen de sa section transversale constater si elle présente la structure tout à fait anormale qui caractérise la racine d'Œnanthe safranée.

En l'absence de cette pièce à conviction, il devra rechercher parmi les débris végétaux trouvés dans l'intestin, ceux qui peuvent par leur couleur et leur odeur offrir quelque caractère suspect : il devra spécialement s'attacher à l'examen de ceux qui sont recouverts de leur périderme qui constitue le principal élément de détermination de cette racine.

La forme allongée, la direction uniforme, la superposition régulière, la coloration jaune des cellules qui constituent ce périderme, constituent surtout avec leurs parois épaissies et très nettement ponctuées un caractère important pour la détermination des fragments de racine d'Œnanthe safranée. La présence d'amidon dans tous les tissus parenchymateux, l'absence de cristaux et de fibres lignifiées, la rareté relative des éléments vasculaires, la présence de canaux sécréteurs devront être tenues en sérieuse considération.

LOBÉLIACÉES

LOBÉLIE ENFLÉE

La Lobélie enflée (*Lobelia inflata* L.) encore désignée sous les noms d'*Indian Tabacco*, *Tabac indien*, *Herbe à l'Asthme*, *Herbe émétique* est une plante originaire des États-Unis très répandue dans tout le nord de l'Amérique depuis le Canada jusqu'à la Caroline et au Mississipi. Elle

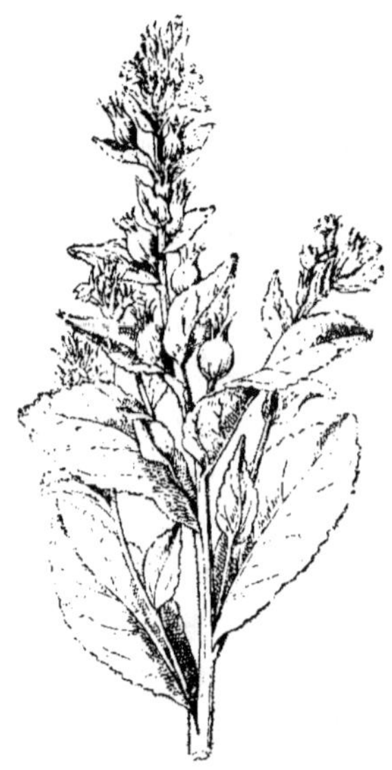

arrive dans le commerce de New-Labanon près de New-York, sous la forme de paquets rectangulaires, constitués par les parties herbacées coupées et comprimées. Elle est aussi cultivée à tort dans beaucoup de jardins européens.

La Lobélie enflée est en effet une plante très dangereuse. D'après Lewin, la dose toxique de ses feuilles est de 0 gr. 60 à 1 gramme et la dose léthale de 4 grammes.

Les empoisonnements produits par la Lobélie sont assez fréquents en Amérique et en Angleterre. Ils sont généralement causés par les feuilles et les fleurs de cette plante que les charlatans introduisent à dose exagérée et par ignorance, dans leurs remèdes.

L'introduction de cette plante dans plusieurs préparations antiasthmatiques qui sont souvent absorbées à doses trop fortes par des malades désireux de soulager leurs souffrances

Fig. 73. — *Lobelia inflata*.

a déterminé aussi plusieurs accidents qui ont nécessité l'intervention du médecin légiste.

On n'utilise guère en France d'autre Lobélie que celle qui est importée d'Amérique sous une forme demi pulvérulente qui rend sa détermination à peu près impossible à effectuer sans le secours du microscope.

Description. — Les feuilles de Lobélie enflée sont alternes, irrégulièrement dentées en scie et épaisses. Les inférieures sont pétiolées, les autres sessiles : ces feuilles sont chargées de poils plus confluents sur la face inférieure que sur la face supérieure. Les fleurs sont disposées en grappes terminales et feuillées. Le calice est un peu enflé. La corolle irrégulièrement bilobée et fendue en arrière est d'une couleur bleu pâle avec une teinte jaune sur la lèvre inférieure. Le fruit est une capsule ovoïde, renflée. s'ouvrant par le sommet, et surmontée par le calice persistant. Les graines extrêmement nombreuses et petites sont brunes, ovales, réticulées.

Caractères anatomiques.

— L'épiderme qui recouvre le limbe est protégé par une cuticule mince, striée, garnie de poils tecteurs et de stomates sur ses deux faces. Les cellules épidermiques sont polygonales sur la face supérieure, sinueuses sur la face inférieure : les poils tecteurs sont unicellulaires, coniques, munis de parois assez épaisses, ponctuées. Les stomates plus confluents sur la surface inférieure que sur la surface supérieure sont entourés par 3 ou

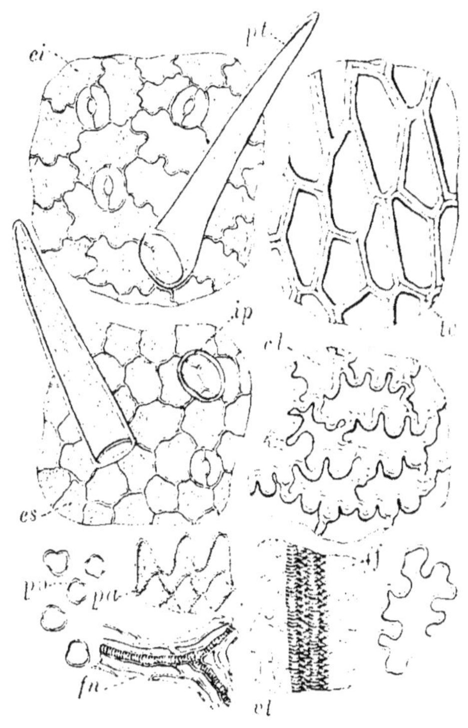

Fig. 74. — Éléments de la Poudre de Lobélie enflée.

cl, cloisons du fruit capsulaire. — ci, épiderme inférieur. — es, épiderme supérieur. — fn, faisceau libéro-vasculaire des nervures. — pa, papilles de la corolle. — po, grains de pollen. — pt, poil tecteur. — te, enveloppe externe du tégument séminal. — vl, vaisseaux latéraux.

4 cellules qui n'ont rien de régulier dans leur disposition ni dans leur direction.

Le mésophylle est hétérogène, asymétrique, formé en haut d'une assise de cellules en palissade et en bas d'un parenchyme de cellules arrondies : il est dépourvu de cristaux.

La nervure médiane est biconvexe, couverte de poils tecteurs pareils à ceux du limbe. Le système libéro-ligneux est représenté par un cordon ligneux recouvert en haut et en bas par un liber et par un péricycle mous.

Ce liber renferme des vaisseaux laticifères qui appartiennent au type articulé.

Composition chimique. — Les feuilles de Lobélie doivent leurs propriétés physiologiques à la présence d'un alcaloïde désigné sous le nom de *Lobéline*, à saveur cuisante, se rapprochant de celle du tabac : cet alcaloïde y est accompagné d'un autre principe appelé *phystotérine*.

Recherche toxicologique. — En cas d'empoisonnement déterminé par la Lobélie enflée, l'expert devra s'attacher à retrouver parmi les débris végétaux qu'il aura recueillis les divers éléments anatomiques fournis par la Lobélie du commerce, qui est un mélange de toutes les parties herbacées de la plante.

Les particularités qui ont une importance dominante pour la détermination de ces divers éléments sont :

POUR LES FEUILLES : *la présence de poils tecteurs coniques assez gros, munis de parois épaisses et rugueuses. Ces poils sont adhérents à un épiderme formé de cellules polygonales ou sinueuses, fortement striées ; quand ils sont tombés, ils laissent sur cet épiderme une cicatrice ovale ou arrondie très apparente. Absence de cristaux dans le mésophylle dont les cellules sont remplies de chlorophylle, de gouttelettes huileuses ou résineuses.*

POUR LE FRUIT CAPSULAIRE : *la présence de cellules nettement caractérisées par leurs parois extrêmement sinueuses, plus ou moins épaisses. Ces cellules se trouvent dans les parois des cloisons du fruit.*

POUR LA GRAINE : *Débris du testa représenté par de grandes cellules polygonales, généralement allongées dans le même sens, munies de parois très épaisses et colorées en brun.*

Ces caractères seront complétés par la présence de vaisseaux laticifères articulés dans le liber de la plupart des faisceaux fibro-vasculaires qu'on observera soit dans la nervure médiane, soit dans les débris de tige ou de pétiole.

SYNANTHÉRÉES

SEMEN CONTRA

Sous le nom de SEMEN CONTRA on désigne une drogue populaire constituée par les capitules peu développés de l'*Artemisia maritima* L. var. *pauciflora* LED. (*A. maritima* var. *Stechmanniana* BESS.) qui couvre

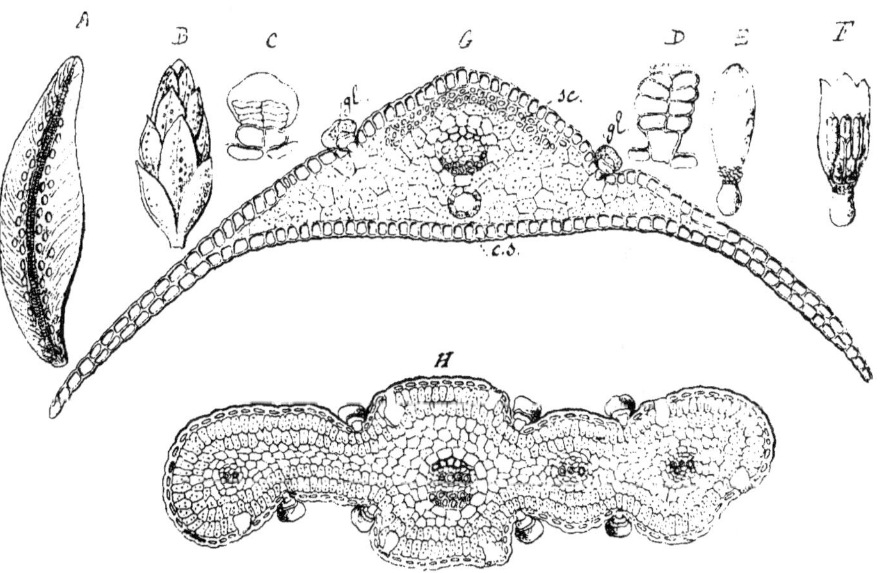

Fig. 75 à 85. — Semen Contra.

A, écaille de l'involucre. — B, involucre. — C, D, glandes oléifères. — E, demi fleuron. — F, fleuron. G, section transversale d'une bractée. — H, section transversale d'une feuille.

d'immenses espaces dans le sud de la Russie, les régions voisines de la mer Caspienne et surtout dans le Turkestan.

Cette drogue communément employée, peut, quand elle est prise inconsidérément et à dose très forte, déterminer des accidents pouvant même être graves. C'est ainsi que Linstow[1] cite un cas d'empoisonnement mortel occasionné par le Semen contra. Mitlacher[2] signale un cas semblable survenu chez une jeune fille de dix ans qui fut empoisonnée avec 10 grammes de cette drogue.

Description. — Le Semen contra d'Alep qui est le plus estimé se présente en petits capitules non épanouis et intacts, mélangés avec une quantité variable de débris de feuilles et de pédoncules. Ces capitules ovoïdes fermés, allongés, mesurent 3 millimètres de long sur 1 millimètre de large : l'involucre est formé d'une douzaine de bractées contiguës, dont les inférieures plus petites sont oviformes, tandis que les supérieures sont allongées et fortement carénées sur leur face dorsale. Les deux bords sont incolores, membraneux et scarieux, marqués de stries fines et tout à fait glabres, tandis que la partie médiane est renflée, verdâtre, garnie d'une multitude de glandes oléifères et d'un léger duvet blanc. L'involucre recouvre trois à cinq fleurs insérées sur le réceptacle nu; chacune d'elles possède une corolle rétrécie à la base, divisée au sommet en cinq dents courtes et triangulaires. Les débris des pédoncules sont très effilés, rigides, cannelés et garnis de renflements correspondant aux points d'insertion des capitules sessiles.

Le Semen contra a une odeur forte, aromatique, agréable et une saveur amère et camphrée.

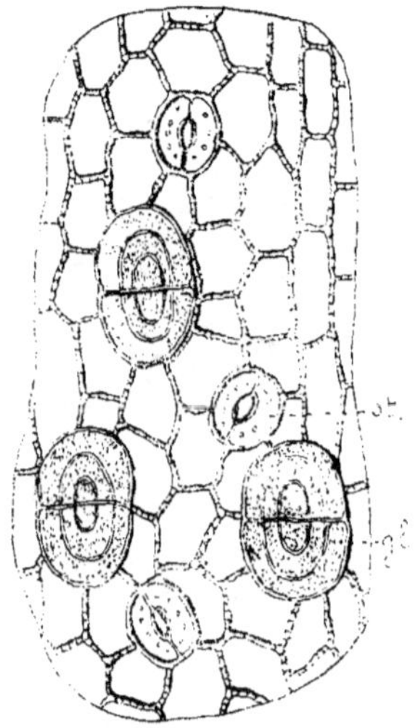

Fig. 84. — Semen Contra.
Épiderme d'une bractée.

Structure anatomique (fig. 85). — L'épiderme qui recouvre les écailles de l'involucre présente une apparence différente selon qu'on l'observe sur les bords ou sur la partie dorsale. Sur les bords minces et scarieux, il est formé de cellules très allongées dirigées obliquement, munies de parois minces. Sur les parties proéminentes qui recouvrent toute la partie verte, l'épiderme est formé de cellules polygonales munies de parois épaisses et ponctuées : il est en outre pourvu de stomates et garni d'une multitude de glandes oléifères pluricellulaires (*gl*) et de poils tecteurs très longs et unicellulaires : il est renforcé dans la partie

[1] *Vierteljarschr. für gen. Med.* 1874. N. F. Bd. XXI. p. 80.

[2] Mitlacher. *Loco citato.* p. 186.

la plus proéminente par un hypoderme formé d'une ou deux assises de fibres à parois lisses. Dans l'axe de chaque bractée existe un faisceau fibro-vasculaire arrondi accompagné sur sa face interne d'un canal sécréteur (cs).

Les petites fleurs insérées sur le réceptacle nu sont garnies, sur la partie rétrécie de leur corolle, d'une multitude de glandes oléifères.

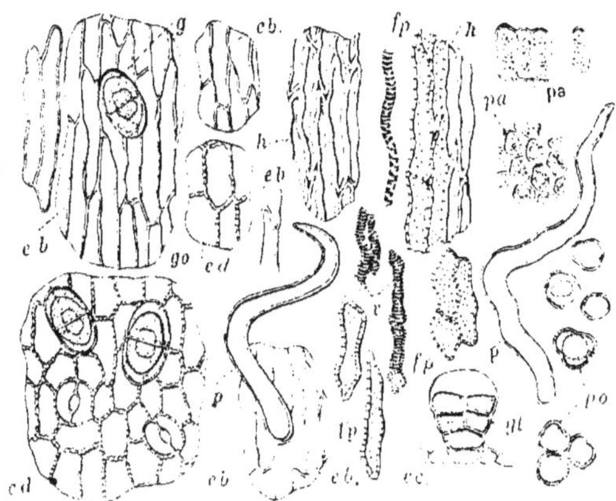

Fig. 85. — Poudre de Semen Contra.

eb, épiderme du bord des bractées. — ee, épiderme de feuille, vu de profil. — ed, épiderme dorsal. — fp, fibres péricycliques. — g, go, glandes oléifères vues de face. — h, hypoderme plissé. — gl, glande oléifère vue de profil. — p, poil tecteur. — pa, pa, cellules en palissade, vues de face et de profil. — po, grains de pollen.

La figure 85 représente tous les éléments anatomiques qui caractérisent la poudre de Semen contra.

Composition chimique. — Le Semen contra renferme 2 p. 100 de *Santonine*, un principe amer désigné sous le nom d'*Artémisine*, et une huile volatile à base de cinéol.

Recherche toxicologique. — Dans le cas d'empoisonnement par le Semen contra, les principaux éléments de détermination qui devront servir à fixer la conviction de l'expert sont principalement :

Les débris de l'épiderme des écailles de l'involucre qui a une structure différente selon qu'on l'observe sur les bords ou sur le dos de ces écailles. Dans le premier cas les cellules (eb) sont très fortement allongées, souvent fusiformes, dirigées plus ou moins obliquement, munies de parois peu épaisses et lisses. Dans le second cas (ed), les cellules épidermiques sont plus larges, plus longues, souvent isodiamétriques, munies de parois plus épaisses et toujours ponctuées. C'est sur la partie dorsale des écailles que sont principalement localisées les glandes oléifères qui sont tout à fait caractéristiques. Vues de profil (gl) ces glandes sont formées d'une double série de cellules sécrétrices superposées et recouvertes par un réservoir hémisphérique dans lequel l'huile essentielle s'est accumulée. Vues de face (g), elles ont la forme d'une ellipse dans laquelle on observe plusieurs lignes concentriques représentant la projection du réservoir et des cellules sécrétrices. La présence de longs poils lanugineux et des fibres hypodermiques complétera la diagnose.

APOCYNÉES

LAURIER-ROSE

Le LAURIER-ROSE (*Nerium Oleander* L.) encore appelé *Laurose*, *Nérier*, *Rosage*, *Oléandre* est une plante qui croît communément en Algérie, en Italie, en Corse, en France, aux environs de Toulon et d'Hyères, et qu'on cultive dans tous les jardins pour la beauté de ses fleurs.

Cette plante qui n'a rien de commun, au point de vue botanique, avec les lauriers et les rosiers, a provoqué à plusieurs reprises des empoisonnements causés par suicide, confusion avec d'autres plantes inoffensives et usage thérapeutique. On prétend même que certaines personnes ayant mangé de la viande embrochée sur du bois de *Nerium* auraient éprouvé des désordres assez graves.

Les propriétés toxiques de cette plante sont dans tous les cas bien connues du public, qui la trouve à sa portée soit dans les jardins, soit même sur les routes. Dans certaines régions de l'Europe méridionale on l'utilise pour la destruction des rats.

Toutes les parties de la plante sont vénéneuses ; mais c'est principalement la feuille qui a occasionné la plupart des accidents dus au Laurier-Rose.

Description. — Ces feuilles sont lancéolées, acuminées, courtement pétiolées, à bords entiers; leur limbe mesure 2 centimètres de largeur en moyenne et 12 à 13 centimètres de longueur : elles sont épaisses et coriaces. De la nervure médiane qui est très proéminente sur la face inférieure se détachent de fines nervures secondaires qui se dirigent à peu près parallèlement vers le bord de la feuille après s'être quelquefois bifurquées. Ces feuilles ont une saveur amère et âcre.

Structure anatomique. — Épiderme formé de petites cellules polygonales, à parois droites et recouvertes par une cuticule assez épaisse. La face inférieure de l'épiderme porte des poils unicellulaires coniques et présente des cavités irrégulières assez larges ou cryptes dans lesquelles s'ouvrent les chambres stomatiques (cs). Mésophylle hétérogène asymétrique présentant au-dessous de chaque face épidermique un hypoderme (h) assez large,

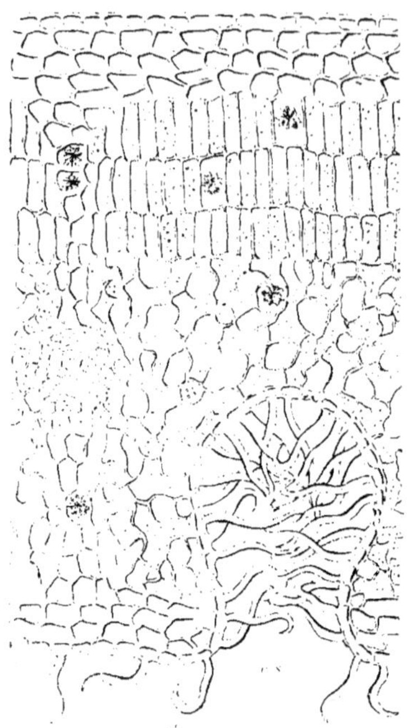

Fig. 86. — Feuille de Laurier-Rose.

formé de deux à trois rangées de cellules polygonales, à parois épaisses; dans la région supérieure, le mésophylle est formé de trois rangées de cellules disposées en palissade et dans sa région inférieure de cellules rameuses; ces deux zones renferment de la chlorophylle ou des mâcles d'oxalate de chaux. Dans la partie inférieure du mésophylle on observe des chambres stomatiques assez larges qui sont tapissées de poils tecteurs unicellulaires généralement recourbés. Nervure médiane concave convexe. Système libéro-ligneux représenté par un cordon ligneux arqué ou anguleux recouvert en haut et en bas par un liber mou et par un péricycle dans lequel on distingue quelques fibres à parois épaisses et nacrées : le liber est sillonné par des vaisseaux laticifères non ramifiés.

Composition chimique. — Le Laurier-Rose renferme deux principes non azotés : l'*Oléandrine* et la *Nériine*.

Toxicologie. — En cas d'empoisonnement par les feuilles de Laurier-Rose, l'expert n'aura qu'à s'appliquer à retrouver dans les débris végétaux soumis à son examen ceux qui ont une apparence coriace ; après les avoir fait bouillir dans l'eau alcalinisée, il devra rechercher sur leur *face inférieure les cryptes stomatiques qui caractérisent nettement cette feuille.*

STRYCHNÉES

NOIX VOMIQUE

La Noix vomique est la graine du *Strychnos Nux vomica* L., plante de la famille des Loganiacées qui croît communément dans l'Asie tropicale, dans l'Inde, sur les côtes de Coromandel, à Ceylan, à Java.

Cette graine renferme deux alcaloïdes tétanisants: la *Strychnine* et la *Brucine* auxquels elle doit ses propriétés éminemment toxiques.

Chaque année la noix vomique occasionne un grand nombre d'empoisonnements. Malgré la saveur amère qu'elle possède, certains criminels n'hésitent pas à utiliser ses propriétés toxiques dans des tentatives d'homicide, en l'introduisant sous forme de poudre dans de la saucisse comme j'ai pu le constater dans le département de la Meuse, soit dans tout autre aliment. L'extrême facilité avec laquelle on peut se procurer ce poison sous prétexte de tuer les animaux nuisibles a beaucoup contribué à augmenter la liste des empoisonnements

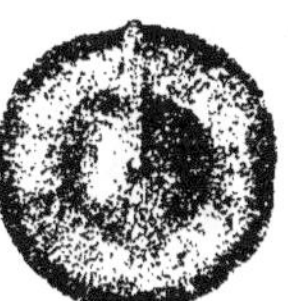 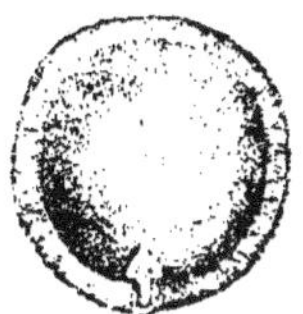

Fig. 87-88. — Noix vomique.
Entière. — Coupée longitudinalement.

occasionnés par la noix vomique. Beaucoup d'accidents ont été occasionnés par l'ingestion de viandes d'animaux ou d'oiseaux empoisonnés par cette graine. L'usage imprudent ou à dose exagérée des préparations à base de noix vomique ou leur substitution accidentelle à d'autres préparations officinales ont occasionné aussi des empoisonnements mortels. Si quelques individus ont eu recours à la Noix vomique pour se suicider, d'autres ont préféré utiliser la Strychnine dont les effets sont plus rapides et plus sûrs.

Description. — La Noix vomique est aplatie, irrégulièrement orbiculaire, en forme de disque mesurant 20 à 25 millimètres de diamètre et 4 à 6 millimètres d'épaisseur, à bords légèrement renflés et obtus (fig. 87,

Sa face dorsale est plane ou un peu concave : la face ventrale est légèrement convexe : toutes les deux ont une teinte gris clair ou blanchâtre, un aspect luisant et satiné, un toucher assez doux qu'elles doivent à la présence d'un duvet soyeux très serré formé de longs poils qui semblant rayonner autour d'un point central marqué sur chacune des faces s'inclinent et se dirigent vers les bords de la graine où ils se rejoignent et s'entrecroisent avec ceux de la face opposée. Au centre de la partie convexe, on

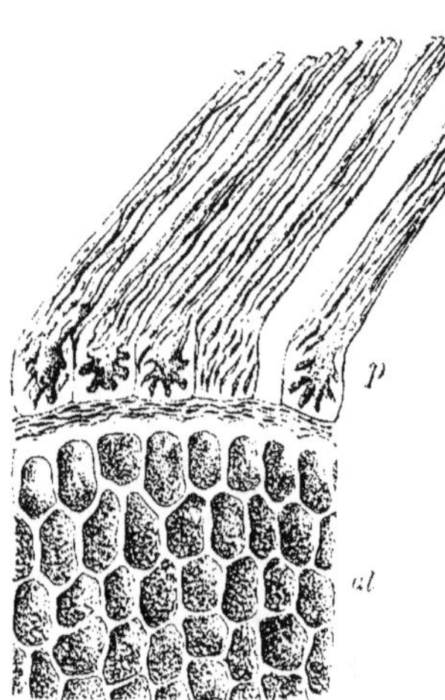

Fig. 89. — Section transversale de la Noix vomique.

observe un petit bourrelet déprimé à son centre et représentant le hile, d'où part un raphé légèrement proéminent qui aboutit à une protubérance placée sur un point de la circonférence et qui correspond à la chalaze. La face ventrale présente à son centre une légère dépression au niveau du hile. Si on ouvre parallèlement aux faces une semence de noix vomique (fig. 88) après l'avoir ramollie dans l'eau bouillante, on découvre un albumen corné blanc, qui paraît formé de deux disques soudés sur leurs bords et séparés en leur milieu par une cavité disciforme assez large. Sur le bord d'un de ces disques et au point correspondant à la protubérance signalée plus haut, on aperçoit un embryon très marqué et formé d'une radicule claviforme et de deux cotylédons cordiformes.

La noix vomique n'a pas d'odeur, mais elle possède une saveur extrêmement amère.

Structure anatomique. — Le tégument séminal de la Noix vomique se compose de deux enveloppes distinctes. L'enveloppe *externe* ou *velue* se compose de cellules coudées et renflées à leur base, qui est garnie de fentes obliques très nettement accusées. Au niveau de la coudure ces cellules sclérifiées se subdivisent en une multitude de cellules tubulaires, juxtaposées, entrelacées en différents sens, qui se replient et forment ainsi un poil très long, légèrement conique, d'une apparence toute spéciale, analogue au manche tressé d'un fouet dont se servent ordinairement les agriculteurs. L'enveloppe interne est formée de plusieurs assises de cellules brunes fortement aplaties, dont il est impossible d'apercevoir les parois. L'albumen, de nature cornée, est formé de cellules qui sont de plus en plus petites et dont les parois s'épaississent à mesure qu'on s'éloigne de la périphérie. Ces cellules renferment dans leur cavité un protoplasma huileux, de l'aleurone et les principes actifs de la graine.

Réactions microchimiques. — Au contact du chlorure de zinc iodé la partie cannelée des poils prend une coloration bleue ; il en est de même des parois des cellules de l'endosperme, tandis que le contenu de ces cellules se colore en jaune.

Au contact de l'iode et de l'acide sulfurique les parois cellulaires de

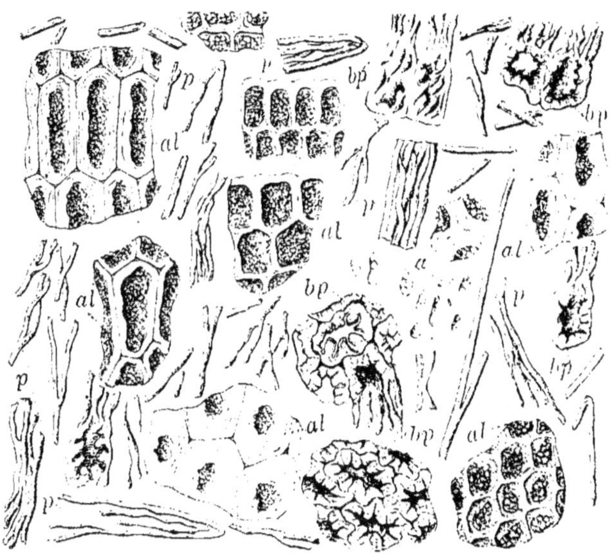

Fig. 90. — Poudre de Noix vomique.

a, aleurone. — *al*, albumen. — *bp*, base des poils. — *p*, filaments de poils plus ou moins ténus et dissociés.

l'endosperme prennent une coloration bleue qui se manifeste avec un degré d'intensité différent sur les couches internes et les couches externes des cellules.

Ces divers éléments anatomiques se retrouvent à un degré de dissociation plus ou moins complète dans la poudre de Noix vomique dont nous avons reproduit les particularités dans la figure 90.

Si l'on place dans un verre de montre une coupe dégraissée d'albumen de noix vomique avec de l'acide sulfurique et si l'on y verse un peu de poudre de bichromate de potasse, chacun des fragments de celle-ci prend rapidement une couleur rouge violet.

Le contenu des cellules de l'endosperme prend :

Au contact de l'acide osmique une coloration noire ;

Au contact de la teinture d'orcanette une coloration rouge ;
Au contact de la solution de potasse une couleur jaune gomme gutte :
Au contact de l'acide nitrique concentré une coloration orangée ;
Au contact de l'acide sulfocyanadique une coloration violette ;
Au contact de l'acide sulfurique une coloration rouge.

Recherche toxicologique. — La noix vomique n'est jamais administrée entière dans une intention criminelle : le plus généralement on l'admi-
nistre sous forme râpée ou pulvérulente que l'on peut se procurer facilement dans le commerce de la droguerie sous le prétexte d'empoisonner les
animaux sauvages ou les corbeaux.

Quand il s'agit d'un empoisonnement criminel, on pourra retrouver
cette graine sous l'une ou l'autre de ces trois formes parmi les pièces à conviction.

La noix vomique entière possède dans l'ensemble de ses caractères
extérieurs surtout dans sa forme aplatie et dans son apparence velue, des
éléments de détermination qui permettront facilement de constater son
identité.

La noix vomique râpée est plus difficile à caractériser ; elle possède
néanmoins une apparence extérieure qui permet de suspecter son origine : elle a une teinte grisâtre et un aspect différent des sciures ordinaires qui sont généralement plus épaisses, plus courtes, et plus sèches :
sa saveur extrêmement amère fournira une indication précieuse qu'il s'agira
de compléter par l'observation microscopique et l'application des réactifs
microchimiques que j'ai indiqués plus haut.

Quant à la poudre de noix vomique qui est d'une amertume excessive,
quand elle existera en notable proportion, il sera facile de la caractériser
chimiquement par la recherche de la strychnine et de la brucine ; mais
parfois il peut arriver que la proportion qui reste comme élément de détermination soit trop minime pour se prêter à des opérations chimiques. Dans
tous les cas il sera toujours nécessaire chaque fois que l'on se trouvera en
présence d'une poudre végétale de compléter son examen chimique par la
comparaison des caractères anatomiques.

Les éléments qui devront fixer particulièrement l'attention de l'expert
par la détermination de la poudre de noix vomique sont les suivants :

1° *Présence dans cette poudre d'une quantité considérable de filaments droits ou flexueux, provenant de la partie cannelée des poils qui
sont si confluents à la surface de la noix vomique. Ces éléments très
nombreux sont tantôt simples, tantôt bifurqués ou encore agglomérés et
tressés : parfois même on retrouve dans la préparation l'extrémité supérieure et effilée de ces poils, telle qu'elle se présente dans les poils entiers.*

2° *Présence d'éléments caractéristiques représentant la partie basilaire ou renflée des poils. Ils ont des apparences tout à fait différentes selon la façon dont ils se projettent et selon qu'ils sont entiers ou brisés. Brisés transversalement, ils ont tout à fait l'apparence de cellules scléreuses ; ils ont des contours sinueux, des parois épaisses, canaliculées ou striées, et une cavité assez large ; vus de profil ils sont renflés à la base, présentent des stries ou fentes obliques et sont légèrement rétrécis à leur sommet où l'on distingue le point de départ des filaments qui constituent le poil. Parfois ces éléments sont colorés en brun par suite de l'adhérence qu'ils ont conservée avec la couche brune sous-jacente qui les sépare de l'albumen.*

3° *Des débris de l'albumen qui se présentent aussi de façons très différentes selon le sens dans lequel on les observe et la région qui les a fournis. Ceux qui proviennent des couches périphériques sont généralement formés de cellules isodiamétriques munies de parois peu épaisses : ceux qui proviennent des couches centrales de l'albumen sont toujours allongés et munis de parois très épaisses. Ces éléments renferment dans leur cavité un protoplasma huileux, de l'aleurone, et un contenu granuleux dont on peut constater la nature au moyen des divers réactifs microchimiques mentionnés plus haut.*

Dans cette poudre on trouvera aussi quelques éléments colorés en brun offrant une structure difficile à apprécier : ces éléments représentent des débris de la couche colorée qui est interposée entre l'enveloppe velue et l'albumen de la noix vomique. A cause de l'incertitude de leurs caractères et de leur apparence assez vague, ces éléments n'ont qu'une importance secondaire.

ÉCORCE DE VOMIQUIER

L'Écorce de vomiquier est fournie par le *Strychnos Nux vomica* L., plante de la famille des Loganiacées.

Si les annales criminelles ne relatent pas de tentatives d'empoisonnements opérées avec cette écorce, celle-ci a du moins à son actif plusieurs empoisonnements mortels survenus par suite de sa substitution à diverses écorces officinales. C'est ainsi qu'une série d'accidents retentissants s'est produite par la substitution de cette écorce à l'Angusture vraie *Galipea officinalis* Blanc) employée comme tonique : c'est de là que lui vient le nom de *fausse angusture* sous lequel cette écorce est le plus généralement connue. D'après M. Mitlacher[1], en 1875 un nouvel empoisonnement s'est produit par suite de la substitution de cette écorce à l'écorce de racine de Grenadier.

Tant que le maniement de ce produit est resté localisé dans les pharmacies ou les drogueries, son emploi se trouvait contrôlé par le registre des substances vénéneuses, mais depuis que son usage s'est propagé

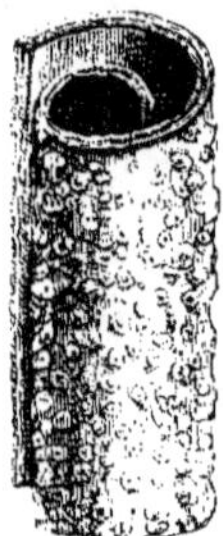

Fig. 91. — Écorce d'Angusture fausse.

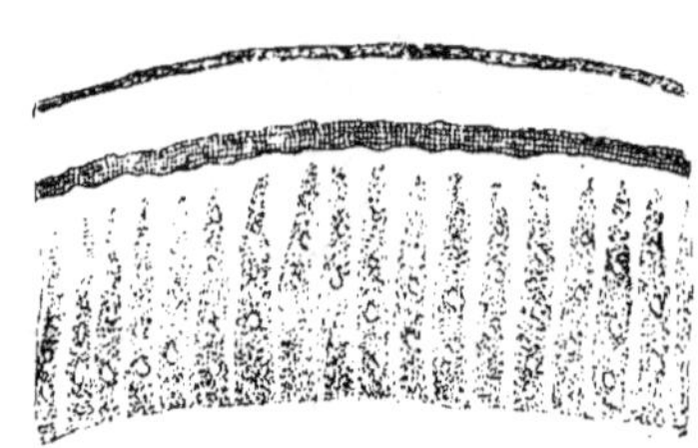

Fig. 92. — Écorce d'Angusture fausse. Coupe transversale.

dans la distillerie où on l'utilise pour la préparation de liqueurs apéritives désignées sous le nom d'*Angostora bitter* ou *bitter à l'Angusture*, elle se trouve plus à la portée du public et peut être utilisée dans une intention criminelle ou devenir l'objet de méprises graves : c'est pourquoi nous avons cru utile de relater les caractères permettant de la déterminer rigoureusement.

Description. — Cette écorce se présente en fragments irréguliers, aplatis ou plus ordinairement incurvés, de dimensions assez variables, épais de 5 à 6 millimètres, à bords coupés carrément. La surface extérieure est assez variable : quelquefois elle est gris jaunâtre, marquée de petites verrues blanchâtres ou bien elle est couverte d'une substance très épaisse, fongueuse, d'une couleur rouge orangé, due à un développement extraordinaire de la couche subéreuse. La face interne, d'une couleur gris sale, parfois noirâtre, est finement striée. La cassure est nette, surtout dans les couches internes. La section, de même que la cassure transversale, présente à une faible distance de la périphérie une ligne blanchâtre continue qui sépare cette écorce en deux couches d'inégale épaisseur, l'une interne de couleur grise finement striée, l'autre externe, d'une teinte plus pâle. L'écorce a une saveur extrêmement amère, aromatique et piquante : elle n'a pas d'odeur.

[1] *Loco citato,* p. 130.

Structure microscopique. — Cette écorce examinée au microscope présente de dehors en dedans (fig. 93) :

Un suber très épais constitué dans sa partie externe par des cellules polyédriques, irrégulières, disposées en files radiales et dans sa partie interne par plusieurs rangées de cellules tabulaires aplaties, régulièrement superposées :

Un parenchyme cortical formé de cellules allongées tangentiellement, à parois minces et disposées en files radiales ; beaucoup de ces cellules renferment des cristaux prismatiques ou octaédriques d'oxalate de chaux ; dans l'épaisseur de cette zone, on observe quelques cellules scléreuses à parois fort épaisses et canaliculées, tantôt isolées, tantôt réunies en groupes peu volumineux :

Une très large zone pierreuse, à bords très irréguliers, formée de cinq à neuf rangées de cellules scléreuses à parois fort épaisses, radiées et à lumen très rétréci. Cette zone, qui est continue, partage le parenchyme cortical en deux zones inégales, dont l'intérieure ne présente pas la même régularité que la zone extérieure : la première de ces deux couches est caractérisée en outre par son extrême richesse en cristaux prismatiques d'oxalate de chaux :

Un liber très développé formé de cellules plus petites et irrégulières, parfois disposées en files radiales. Ce liber dépourvu de fibres lignifiées est caractérisé par la présence d'une multitude de cellules scléreuses réunies en groupes très irréguliers, allongés radialement et de cristaux prismatiques qui paraissent localisés dans les cellules qui bordent immédiatement les rayons médullaires. Ceux-ci qui sont parfois assez sinueux, s'élargissent notablement en se rapprochant de la périphérie et divisent le liber en faisceaux cunéiformes.

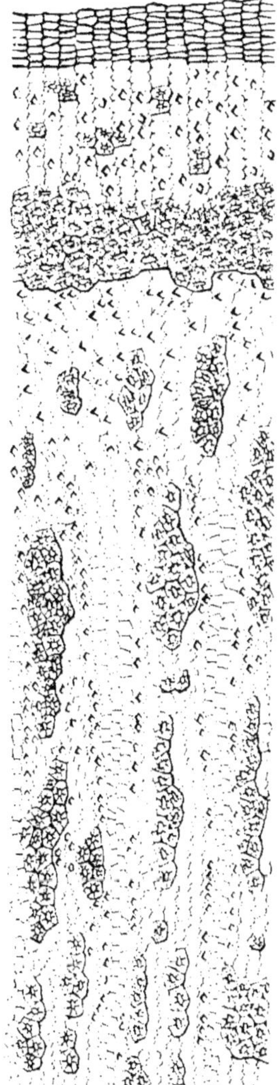

Fig. 93. — Section transversale de l'Écorce d'Angusture fausse.

Réactions microchimiques. — En touchant avec une goutte d'acide nitrique une section transversale de l'écorce de vomiquier, celle-ci prend

dans sa couche interne une teinte rouge de sang et dans sa partie subéreuse ocracée une teinte vert noirâtre ; ce caractère complété par la
comparaison des caractères anatomiques permet de distinguer l'écorce de
Vomiquier des autres écorces auxquelles elle pourrait avoir été substituée
par mégarde.

Si les fragments d'écorce mis à la disposition de l'expert sont assez
volumineux, il devra se préoccuper surtout de rechercher dans ces fragments s'il n'y en pas quelques-uns qui *soient recouverts d'un suber de teinte
ocracée* : c'est là un caractère extérieur de première importance pour la
détermination de cette écorce ; en l'absence de ce caractère, il devra procéder à une section transversale après avoir ramolli l'écorce dans un
mélange de glycérine et d'alcool. La section sera caractérisée : *par la
présence d'une ligne scléreuse continue, très épaisse, qui divisera le parenchyme cortical en deux zones inégales : par la présence de cristaux prismatiques et l'abondance de groupes scléreux dans le liber.*

Si les fragments sont pulvérulents ou si l'on se trouve en présence d'une
poudre fine, il faudra surtout attacher de l'importance à *l'existence de
nombreuses cellules assez régulièrement superposées en files radiales et
contenant des cristaux prismatiques d'oxalate de chaux. L'abondance
de cellules scléreuses, leur forme, leur dimension fourniront un caractère
qui servira avec l'extrême amertume des éléments observés à fixer l'opinion de l'expert.*

A plusieurs reprises, les missionnaires revenant de Chine ou du Tonkin
ont rapporté avec eux et versé dans le commerce des quantités plus ou
moins considérables d'une autre écorce de Strychnée à laquelle on attri-
buait à tort la propriété de guérir la rage. Les expériences entreprises à
l'École d'Alfort à plusieurs reprises ont démontré que cette réputation n'était
nullement fondée. Cette écorce désignée sous le nom d'écorce de Hoang-Nan
présente dans son apparence extérieure quelques-uns des caractères de
l'écorce de Vomiquier et notamment la teinte ocracée qu'on retrouve dans
beaucoup d'écorces de Strychnées. L'analogie qui se présente dans les
caractères extérieurs de ces écorces : se reproduit leur structure anatomique : on observe dans l'écorce de Hoang-Nan la présence de la zone
scléreuse continue et de nombreux cristaux prismatiques ; elle se distingue
toutefois de l'écorce de Vomiquier par l'absence de groupes scléreux dans
le liber.

SCROPHULARINÉES

DIGITALE

La Digitale pourprée (*Digitalis purpurea* L., encore appelée *Doigtier,
Gant de Notre-Dame, Gantelée, Doigt de la Vierge* est une plante bisan-
nuelle ou vivace, qui croît dans presque tous les terrains siliceux de l'Europe.

Toutes les parties de la plante sont vénéneuses. Bien qu'elles ne soient
pas employées en thérapeutique, les graines parais-
sent être plus toxiques que les autres organes. La
proportion de principe actif contenu dans les feuilles
varie notablement selon leur provenance et selon
qu'elles ont été récoltées sur des plantes cultivées
ou croissant spontanément.

La Digitale a occasionné un grand nombre
d'empoisonnements et il est bien probable qu'en
raison même de la profusion avec laquelle cette
plante est répandue et de la facilité avec laquelle
on peut se la procurer, elle a dû être utilisée à
plusieurs reprises par les criminels. Les intoxications mentionnées dans la littérature médicale ont
eu pour causes : l'absorption d'infusions de feuilles
de digitale, de granules de digitaline, de teinture
de digitale administrées à des doses trop fortes; la
substitution des feuilles de Digitale à celles d'autres
plantes ; l'emploi du suc de digitale absorbé pour
provoquer l'avortement ; on a utilisé à plusieurs reprises aussi la digitaline
dans des cas de suicide ou d'homicide.

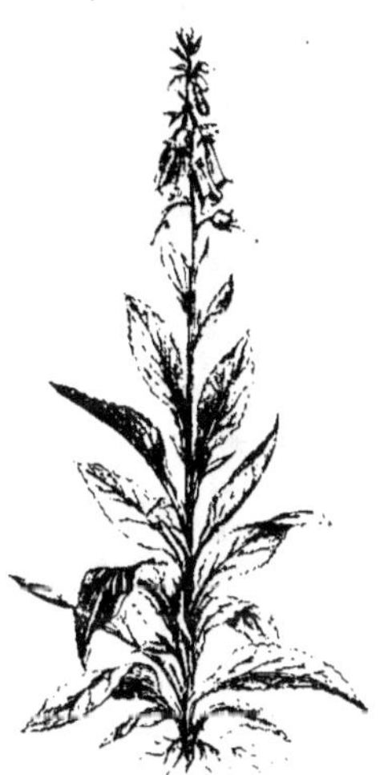

Fig. 94.
Digitale pourprée.

Description. — Les feuilles inférieures de la Digitale, rassemblées en
rosettes, sont ovales, brusquement atténuées à leur base de façon à simu-
ler un pétiole ailé sur les bords ; elles mesurent 20 à 40 centimètres de

longueur sur 6 à 10 de largeur. Les feuilles caulinaires sont alternes, de plus en plus petites, ovales ou ovales oblongues, subaiguës à leur base, d'abord munies d'un pétiole court ailé, puis sessiles au sommet de la tige. Leur limbe est grossièrement crénelé ou crénelé denté, et quelquefois faiblement ondulé ; la face supérieure est verte dans les feuilles adultes, plus pâle dans les petites, bombée et proéminente entre les nervures qui sont marquées en creux, presque glabres ou recouvertes d'une pubescence molle ; la face inférieure, beaucoup plus pâle et très pubescente est parcourue par un réseau de nervures très proéminentes et blanchâtres.

Les feuilles de Digitale ont une saveur amère, très âcre, qui peut les faire reconnaître ; leur odeur, quand elles sont fraîches, est désagréablement herbacée : sèches, elles ont un parfum assez agréable qui rappelle celui du thé.

Structure microscopique. — L'épiderme lisse est garni sur ses deux faces de stomates, de poils tecteurs et de poils glanduleux. Les stomates sont entourés par trois ou quatre cellules n'offrant rien de régulier dans leur disposition ; les poils tecteurs sont longs, coniques, unisériés, composés de trois à cinq cellules munies de parois minces et légèrement tuberculeuses ; beaucoup des cellules qui constituent ces poils sont étranglées dans leur partie médiane. Les poils glanduleux affectent plusieurs formes ; ils sont tantôt formés d'une glande ovale bicellulaire supportée par un pédicelle très court, tantôt constitués par une glande unicellulaire supportée par un pédicelle long, pluricellulaire et unisérié. Le mésophylle est hétérogène,

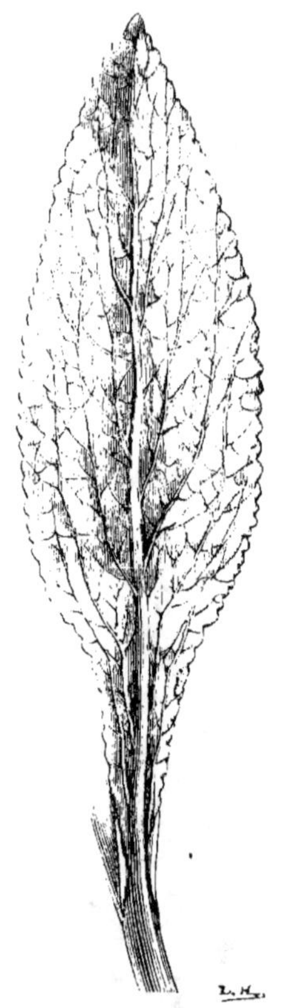

Fig. 95. — Feuille de Digitale pourprée.

asymétrique, dépourvu de cristaux. La nervure médiane est biconvexe, garnie aussi de poils tecteurs et capités. Le système libéro-ligneux est représenté par un ou trois cordons ligneux arqués recouverts par un liber et un péricycle mous. Le tissu fondamental qui entoure les faisceaux libéro-ligneux ne contient ni glandes internes, ni cristaux.

Composition chimique. — La Digitale doit ses propriétés physiologiques à plusieurs glucosides qui sont la *digitaline cristallisée* correspon-

dant à la *digitoxine* des Allemands, la *digitonine* qui est une saponine et
la *digitaléine*.

Recherche toxicologique. — Dans un cas d'empoisonnement par la
Digitale les experts devront s'attacher à retrouver sur les débris végétaux

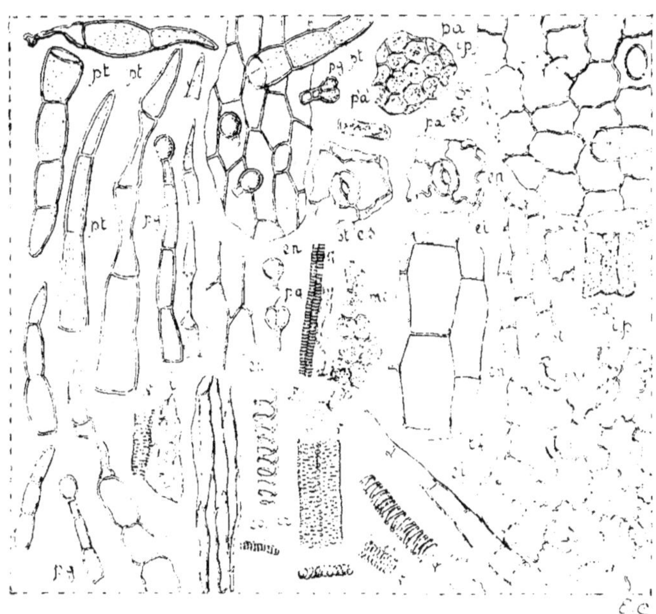

Fig. 96. — Poudre de feuilles de Digitale.

co, collenchyme. — ei, épiderme inférieur. — en, épiderme néural. — es, épiderme supérieur. — ip, point
d'insertion des poils. — l, liber. — me, mésophylle. — pet, pré, cellules en palissade, vues de face et de profil. — pg, poils glanduleux. — pt, poils tecteurs. — F, tissu fondamental. — tr, trachées. — v, vaisseaux.

constituant les pièces à conviction et sur ceux qui auront été recueillis
dans l'estomac les caractères suivants :

*Épiderme lisse garni sur ses deux faces de stomates, de poils tecteurs
et de poils glanduleux. Les cellules qui constituent ces poils sont très
souvent complètement aplaties ou étranglées en leur milieu. Le mésophylle est dépourvu de cristaux : le système libéro-ligneux ne contient
pas de fibres mécaniques.*

OLANÉES

BELLADONE

La Belladone (*Atropa Belladona* L.) est une plante qui croit spontanément dans le centre et le sud de l'Europe, l'Asie moyenne et occidentale ;
elle se plait dans les clairières des bois et au milieu des décombres.

Le nom d'*Atropa*, (ατροπος, cruel) qui a été donné à cette plante révèle
suffisamment ses propriétés toxiques, qui se retrouvent, à un degré

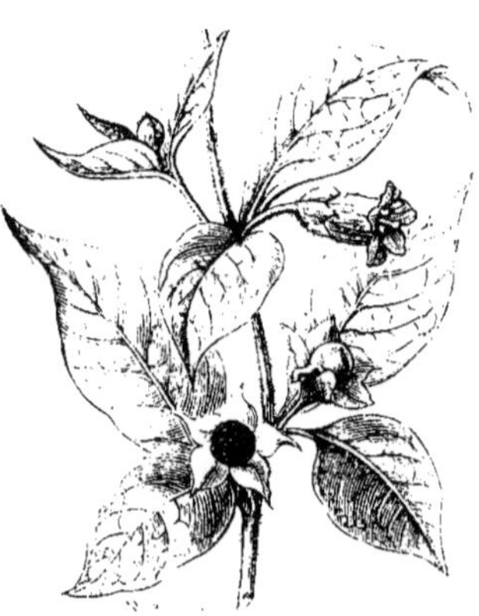

Fig. 97. — Belladone.

inégal, dans tous ses organes. Tandis que
les baies sont, contrairement à ce qu'on
pourrait croire, les parties les moins actives,
les racines sont celles qui sont douées des
propriétés les plus énergiques ; la tige, les
feuilles et les fleurs occupent une position
intermédiaire. On estime que les racines
sont généralement cinq fois plus actives
que les baies ; mais cette donnée n'a toutefois rien d'absolu, car dans la Belladone,
comme dans beaucoup d'autres plantes
vénéneuses, il se produit des variations
saisonnières. C'est ainsi que la racine est
plus toxique un peu avant qu'après la floraison.

La Belladone ne perd aucune de ses propriétés par la dessiccation.

L'action physiologique de cette plante varie notablement selon les
espèces et avec les sujets de la même espèce, aussi est-elle une des
plantes qui ont été le plus fréquemment employées pour observer le degré
et l'inégalité de réceptivité des plantes toxiques. L'homme parait être
un des êtres les plus sensibles à l'action du poison de la Belladone. La
racine qui produit chez lui une action des plus énergiques parait presque
inoffensive pour les moutons et les lapins ; les baies de Belladone qui

ont provoqué de si nombreux empoisonnements sont absorbées avec avidité par les merles.

Aussi l'homme est-il, plus que les autres êtres, exposé à s'empoisonner par la Belladone, en raison de sa sensibilité particulière à l'action de l'atropine. On a signalé maints accidents produits chez les enfants, qui, séduits par la couleur noire des baies de Belladone, les avaient prises et absorbées en guise de cerises. A plusieurs reprises, des adultes dans l'ignorance où ils se trouvaient des qualités de ces fruits, en ont subi les graves effets. Deux faits probants sous ce rapport sont racontés par ROQUES et GAULTHIER DE CLAUBRY. Dans le premier cas, on a vu une jeune paysanne cueillir les baies de Belladone qu'elle avait prises pour les baies de Myrtille *Vaccinium myrtillus*), les vendre pour ces dernières et empoisonner toutes les personnes qui lui achetèrent sa marchandise. Dans le second cas, 160 soldats qui avaient trouvé des baies de Belladone dans leur campement, les mangèrent sans se douter des graves inconvénients qui devaient en résulter pour eux.

Plusieurs empoisonnements ont été aussi causés : par l'ingestion de baies de Nerprun mélangées de baies de Belladone[1] ; par la racine de Belladone substituée par méprise à d'autres médicaments ; par des préparations calmantes à la Belladone[2] ; par des doses thérapeutiques trop fortes. Rarement la Belladone a été utilisée pour les suicides et plus rarement encore pour les homicides, mais son alcaloïde, *l'atropine*, est parmi les poisons végétaux, un de ceux qui ont causé le plus grand nombre d'empoisonnements, puisqu'on n'en signale pas moins de 180 cas environ depuis 1850, dans la littérature médicale.

Trois ou quatre baies de Belladone suffisent pour déterminer des phénomènes d'intoxication, mais on a vu la guérison survenir chez les enfants après l'ingestion de 13 et même de 30 baies et chez les adultes après 50 baies. L'infusion de feuilles à la dose de 1ᵍʳ,20 en deux lavements et à 0,40 centigrammes a donné lieu à des empoisonnements. La décoction de racine à la dose de 5 grammes en lavements provoqua la mort

BAIES DE BELLADONE

Les *baies de Belladone* (fig. 98) qui sont adhérentes à un calice gamosépale à 5 dents triangulaires sont globuleuses, un peu aplaties, marquées d'un sillon peu profond, qui indique la position de la cloison qui les sépare en deux loges ; à maturité elles atteignent la grosseur d'une merise, en

---

[1] KRAMER. *Vierteljahresch. f. gen. Med.*, 1886. Bd. XLIV. p. 1.
[2] GRATTAU. *Lancet*. 1881, nᵒ 11.

présentent la consistance, l'éclat et la couleur violet noirâtre ; elles sont remplies d'une pulpe rouge violacé. Les semences attachées à la cloison pariétale sont très petites, légèrement chagrinées, formées d'un tégument qui recouvre un endosperme huileux dans lequel se trouve un embryon recourbé.

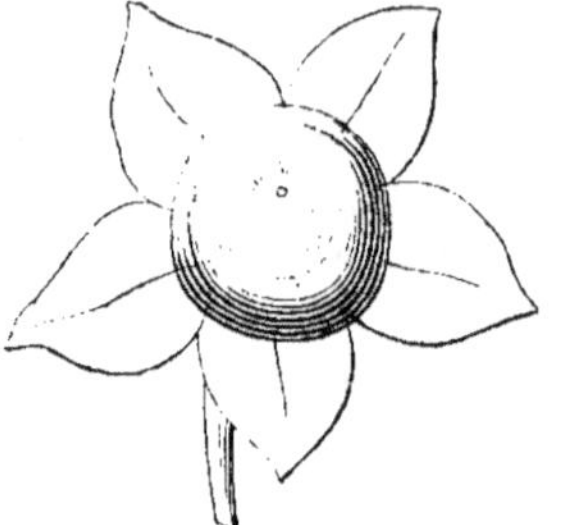

Fig. 98. — Baie de Belladone.

Structure anatomique. — Le péricarpe est formé d'une assise de cellules polygonales remplies d'un pigment rouge violet : ces cellules sont munies de parois droites, finement ponctuées ; le mésocarpe est un tissu très lâche de cellules contenant soit des cristaux pulvérulents, soit un pigment violet rougeâtre : les graines sont recouvertes par un tégument séminal comprenant trois enveloppes : une enve-

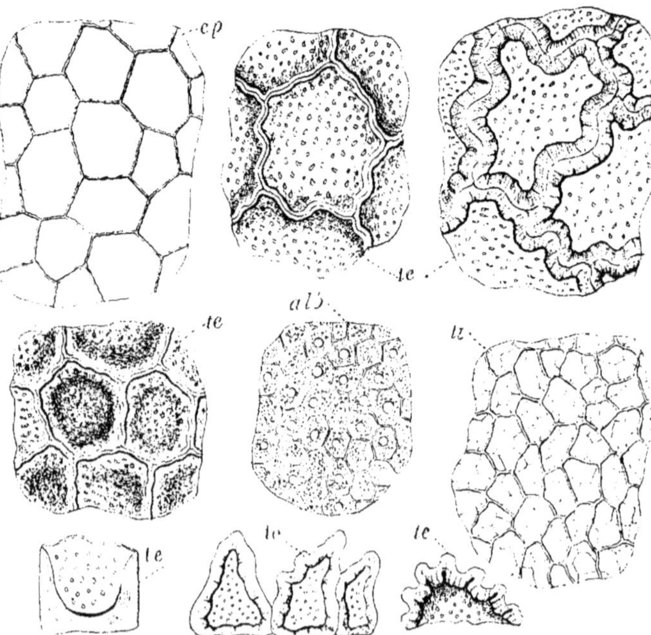

Fig. 99. — Éléments anatomiques de la baie de belladone.

alb, albumen. — ep, épicarpe. — te, te, enveloppe externe du tégument séminal, vue de face et de profil. ti, enveloppe interne.

loppe externe composée d'une assise de cellules cubiques dont la paroi externe reste mince tandis que les parois interne et latérales sont considé-

rablement épaissies : la cavité de ces cellules est disposée en forme d'U.
Vues de face, elles ont des contours très variables et des parois plus ou
moins épaisses selon qu'on les observe sur leur face interne ou sur leur
face externe : leurs contours sont plus ou moins sinueux, leur cavité contient beaucoup de granulations pigmentaires brunes ; l'enveloppe moyenne,
presque entièrement oblitérée, forme une couche membraniforme. L'assise
interne légèrement colorée en brun est formée d'une seule rangée de cellules polygonales, à parois droites, lisses et peu épaisses. L'albumen est
formé d'un tissu de cellules polygonales contenant de l'huile fixe et des
grains d'aleurone.

FEUILLES

Description. — Les feuilles de Belladone sont entières, pétiolées,
molles, herbacées : leur limbe est penniverve, ovale aigu ou acuminé,

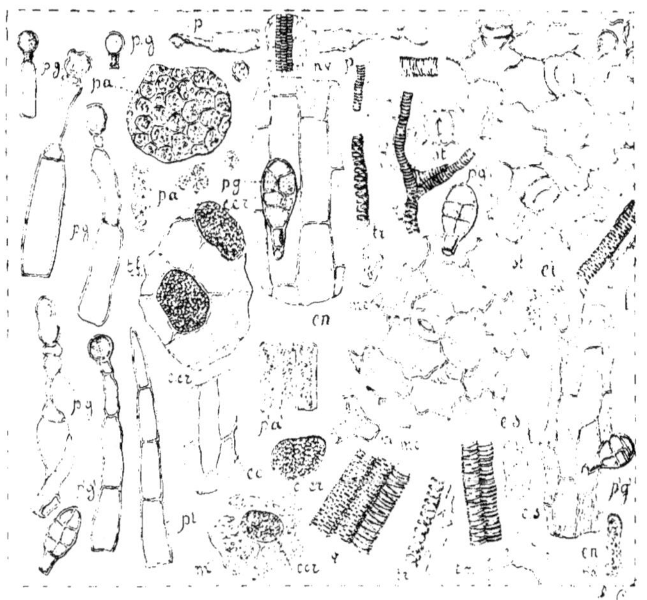

Fig. 100. — Poudre de feuilles de Belladone.

*cer, cellules cristalligènes. — co, collenchyme. — ei, épiderme inférieur. — en, épiderme moyen. — es,
épiderme supérieur. — me, cellules du mésophylle. — pa, p'a', cellules en palissade, vues de face et de profil.
— pg, poils glanduleux. — pt, poils tecteurs. — tf, tissu fondamental. — tr, trachées. — v, vaisseaux.*

atténué inférieurement des deux côtés sur le sommet du pétiole. De la nervure médiane qui est assez large et aplatie à sa base partent des nervures

secondaires obliques, légèrement arquées et finement pubescentes, reliées entre elles par des veines anastomosées en réseau irrégulier. A l'état frais, elles exhalent, quand on les froisse, une odeur âcre et désagréable qui s'atténue considérablement ou disparaît par la dessiccation. A l'état sec, elles sont minces et friables : elles ont une teinte vert brunâtre sur leur face supérieure et une teinte grisâtre sur leur face inférieure. Leur saveur est amère et désagréable.

Structure anatomique. — L'épiderme est formé de cellules *sinueuses*, recouvertes par une cuticule *striée*. Il est garni sur ses deux faces de stomates, de poils tecteurs et de poils glanduleux. Les poils tecteurs sont pluricellulaires, coniques ; des poils glanduleux, les uns sont petits et formés d'une petite glande unicellulaire, arrondie : les autres, gros, sont composés d'une glande ovale pluricellulaire, divisée par des cloisons horizontales et verticales. Le mésophylle est hétérogène, asymétrique, constitué dans sa partie supérieure par une rangée de cellules en palissade et dans sa partie inférieure par un tissu de cellules rameuses dans lequel on observe des cellules arrondies qui renferment des cristaux pulvérulents ou quelques rares cristaux disposés en mâcles. La nervure médiane est fortement aplatie. Le tissu fondamental contient aussi des cristaux pulvérulents : le système libéro-ligneux est représenté par un large cordon ligneux à peu près droit, qui est recouvert sur ses deux faces par un liber et un péricycle mous.

RACINES

La *racine de Belladone* qu'on trouve dans le commerce de la droguerie est représentée par des fragments très variables dans leur apparence extérieure, qui n'ont rien de typique et proviennent de la souche et des racines. Ces fragments sont parfois longs et ramifiés, parfois ils sont débités en petits tronçons cylindriques ou anguleux, provenant de sections longitudinales de la souche et des racines.

La souche, accompagnée de ses racines, peut atteindre 2 à 4 centimètres de diamètre et 10 à 20 centimètres de longueur: les ramifications qui naissent presque à la base ont un diamètre qui varie entre 3 et 8 millimètres. La surface extérieure est constituée par un suber rugueux, d'un brun pâle, parfois jaunâtre, marquée de stries ou de crêtes longitudinales, plus ou moins saillantes, de quelques rides transversales et de cicatrices plus ou moins larges laissées par la section des racines. La cassure varie notablement selon l'âge et la nature des fragments examinés. La section transversale offre des caractères plus nets ; sur celle de la souche, on observe une écorce plus ou moins épaisse et grisâtre, marbrée de brun, dont l'épaisseur atteint le tiers ou le cinquième du rayon total : une zone ligneuse blanche, striée radialement et disposée en couches concentriques autour d'une moelle bien apparente. La section des racines est toute différente : sous l'écorce grise, on observe une zone ligneuse dépourvue de moelle et dans laquelle on n'observe plus de couches concentriques ni de stries radiales, mais simplement des marbrures représentant les faisceaux fibro-vasculaires disséminés dans toute l'épaisseur du bois.

Quand on brise les fragments du rhizome ou de la racine de Belladone, il s'en échappe une poussière fine d'amidon et de cristaux pulvérulents d'oxalate de chaux.

La racine de Belladone a une

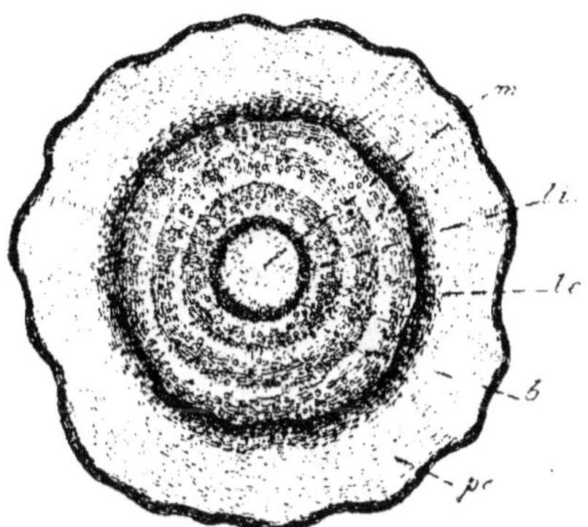
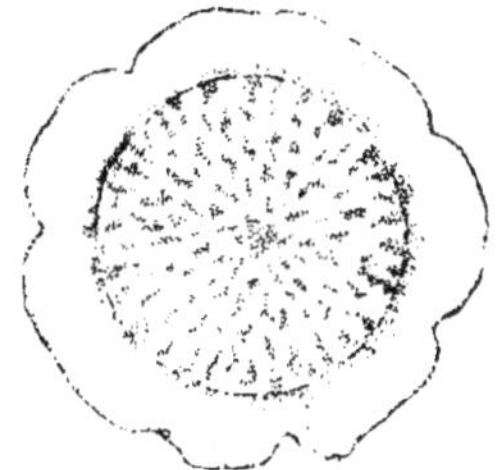

Fig. 101. — Souche de Belladone.

Fig. 102. — Racine de Belladone.

saveur terreuse qui a quelque analogie avec celle de la racine de réglisse : sa saveur est douceâtre, faiblement mucilagineuse.

Structure anatomique RHIZOME (fig. 103). — Sous le suber qui est assez épais, on observe le parenchyme cortical dont les cellules contiennent de l'amidon en grains simples et un sable cristallin noirâtre ; le liber strié radialement n'offre pas de fibres lignifiées. La zone ligneuse, disposée en anneau autour de la moelle, est constituée par un parenchyme incomplètement lignifié, représentant le bois secondaire qui est traversé par de nombreux vaisseaux groupés et sillonné par d'étroits rayons médullaires. Cet anneau ligneux est recouvert intérieurement par un liber péri-médullaire qui entoure une moelle peu épaisse contenant de l'amidon et des cristaux pulvérulents.

RACINE (fig. 104). — La racine se distingue nettement par l'absence de moelle et par la structure du bois qui, au lieu d'être disposé en couches concentriques, est représenté par de nombreux faisceaux fibro-vasculaires bien distincts, disséminés dans le parenchyme ligneux qui est sillonné par des rayons médullaires plus larges. Le centre des racines est occupé par un groupe de vaisseaux spiralés représentant le bois primaire.

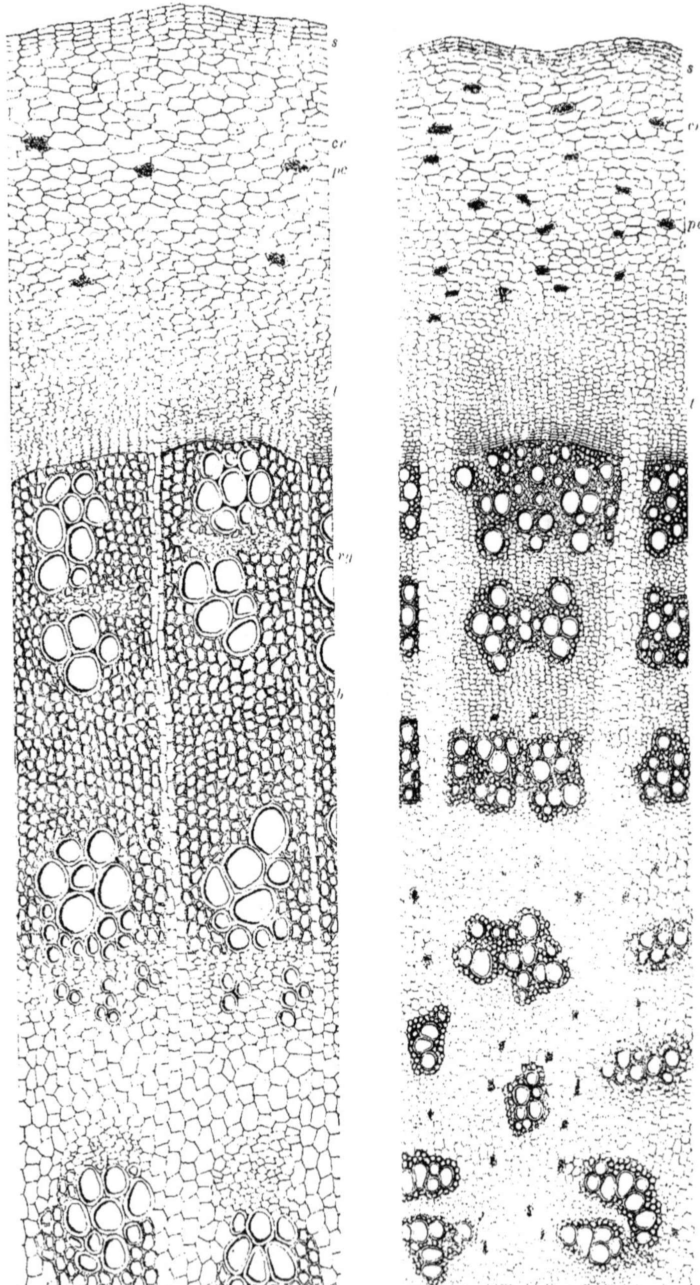

Fig. 103-104. — Racine de Belladone.

Branche principale.   Branche latérale

Recherche toxicologique. — Les particularités anatomiques qui devront être invoquées pour la recherche toxicologique de la Belladone varient nécessairement avec la nature des organes qui auront provoqué l'empoisonnement.

S'il s'agit de BAIES DE BELLADONE, leur présence devra être *décelée par les débris de l'épicarpe violet qui les recouvre. Les débris examinés au*

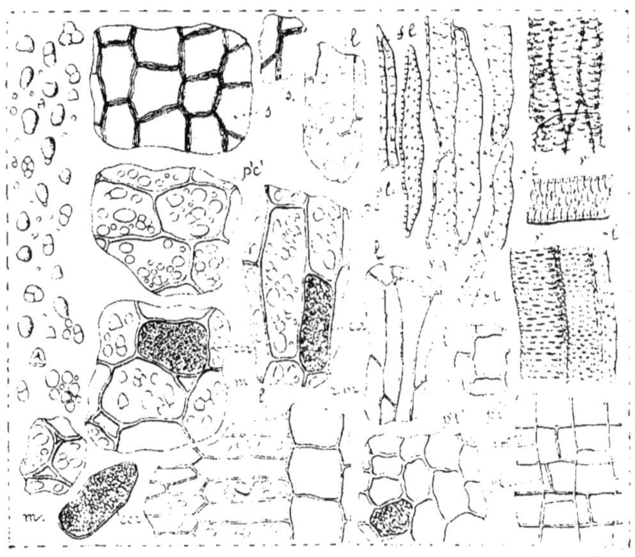

Fig. 105. — Poudre de racine de Belladone.

a, amidou. — *cec*, cellules cristalligènes. — *fl*, fibres ligneuses. — *l*, liber ou en long. — *m*, moelle. — *pc*, parenchyme cortical en long. — *pc'*, le même, vu en travers. — *pl*, *pl'*, parenchyme ligneux. — *rm*, rayons médullaires. — *vp*, vaisseaux ponctués. — *vg*, vaisseaux grillagés.

microscope devront se présenter sous forme de cellules polygonales, variables dans leur dimension, munies de parois minces à peu près droites. Ces éléments colorés par un pigment violet seront toujours accompagnés de graines entières ou dissociées qui seront caractérisées par la forme et les dimensions variables des cellules qui constituent l'enveloppe scléreuse ou externe du tégument séminal.

Les FEUILLES DE BELLADONE *seront caractérisées : par la présence, la forme de leurs poils tecteurs et glanduleux : par l'apparence striée de leurs cellules épidermiques sinueuses : par la présence de nombreuses cellules cristalligènes renfermant un sable cristallin ou de rares cristaux étoilés.*

La RACINE *et le* RHIZOME DE BELLADONE *seront caractérisés par la pré-*

sence, la forme et les dimensions des grains d'amidon contenus dans leurs parenchymes et par la présence de cristaux pulvérulents, disséminés au milieu de débris subéreux et de débris de parenchyme plus ou moins lignifié.

STRAMOINE

La Stramoine (*Datura stramonium* L.) vulgairement appelée *Pomme épineuse*, *Herbe aux sorciers*, *Herbe magique*, est une plante originaire de l'Amérique, qui croît communément en France. La résistance que ses graines opposent aux agents de destruction ordinaires est vraisemblablement une des causes de la dissémination de cette plante d'origine exotique qu'on rencontre maintenant dans toutes les parties du monde, surtout dans les décombres et les lieux incultes.

Toutes les parties de cette plante possèdent des propriétés toxiques qui ne sont atténuées ni par la cuisson ni par la dessiccation.

La Stramoine a occasionné un grand nombre d'empoisonnements qui ont eu pour cause : la substitution de ses semences à celles du pavot ou de la nigelle : l'ingestion de ces graines légèrement sucrées par des enfants, qui jouaient avec les capsules épineuses de cette plante : la substitution de ses racines à celles du panais : l'ingestion de tourteaux provenant du pressurage des graines. A quelques reprises, cette plante a été utilisée en cas de suicides : plus souvent on s'en est servi, surtout en Sibérie, pour préparer un remède populaire appelé *Dur*, employé par les femmes pour empoisonner leurs maris. Des criminels s'en servent communément dans l'Inde, au Bengale et à Bombay, pour empoisonner les voyageurs qu'ils ont l'intention de détrousser. On cite aussi des cas d'intoxication produits par l'emploi thérapeutique d'infusions de feuilles ou de cigarettes de Datura.

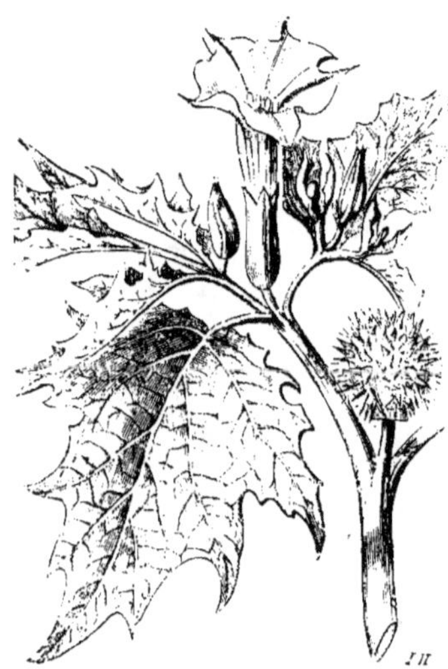

Fig. 106. — *Datura Stramonium.*

Il suffit de vingt semences de Datura pour déterminer des empoisonnements graves.

FEUILLES

Description. — Les feuilles de Datura mesurent en moyenne 12 à 15 centimètres de longueur et 7 à 8 centimètres de largeur ; elles sont longuement pétiolées. Leur limbe sinueux denté est ovale aigu ; inégalement arrondi ou

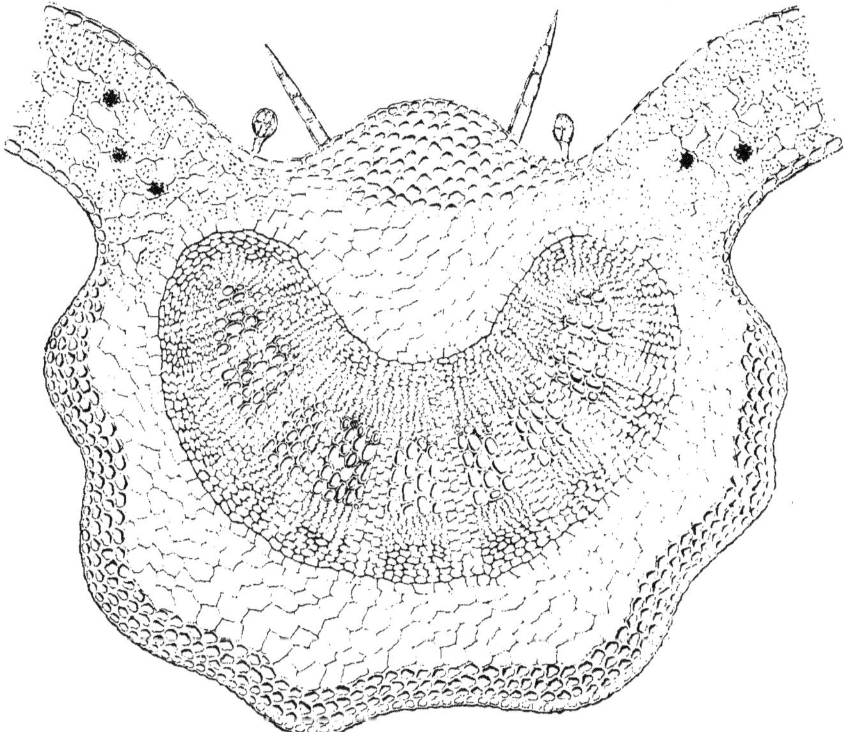

Fig. 107. — Nervure médiane de la feuille de *Datura Stramonium*.
Section transversale.

subaigu à sa base qui est insymétrique, aigu ou courtement acuminé au sommet, de même que les lobes marginaux qui sont inégalement incisés-dentés. Il est d'un vert sombre en dessus et plus pâle et terne en dessous, velu dans le jeune âge et glabre à la maturité. La nervation est pennée : les nervures secondaires qui se dirigent vers les dentelures du bord sont alternes, concaves en dessus, saillantes en dessous. A l'état frais, ces feuilles sont fermes et succulentes et exhalent une odeur fétide, désagréable qui s'atténue par la dessiccation; elles ont une saveur amère, âcre et désagréable.

Structure microscopique. — L'épiderme recouvert par une cuticule lisse porte sur ses deux faces des stomates, des poils tecteurs et des poils glanduleux. Les stomates n'offrent aucune disposition particulière : les

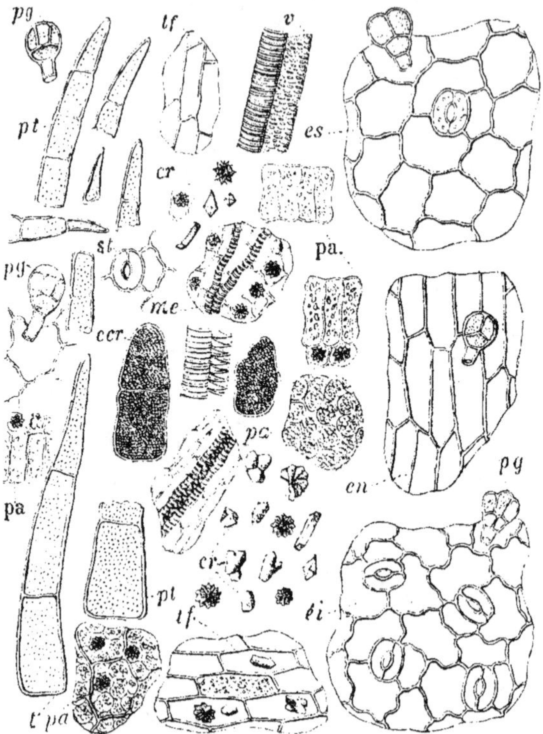

Fig. 108. — Poudre de feuilles de *Datura Stramonium*.

ccr, cellule cristalligène. — *cr*, cristaux. — *ti*, épiderme inférieur. — *en*, épiderme neural. — *es*, épiderme supérieur. — *me*, mésophylle. — *pa*, cellules en palissade, vues de face. — pa, les mêmes, vues de profil. — *pg*, poils glanduleux. — *pt*, poils tecteurs. — *st*, stomates. — *tf*, tissu fondamental.

poils tecteurs sont pluricellulaires, coniques, très longs, munis de parois peu épaisses et tuberculeuses. Les poils glanduleux sont courts et formés d'une grosse glande pluricellulaire en forme de cône tronqué. Le mésophylle est hétérogène asymétrique, dépourvu de glandes internes, très riche en cristaux qui sont généralement disposés en forme d'étoiles ou d'oursins : on y observe aussi de larges cellules renfermant des cristaux pulvérulents d'oxalate de chaux. La nervure médiane est concave en dessus, fortement convexe en dessous. Sous l'épiderme, existe un massif de collenchyme qui recouvre le tissu fondamental. Celui-ci est très riche en cristaux étoilés et en cristaux pulvérulents : il entoure complètement le système libéro-ligneux représenté par un cordon fortement arqué qui est recouvert entièrement par un liber et un péricycle mous.

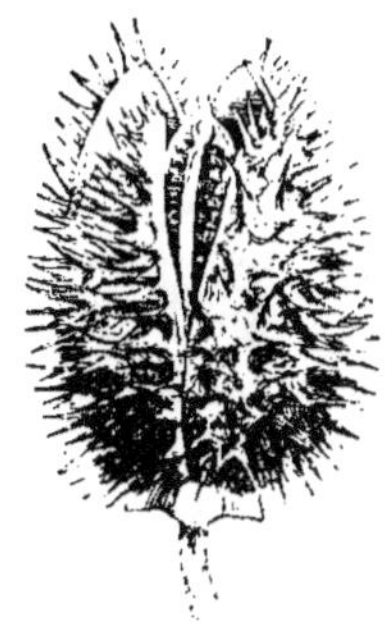

Fig. 109. — Fruit de Stramoine.

GRAINES

Description. — Les graines de Stramoine sont réniformes, aplaties sur une de leurs faces ; elles mesurent 2 à 3 millimètres de longueur ; elles sont noirâtres à la surface, marquées de fines ponctuations et marquées d'un réseau peu saillant. Sur le bord droit, se trouve un hile de couleur claire et de chaque côté de cette cicatrice, sur chacune des faces, on observe une callosité lisse. Le tégument séminal recouvre un albumen blanc huileux dans lequel se trouve un embryon, placé parallèlement aux deux faces, recourbé. Ces graines ont une saveur huileuse, âcre et nauséeuse.

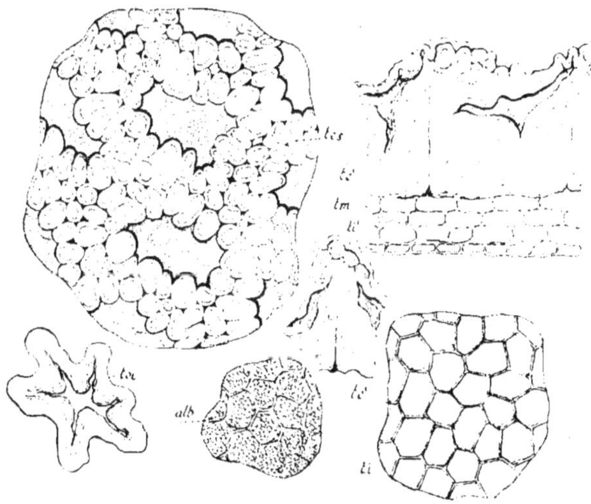

Fig. 110. — Poudre de graine de Stramoine.

alb, albumen. — *tes*, couche externe du tégument séminal, vue sur sa face externe. — *tei*, la même vue sur sa face interne. — *te*, la même, vue de profil. — *ti*, couche interne, vue de face.

Structure anatomique. — La graine de Datura est recouverte par un tégument composé de trois couches superposées ; une couche externe com-

posée d'une rangée de cellules fortement colorées et allongées radialement, dont les parois latérales et internes sont très épaisses tandis que la
paroi externe plus mince est garnie de protubérances caractéristiques.
Vues de face, ces cellules varient considérablement selon le plan sous lequel
on les examine. Vues sur leur face inférieure, elles sont sinueuses,
munies de parois très épaisses, diversement lignifiées, entourant une cavité
assez réduite. Vues sur leur face supérieure, elles présentent une cavité
plus sinueuse entourée par une ou deux séries de petites cellules ovales,
rectangulaires ou arrondies, représentant la projection des protubérances.
La seconde couche est formée de trois à quatre rangées de cellules ovoïdes
présentant des aréoles ovales ou arrondies très apparentes ; la couche
interne est formée d'une assise de cellules légèrement colorées en jaune
brun, et qui, vues de face, sont polygonales, munies de parois faiblement
épaissies et droites. L'albumen est un tissu de cellules polyédriques contenant de l'aleurone, de l'huile fixe et les principes actifs de la graine.

Composition chimique. — Les feuilles de Stramoine contiennent de
l'*hyoscyamine* qui y existe dans la proportion de 0,3 p. 100.

Les semences sont plus riches en alcaloïdes : elles en contiennent environ 0,4 p. 100 représentés par l'hyoscyamine, un peu d'hyoscine et d'atropine.

Recherche toxicologique. — En cas d'empoisonnement par la Stramoine, les caractères à invoquer pour la détermination du poison seront :

Pour les feuilles : *La présence et la forme conique des poils tecteurs
qui sont coniques, pluricellulaires, tuberculeux et des poils glanduleux
qui sont formés d'une glande pluricellulaire élargie à son sommet et
supportée par un pédicelle court : la présence simultanée de cristaux
étoilés et de cellules contenant des cristaux pulvérulents.*

Pour les graines : *La forme sinueuse et profondément dentelée des
cellules qui constituent l'enveloppe externe du tégument séminal ainsi
que la présence d'un albumen huileux constituent des caractères de première importance pour leur détermination.*

TABAC

Le Tabac *Nicotiana Tabacum* L. est une plante originaire d'Amérique
dont la culture s'est propagée aujourd'hui sur tous les points du globe.

Cette plante est douée de propriétés toxiques, mais sa toxicité varie beaucoup suivant l'âge de la plante, le climat et la nature du sol. Contrairement à ce que nous avons vu pour les trois Solanées précédemment décrites, toutes les parties du Tabac ne sont pas vénéneuses. C'est ainsi que les graines ne contiennent pas le principe toxique ou Nicotine qu'on trouve principalement dans les feuilles. Le développement et la formation de cet alcaloïde dans le Tabac ont été l'objet de travaux très intéressants de la part de M. Schlessing.

Indépendamment de l'intoxication chronique qu'on attribue à l'usage et à l'abus du Tabac, cette plante a déterminé de nombreux empoisonnements qui ont eu pour causes : l'emploi par les gens du peuple de boissons au jus de Tabac faites dans le but de se débarrasser de parasites ; le dépôt, par une plaisanterie stupide, de Tabac à priser dans le verre des personnes attablées ; la déglutition involontaire de Tabac à chiquer ; l'emploi thérapeutique d'infusions de Tabac prises en lavements ou de décoctions appliquées en compresses contre la gale et de Tabac en poudre contre la teigne.

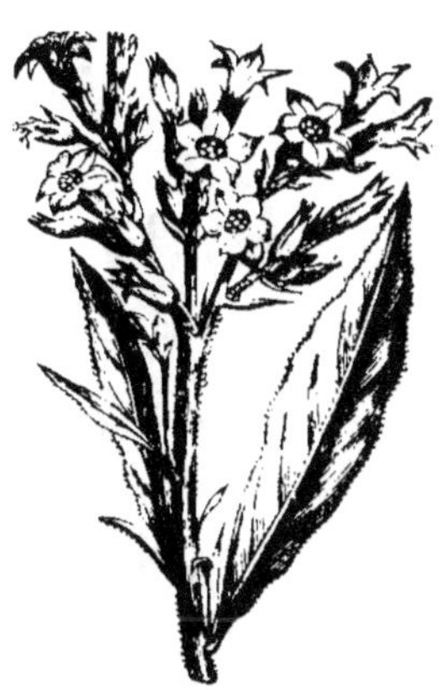

Fig. 111.
Nicotiana tabacum.

Description. — Les feuilles fraîches de Tabac sont ovales, aiguës ou lancéolées ; elles mesurent de 40 à 60 centimètres de longueur sur 25 à 50 centimètres de largeur. Le limbe est entier et porte sur ses deux faces, mais surtout sur la face supérieure de nombreux poils glanduleux qui le rendent visqueux au toucher. La nervure médiane, fortement élargie à la base, donne naissance à des nervures secondaires velues qui se recourbent en arc vers le sommet de la feuille.

Par la dessiccation, ces feuilles perdent leur couleur verte et prennent une teinte jaune brun ; en même temps elles perdent une partie de leur odeur nauséeuse ; elles ont une saveur amère et âcre.

Structure anatomique. — L'épiderme recouvert par une cuticule mince et striée, est formé de cellules sinueuses; il est garni sur ses deux faces de poils tecteurs et de poils glanduleux. Les poils tecteurs sont pluricellulaires, coniques, munis de parois minces et lisses ; les poils glanduleux sont généralement longs, pluricellulaires et couronnés à leur sommet par une glande sécrétrice qui varie beaucoup dans sa forme et ses dimensions. Cette glande est tantôt petite, unicellulaire, arrondie ou légèrement ovale, tantôt allongée et formée de deux à trois cellules superposées ; tantôt très grosse, ovoïde, et formée de plusieurs assises de cellules juxtaposées et superposées. Le mésophylle est hétérogène, asymétrique ; il contient des cristaux pulvérulents d'oxalate de chaux. La nervure médiane, concave sur la face supérieure, présente dans son ensemble la structure qui caractérise celle des autres feuilles de Solanées : la forme de cristaux qui domine est la forme pulvérulente.

Composition chimique. — Le Tabac doit ses propriétés toxiques à la présence de la *Nicotine*, de l'acide *Nicotianique*, de la *Nicotianine* ; la pro-

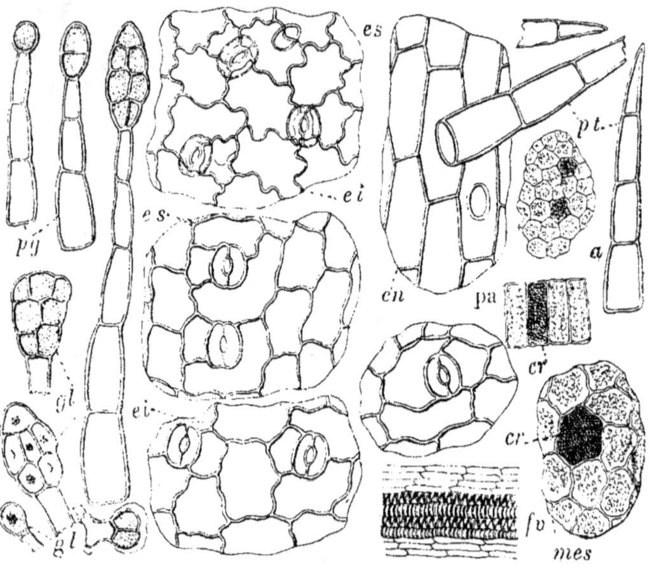

Fig. 112. — Poudre de feuille de Tabac.

a, cellules en palissade vues de face. — *cr*, cristaux pulvérulents. — *ei*, épiderme inférieur. — *en*, épiderme neural. — *es*, épiderme supérieur. — *fv*, faisceau fibro-vasculaire. — *gl*, glandes externes. — *mes*, mésophylle. — *pa*, cellules en palissade, vues de profil. — *pq*, poils glanduleux. — *pt*, poils tecteurs.

portion de ces divers principes varie, comme je l'ai dit, dans des proportions considérables avec l'âge de la plante, et le climat sous lequel elle a végété.

Recherche toxicologique. — En cas d'empoisonnement ou de tentative d'empoisonnement par la feuille de Tabac, l'expert devra spécialement s'attacher à constater les caractères suivants sur les débris végétaux qui seront mis à sa disposition.

Présence de stomates, de poils tecteurs et de poils glanduleux sur les deux faces de la feuille. Les poils tecteurs toujours pluricellulaires sont le plus souvent coniques ; parfois, mais assez rarement, ils sont ramifiés. Les poils glanduleux sont très variables : généralement assez longs, ils sont couronnés par une petite glande ovale ou par une grosse glande dispo-sée en massue et divisée par des cloisons verticales et horizontales. La forme des cristaux qui domine est le sable pulvérulent.

Pour toutes les feuilles de Solanées, il faudra tenir compte aussi de la disposition bicollatérale des faisceaux fibro-vasculaires qui constituent les organes de soutien des nervures et de la disposition des stomates qui sont toujours entourés par trois ou quatre cellules qui n'ont rien de régulier dans leur forme ou dans leur direction.

Tous ces caractères devront être également invoqués, quand il s'agira de déterminer les falsifications si nombreuses qu'on fait subir au *Tabac à priser.*

JUSQUIAME

La Jusquiame officinale *Hyoscyamus niger* L. est très répandue dans toute l'Europe, sauf dans sa partie la plus septentrionale : elle croit dans les décombres et autour des habitations.

Cette plante, visqueuse dans toutes ses parties, a une odeur désagréable et nauséeuse, qu'on per-çoit plus facilement en écrasant entre les mains une de ses feuilles. Cette odeur est occasionnée par la rupture des grosses glandes sécrétrices qui existent en si grande quantité à la surface des deux épidermes et qui sont remplies d'un principe vireux.

Comme la Belladone et le Datura, cette plante est douée de propriétés toxiques qui se retrouvent dans ses divers organes et ne sont détruites ni par la dessiccation, ni par la coction.

La Jusquiame a déterminé de nombreux empoi-sonnements qui ont été causés : par homicides ; par confusion avec les racines de panais, de chico-

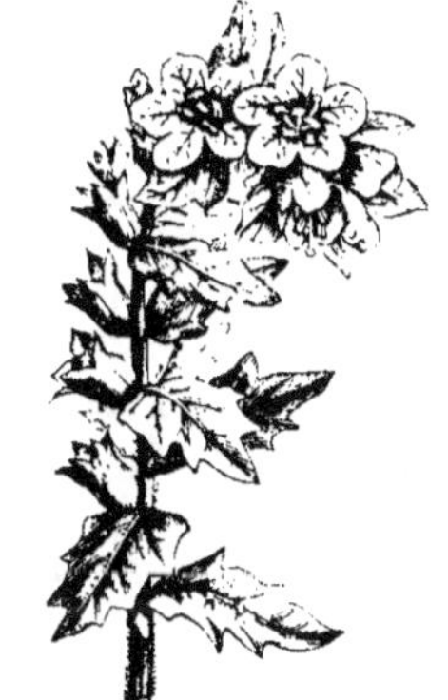

Fig. 115. — Jusquiame officinale.

rée, d'endive ; imprudence et ignorance d'enfants qui avaient mangé ses feuilles, ses jeunes pousses ou ses semences, ainsi que par des préparations médicinales formulées ou utilisées à doses trop élevées.

FEUILLES

Description. — A l'état frais, les feuilles de Jusquiame sont molles, visqueuses, d'un vert glauque et couvertes de poils blancs et mous. Celles

de la base sont pétiolées : celles de la tige sont amplexicaules et mesurent
de 15 à 20 centimètres de longueur et 6 à 7 centimètres de largeur. Leur
limbe sessile est ovale, triangulaire, à grandes divisions triangulaires
inégales, molles et plus ou moins ondulées. La nervure médiane est fortement
élargie à la base ; les nervures secondaires peu nombreuses, inégalement
espacées, sont comme celles-ci pâles et blanchâtres, irrégulièrement ramifiées
quelquefois dès leur base. A l'état sec, les feuilles ont une teinte vert grisâtre

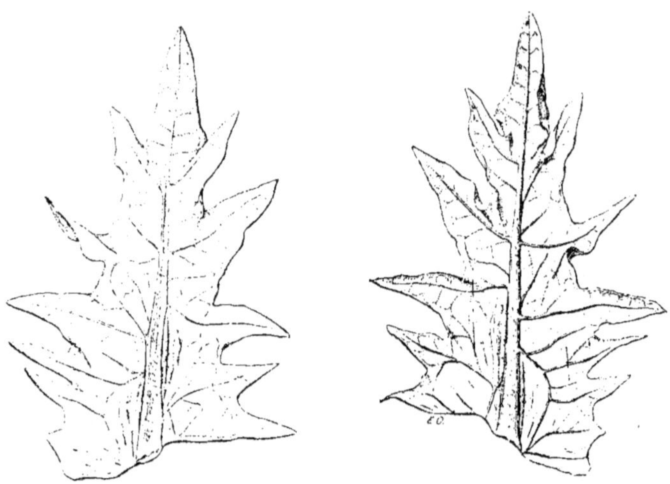

Fig. 114-115. — Feuilles de Jusquiame.
Face inférieure.   Face supérieure.

sur leurs deux faces et sont fortement ridées et chiffonnées ; elles se recon-
naissent toujours à la présence du duvet qui les recouvre. Souvent elles
sont accompagnées de fleurs ou de fruits : ceux-ci se présentent sous forme de
capsules dures, résistantes, biloculaires, fermées par un couvercle elliptique
qui se détache à la maturité.

Structure anatomique. — L'épiderme est formé de cellules sinueuses
recouvertes par une cuticule lisse : il est garni sur ses deux faces de stomates, de poils tecteurs et de poils glanduleux. Les poils tecteurs sont
pluricellulaires, coniques. Les poils glanduleux sont généralement assez
longs et pluricellulaires, couronnés à leur sommet par une petite glande
bicellulaire ou unicellulaire qui laisse exsuder une matière vireuse et visqueuse, ou par une grosse glande pluricellulaire, elliptique : parfois ces
poils sont très courts et composés d'un pédicule court soutenant une grosse
glande en forme de massue. Le mésophylle est hétérogène, asymétrique, *lacuneux*, dépourvu de glandes internes, mais très riche en cristaux qui sont géné-

ralement simples et prismatiques, disposés en croix ; quelques-uns cependant sont agglomérés en forme d'étoiles ou d'oursins. Sous l'épiderme qui est très velu existe une assise de tissu collenchymateux, puis le tissu fonda-

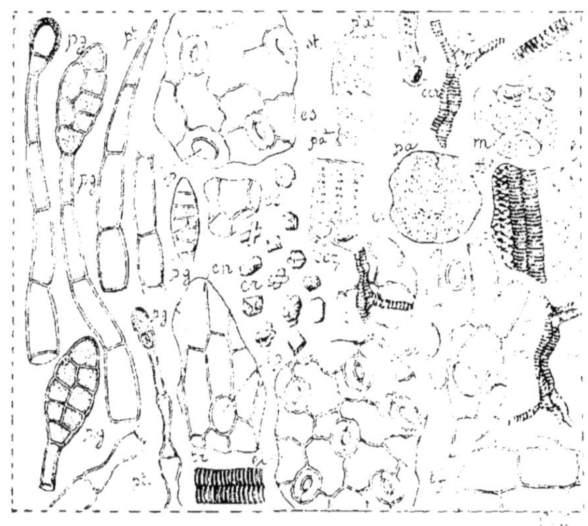

Fig. 116. — Poudre de feuilles de Jusquiame.

cer, cellules cristallifères. — *cr*, cristaux. — *ei*, épiderme intérieur. — *en*, épiderme neural. — *es*, épiderme supérieur. — *ffv*, faisceau libro-vasculaire des nervures. — *ip*, insertion des poils. — *l*, liber. — *ms*, mesophylle. — *pa*, *pa'*, cellules en palissade, vues de face et de profil. — *pg*, poils glanduleux. — *pt*, poils tecteurs. — *tf*, tissu fondamental. — *tr*, trachées.

mental qui est très riche en cristaux prismatiques : le système libéro-ligneux est représenté par un cordon ligneux arqué, recouvert intérieurement et extérieurement par un liber et un péricycle mous.

SEMENCES

Description. — Les SEMENCES DE JUSQUIAME mesurent 1 à 1^{mm},5 de longueur ; elles sont sensiblement ovoïdes ou réniformes, un peu aplaties, rugueuses ou chagrinées à leur surface qui est d'un gris jaune brunâtre ou d'un gris cendré. Sous le tégument séminal qui est peu épais existe l'albumen qui entoure un embryon recourbé en forme de 9. Ces graines ont une saveur huileuse désagréable et amère.

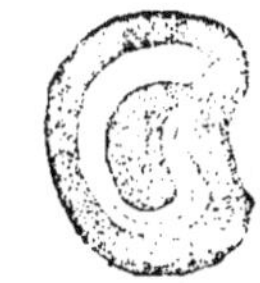 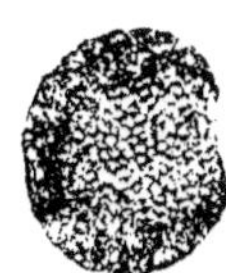

Fig. 117-118. — Semence de Jusquiame.
Coupée longitudinalement.   Entière.

Structure microscopique. — Le tégument séminal se compose de trois enveloppes : l'une externe, formée d'une assise de cellules cubiques dont les parois internes et latérales sont très fortement épaissies ; la cavité de ces cellules est disposée en forme d'U ou de cuvette : : vues de face,

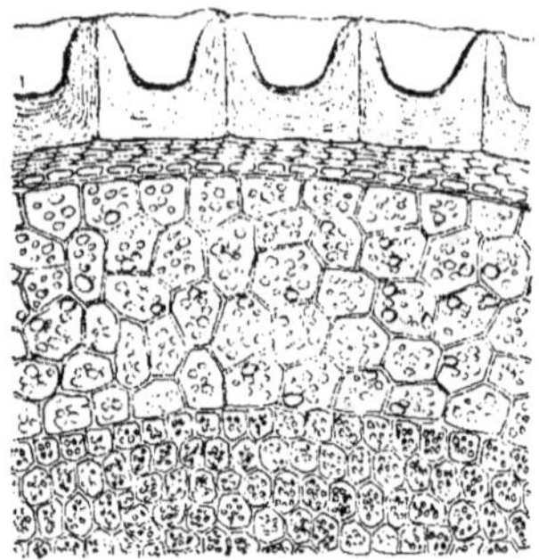

Fig. 119. — Semence de Jusquiame.
Section transversale.

ces cellules ont des contours sinueux, des parois très épaisses et colorées en brun ; leur cavité a un contour sinueux aussi et paraît fortement ombrée sur ses bords ; l'enveloppe moyenne est complètement oblitérée et réduite à une couche membraniforme ; l'enveloppe interne est formée d'une seule assise de cellules polygonales et légèrement ondulées dont les parois sont légèrement colorées en jaune brun. L'albumen est formé d'un tissu de cellules polygonales renfermant de l'aleurone, de l'huile fixe et les principes actifs de la graine (hyoscyanine et hyoscine) qui y existent dans la proportion de 0,06 p. 100.

Recherches toxicologiques. — Les particularités essentielles que l'on devra invoquer dans le cas d'empoisonnement par la Jusquiame seront :

Pour les feuilles. — *La présence et la forme des poils glanduleux : la disposition toute spéciale des grosses glandes ovales à 3 ou 4 étages : la présence simultanée de petits poils uni ou bicellulaires : la forme prédominante des cristaux qui est celle de prismes généralement simples, parfois superposés en croix.*

Pour les semences. — *La dimension relativement considérable, la forme sinueuse, la coloration brune des cellules qui constituent l'enveloppe scléreuse du tégument séminal et qui sont munies de parois très épaisses. Quelques-unes de ces cellules, vues de profil, se distingueront à leur forme cubique, à leur cavité disposée en forme d'U et à l'épaisseur considérable de leurs parois interne et latérales.*

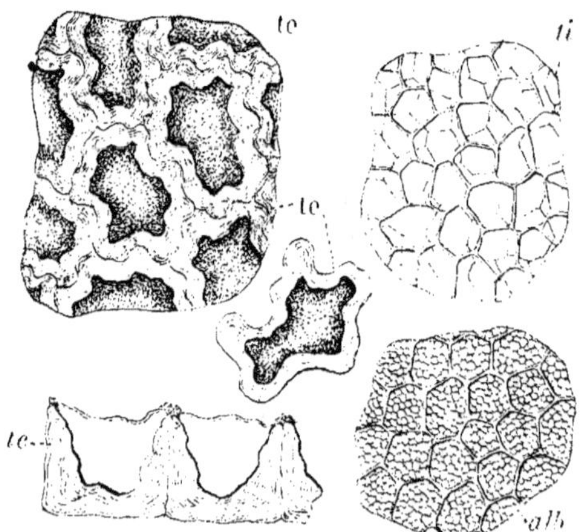

Fig. 120. — Poudre de graines de Jusquiame.
alb, albumen. — *te*, enveloppe externe du tégument séminal, vue de profil. — *te*, la même, vue de face. — *ti*, enveloppe interne.

MYRISTICÉES

NOIX MUSCADE

La Noix muscade est la graine du *Myristica fragrans* Houttuyn
(*M. moschata* Thunb.), qui croît à l'état sauvage dans les Moluques, les
iles Banda et dont la culture a été propagée à l'ile de France, à l'ile Bour-
bon, dans le Bengale et à Sumatra.

Cette graine, utilisée surtout comme épice, à dose modérée, est loin
d'être inoffensive quand on l'absorbe à dose un peu élevée. On trouve
signalés dans la littérature médicale environ
trente empoisonnements occasionnés par la Muscade et qui ont eu généralement pour cause : des
tentatives d'avortement criminel : parfois un
emploi thérapeutique des graines à dose exagérée ou leur absorption dans des philtres. D'après
Lewin, dans la majorité des cas, il a suffi d'une
seule graine pour occasionner un empoisonnement.

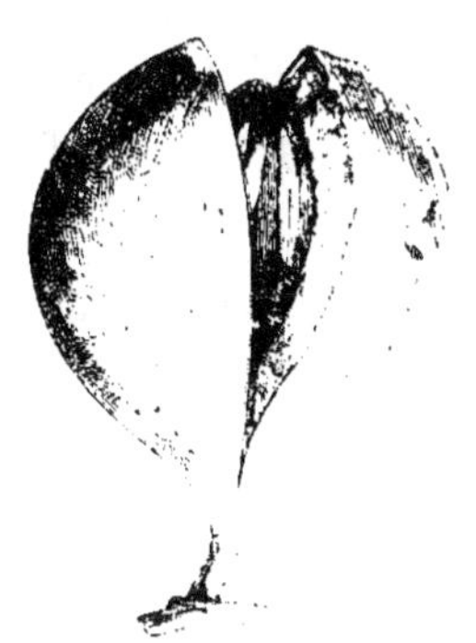

Fig. 121.
Fruit de Muscadier

Description. — La Noix muscade est ovoïde
ou presque globuleuse et mesure 20 à 25 milli
mètres de longueur sur 15 à 18 millimètres de
largeur. Sa surface extérieure est d'une couleur
gris rougeâtre et marquée de nombreux sillons qui sont anastomosés entre
eux et offrent dans le fond une teinte gris blanchâtre. Vers le sommet de
ces graines, on observe une petite fossette circulaire représentant la cha
laze : à son extrémité inférieure se voit le hile et sur une des faces qui est
ordinairement un peu aplatie, on distingue un sillon plus ou moins profond
qui représente le raphé.

Coupée longitudinalement, la Noix muscade présente une masse d'un
gris brunâtre d'apparence cireuse représentant l'albumen et dans laquelle
s'enfoncent profondément de nombreuses lignes brunes plus ou moins

larges et sinueuses tapissées par l'épisperme qui recouvre l'amande. Outre ces espèces de fentes fortement colorées qui lui donnent son apparence *ruminé*, on distingue dans l'albumen des lignes courbes, plus étroites, presque blanchâtres qui lui donnent un aspect marbré. A la base de l'albumen, tout près du hile, on observe l'embryon formé d'une courte radicule et de deux cotylédons évasés en forme de coupe, à bords plissés et lobés.

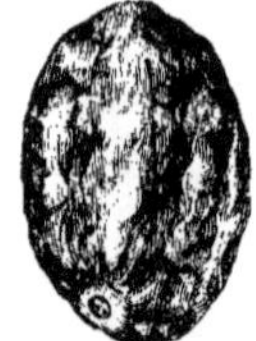

Fig. 122.
Noix muscade.

Structure anatomique. — L'épisperme est formé de deux couches distinctes : l'une extérieure, représentant le périsperme primaire est formée d'un tissu lâche, de cellules irrégulières (*l e*) renfermant des cristaux d'acide myristicique ; l'autre intérieure *l i*, représentant le périsperme secondaire, formée d'un tissu plus dense de cellules aplaties, fortement colorées en brun. Ce tissu est sillonné par des faisceaux fibro-vasculaires et renferme des glandes oléifères. En pénétrant dans l'albumen, l'épisperme conserve sa forme sur les bords des fentes et dans sa partie médiane, mais dans le reste de son étendue, il forme un tissu lâche dans lequel on observe une multitude de glandes oléifères, souvent isolées, mais aussi souvent groupées. L'albumen est un tissu de cellules polyédriques renfermant de l'amidon empâté dans une masse graisseuse et accompagné souvent d'un gros cristalloïde rhomboédrique, de cristaux

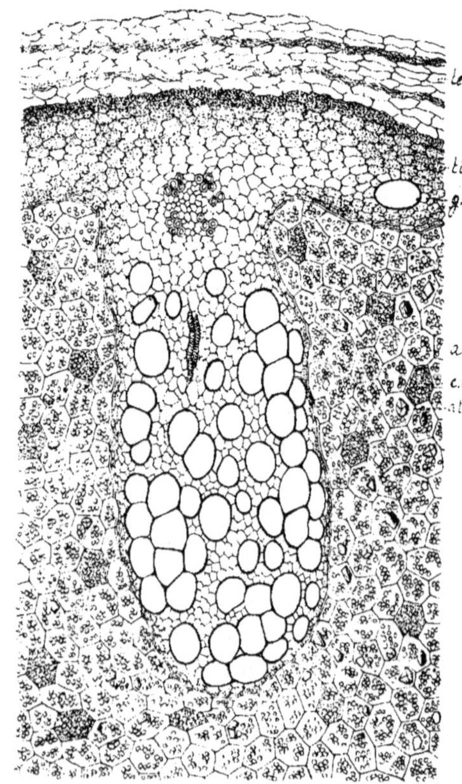

Fig. 123. — Section transversale
de la Noix muscade.

aiguillés et de grains d'aleurone. Dans quelques cellules disséminées l'amidon est dispersé dans une masse oléo-résineuse d'un rouge brun foncé.

Les propriétés physiologiques de la Muscade sont dues à la présence d'une huile éthérée qu'elle contient dans la proportion de 8 à 15 p. 100.

Toxicologie. — En cas d'accident ou d'empoisonnement produit par la Noix muscade, il sera facile de retrouver parmi les débris végétaux mis à la disposition de l'expert ceux qui proviennent de la substance incriminée.

Si les fragments sont un peu volumineux, indépendamment de l'odeur qui s'en dégagera, on pourra s'assurer s'ils présentent la structure ruminée qui caractérise la Noix muscade.

Si les débris sont pulvérulents, on pourra constater sur ceux d'entre eux qui ont une teinte grisâtre, la présence d'amidon empâté dans une masse graisseuse, ou dans une matière oléo-résineuse brune. Les débris fortement colorés en brun seront au contraire caractérisés par l'absence d'amidon, la présence et la forme des glandes oléifères unicellulaires qui sont très rapprochées les unes des autres.

THYMÉLÉACÉES

La famille des Thyméléacées constituée principalement par des arbustes nous intéresse spécialement par le genre *Daphne*. Toutes les espèces de ce genre sont vénéneuses : la médecine utilise trois d'entre elles qui sont indigènes : ce sont les *D. Mezereum* L. ou *Bois-Joli*, le *D. Gnidium* L. ou *Garou* et le *D. Laureola* ou *Laurier des bois*.

Tous les organes de ces plantes sont âcres et toxiques, mais ce sont leurs fruits qui ont occasionné le plus grand nombre d'accidents, car ils sont une tentation pour les enfants qui ont été trop souvent victimes de leur gourmandise. Il suffit, en effet, d'une douzaine de ces fruits pour empoisonner un enfant.

L'espèce la plus tristement intéressante sous ce rapport est le *Daphne Mezereum*. Kobert met à son compte 13 cas d'empoisonnements sur l'homme dont quatre furent mortels. Plusieurs accidents sérieux ont été provoqués par l'usage des fruits de Bois-Joli qui avaient été pris pour combattre l'hydropisie, comme ténifuge ou purgatif ou pour provoquer l'avortement. MM. Hager et Moeller citent plusieurs cas d'empoisonnements provoqués par la substitution frauduleuse de ces fruits au poivre entier ou pulvérisé.

BAIES DE BOIS-JOLI

Le *D. Mezereum* L. connu sous les noms de *Bois-Joli*, *Sain-bois*, *Bois-Gentil*, *Faux Garou* et *Lauréole femelle*, croît dans les bois montueux de presque toute l'Europe et s'étend jusque dans les régions arctiques. On le cultive souvent dans les jardins à cause de la beauté de ses fleurs qui annoncent le retour du printemps; son fruit est une baie ovoïde, d'un beau rouge à la maturité.

Description. — Le fruit de *Daphne Mezereum* est une baie du volume d'un gros grain de poivre, formée d'un péricarpe succulent, très peu épais et d'une semence presque sphérique, mais terminée supérieurement par une pointe courte. Dans le commerce et dans les collections, cette baie se présente tantôt entière, tantôt privée de sa partie succulente. Entière, elle est striée très irrégulièrement et offre une teinte qui varie du gris brun au gris clair. Dans beaucoup de fruits, l'épicarpe et le mésocarpe se sont détachés et ainsi dénudé, le fruit offre un aspect très lisse et une teinte grise uniforme. Les enveloppes de cette baie s'écrasent facilement et mettent à nu une amande jaune qui possède une saveur âcre et brûlante. Cette amande étant, comme toutes les parties du *D. Mezereum*, douée de propriétés vésicantes, on conçoit facilement que son absorption, même à faible dose, ait occasionné des accidents sérieux.

Structure anatomique. — Examinée au microscope, la baie de Bois-Joli présente les particularité suivantes (fig. 126) :

Le péricarpe comprend : un épicarpe muni de stomates et formé d'une rangée de cellules aplaties et recouvertes par une cuticule assez épaisse ; vues de face (fig. 126, *ep*), ces cellules sont polygonales et présentent des parois épaisses et ponctuées ; — le mésocarpe *mes* dépourvu de cellules sclérenchymateuses, et formé de

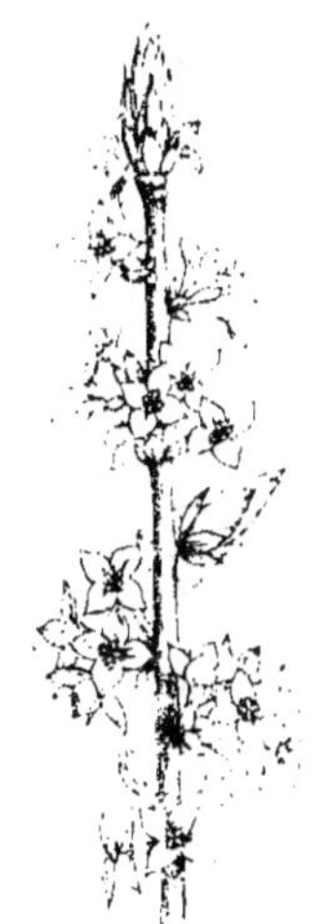

Fig. 126.
Daphne Mezereum.
Rameau.

cellules irrégulières à parois sinueuses ou ondulées : il est traversé par de petits faisceaux fibro-vasculaires ; les cellules qui le constituent renferment une matière huileuse et de la chlorophylle qui est devenue brune dans les fruits desséchés : — l'épiderme interne ou endocarpe *in*, fig. 125 formé d'une assise de cellules rectangulaires, qui vues de face *end*, fig. 126 sont polygonales, munies de parois droites, moins épaisses que dans l'épicarpe et finement ponctuées. — Le tégument séminal comprend : — le testa représenté par une rangée de cellules sclérifiées 4 à 5 fois plus longues que larges *s c* rectangulaires, disposées en forme de palissade, munies de parois fortement épaissies, colorées en brun et finement ponctuées ; vues de face, ces cellules sont polygonales et présentent une cavité circulaire ; — une couche parenchymateuse brune *p c*, formée de plusieurs rangées de cellules fortement aplaties, allongées tangentiellement et munies de parois minces ; — l'enveloppe interne de la graine *i i* formée d'une assise de cellules allongées dans la direction tangentielle ; vue de face, cette enveloppe est très nettement caractérisée par la présence d'épaississements réticulés qui paraissent s'irradier du centre à la périphérie de chaque cellule et lui donnent une apparence toute spéciale. Cette membrane est accompagnée d'une assise de cellules polygonales, allongées parallèlement au grand axe de la graine. Sous le tégument séminal de la graine, on observe encore deux couches de cellules d'apparence inégale qui représentent les restes du nucelle : la couche externe ou assise protéique *t e,* plus apparente que l'autre comprend une assise de cellules contenant de l'aleurone et une matière grasse : l'autre est formée d'une assise de cellules aplaties vides de contenu granuleux. Les cotylédons sont formés de cellules polygonales remplies d'huile fixe et d'aleurone.

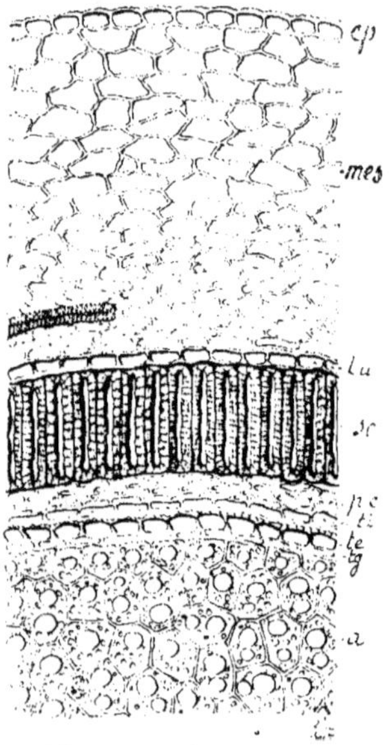

Fig. 125. — Section transversale du fruit de *Daphne Mezereum*.

a, cotylédons. — *cp,* épicarpe. — *mes,* mésocarpe. — *pc,* enveloppe parenchymateuse. — *sc,* enveloppe scléreuse. — *te,* assise protéique. — *li,* enveloppe interne de la graine. — *tu,* endocarpe.

Composition chimique. — Les baies

de Bois-Joli renferment de l'huile fixe, une matière résineuse et un glucoside appelé *Daphnine,* qui par l'hydrolyse donne de la *Daphnétine.* Ce glucoside ne paraît pas être le principe actif de ces graines, qu'on n'a pu isoler jusqu'alors; il en est de même de la substance cristallisée retirée par CASSELMANN des baies de Bois-Joli et désignée sous le nom de *Coccognine.*

Réactions microchimiques. — La

Daphnine se colore en jaune par la solution de potasse et prend une coloration rouge au contact de l'acide nitrique. Ces réactions sont très apparentes sur les matériaux frais et se produisent aussi bien sur l'embryon que sur le péricarpe.

Recherche toxicologique. — Si les baies sont entières, il suffira d'en faire une section transversale pour constater leur identité.

Si elles sont concassées ou réduites en fragments ténus, il faudra dans les fragments suspects séparer l'amande des téguments du fruit et de la graine, car ce sont ces éléments qui peuvent seuls fournir des caractères précis de détermination. Ces éléments offrant une certaine résistance et étant intimement unis les uns aux autres, il faudra les faire bouillir pendant quelques instants dans de l'eau alcalinisée pour arriver à les désagréger et observer plus facilement leur structure. Les caractères qu'il faudra invoquer pour cette détermination, à cause de leur constance et de leur précision sont : *la forme, les ponctuations des cellules de l'épicarpe ; la résistance spéciale, la disposition et la dimension régulières des cellules du testa dont les parois colorées en brun, finement striées.*

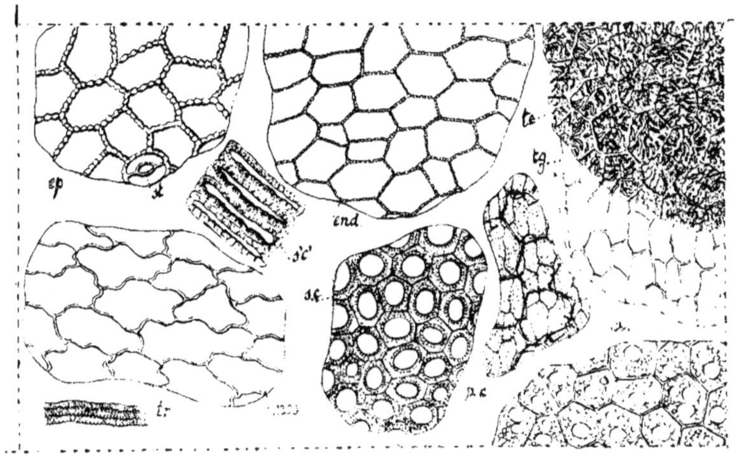

Fig. 126. — Poudre de baies de *Daphne Mezereum.*

a, albumen. — *end,* endocarpe. — *ep,* épicarpe. — *mes,* mésocarpe. — *pr,* enveloppe parenchymateuse. *sc,* cellules scléreuses, vues de face. — *sc',* les mêmes, vues de profil. — *st,* stomate. — *te, enveloppe réticulée de la graine,* accompagnée d'une autre enveloppe très mince et incolore *(g).* — *tr,* trachées.

entourent une cavité toujours assez large, bien définie et ronde et enfin l'apparence toute spéciale de l'enveloppe interne de la graine dont les cellules présentent des épaississements tout à fait caractéristiques.

Ces caractères suffiront pour déterminer l'identité des baies de Garou et les distinguer des graines d'Euphorbiacées ricin, croton, curcas qui sont également recouvertes d'un testa crustacé qui pourrait prêter à la confusion dans des matériaux pulvérulents ou fortement désagrégés.

EUPHORBIACÉES

GRAINE ET TOURTEAU DE RICIN

Les semences de Ricin sont fournies par le *Ricinus communis* L., plante originaire des Indes Orientales, dont la culture a été propagée dans presque toutes les régions tropicales et dans un grand nombre de pays tempérés.

Ces graines sont utilisées pour l'extraction de leur huile fixe, qui constitue un excellent purgatif journellement employé. Le tourteau résultant de la pression des graines a conservé toutes leurs propriétés toxiques ; aussi ces tourteaux occasionnent-ils chaque année des empoisonnements ou des accidents très graves chez les animaux auxquels on les a administrés par imprudence ou par ignorance de leurs propriétés.

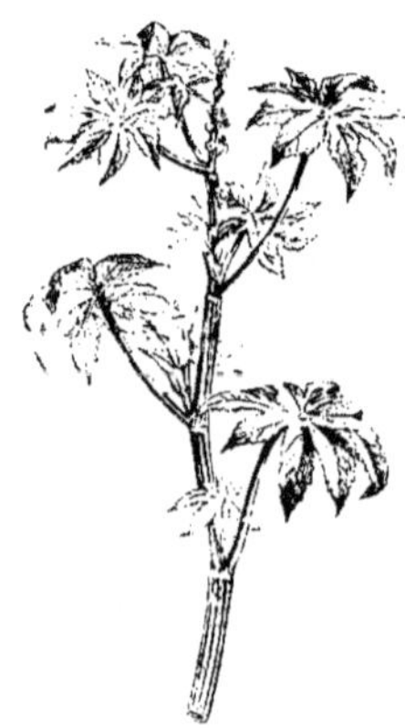

Fig. 127.
Ricinus communis.

Dans l'espèce humaine, on a eu à constater aussi plusieurs accidents chez des personnes qui attribuant à tort aux graines de Ricin, les propriétés évacuantes de leur huile, en ingéraient quelques-unes pour se purger. En 1886, un grand nombre d'ouvriers du chemin de fer ayant mangé des semences de Ricin tombées d'un sac éclaté, furent intoxiqués et quelques uns d'entre eux moururent (Lewin). Des enfants qui avaient confondu ces graines avec des haricots ou des pistaches ont subi les tristes conséquences de leur imprudence (Cevalier) ; parfois des herboristes inconscients ont vendu ces graines à titre de purgatif au lieu de l'huile médicinale (Houzé de l'Aulnoy). Chaque année le tourteau de ricin occasionne la mort d'un grand nombre d'animaux.

Quatre de ces graines peuvent produire des accidents sérieux ; huit peuvent déterminer un état très grave ; une plus forte dose peut entraîner la mort (Pécholier).

Description. — Les graines de Ricin sont ovales, arrondies ou légèrement comprimées sur leur face dorsale, aplaties ou fortement anguleuses sur leur face ventrale ; elles mesurent de 6 à 12 millimètres de long sur 8 millimètres d'épaisseur environ. Elles portent à leur extrémité inférieure une caroncule charnue grisâtre, qui recouvre l'impression peu apparente du hile. De ce hile part un raphé qui longe l'angle mousse de la face ventrale et se termine en un point du tégument indiqué par une petite protubérance. La surface extérieure des graines est lisse, bril-

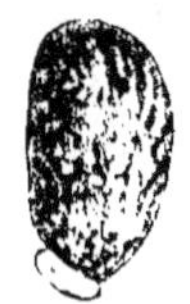
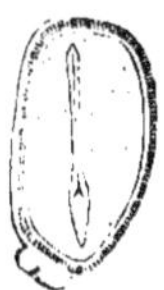

Fig. 128-129. — Graine de ricin entière et coupée longitudinalement.

lante, d'une couleur grise, mouchetée et bigarrée de taches brunes. Cette enveloppe recouvre un endosperme huileux blanc, au milieu duquel se trouve l'embryon. Quand elle est récente, l'amande du Ricin possède une saveur douce, huileuse, accompagnée d'une âcreté peu sensible.

Structure anatomique. — Le tégument séminal se compose de cinq enveloppes bien distinctes :

1° Une enveloppe extérieure *e* formée d'une assise de cellules tabulaires, aplaties, recouvertes par une cuticule garnie de crêtes fines. Vues de face, ces cellules sont polygonales, munies de parois droites ou faiblement ondulées, finement ponctuées. Elles *sont incrustées d'un réseau cellulosique qui leur donne une apparence toute spéciale ;* les unes sont incolores ; d'autres qui sont généralement réunies en îlots plus ou moins larges sont remplies d'une matière colorante brune plus ou moins foncée. *C'est la présence de cette matière qui contribue à donner à l'enveloppe extérieure de la graine de Ricin l'aspect moucheté qui la caractérise.*

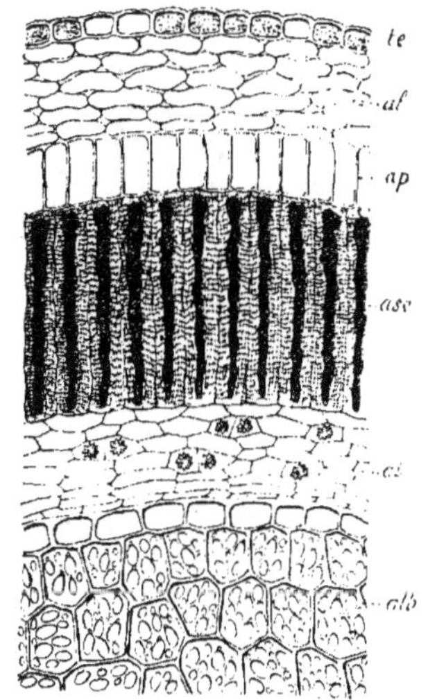

Fig. 130. — Section transversale de la graine de Ricin.

ai, enveloppe interne du tégument séminal. — *al*, enveloppe lacuneuse. — *alb*, albumen. — *ap*, enveloppe de cellules en palissade. — *asc*, enveloppe scléreuse.

2° Une enveloppe lacuneuse A formée de plusieurs assises de cellules aplaties. Vues de face, ces cellules qui sont polygonales, présentent entre leurs parois des lacunes triangulaires ou arrondies.

3° Une *assise de cellules en palissade* B formée d'une seule rangée de cellules cubiques, allongées toutes dans le même sens et disposées en forme de palissade. Vues de face, ces cellules ont une section arrondie ou polygonale, des dimensions un peu variables et présentent souvent entre leurs parois qui sont très minces, d'étroits méats intercellulaires. Ces trois assises qui constituent le tégument externe de la graine se séparent nettement de la couche suivante quand on fait bouillir pendant quelque temps les graines de Ricin dans une solution alcaline.

4° Une *assise scléreuse* (C) formée d'une seule rangée de cellules cubiques juxtaposées en forme de palissade et 12 à 15 fois plus longues que larges. *Ces cellules fortement colorées en brun très foncé sont*

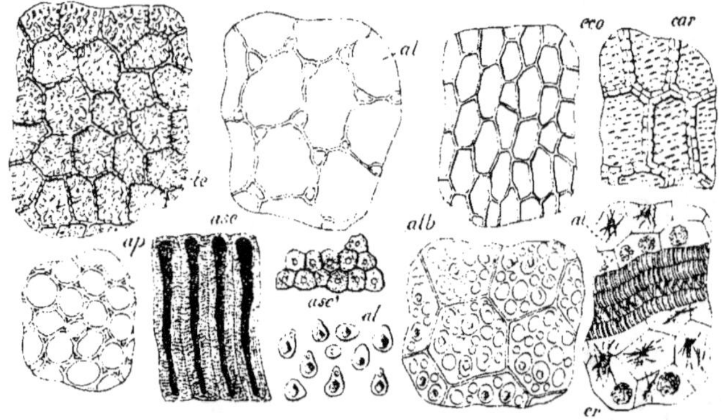

Fig. 131. — Éléments de la poudre et du tourteau de Ricin.

ai, enveloppe interne de la graine. — *al,* aleurone. — *alb,* albumen. — *ap,* cellules en palissade vues de face. — *asc,* cellules scléreuses, vues de profil. — *asc',* cellules scléreuses, vues de face. — *at,* enveloppe lacuneuse. — *car,* caroncule. — *cr,* cristaux. — *eco,* enveloppe des cotylédons. — *te,* enveloppe externe de la graine.

munies de parois très épaisses sillonnées de plissements transversaux caractéristiques et bien apparents. La cavité de ces cellules est un peu élargie à son extrémité supérieure. Vues de face, ces cellules sont polygonales et présentent une petite cavité arrondie.

5° L'enveloppe interne (D) qui se sépare facilement des autres et qui est constituée par plusieurs assises de cellules aplaties, étroitement appliquées les unes contre les autres, munies de parois bien minces et très réfringentes. Vue de face, cette enveloppe qui est sillonnée par de nombreux faisceaux fibro-vasculaires *est nettement caractérisée par la présence de cristaux très confluents d'oxalate de chaux, en forme de rosette ou de framboise et par la présence de houppes aiguillées dont les filaments plus ou moins recourbés s'irradient en différents sens.*

L'amande est formée d'un albumen copieux qui entoure deux cotylédons foliacés. Le tissu de l'albumen est formé de larges cellules polygonales contenant de l'huile fixe, et des gros grains d'aleurone dans lesquels on distingue nettement un gros cristalloïde accompagné d'un petit globoïde.

L'enveloppe des cotylédons est formée d'un tissu de cellules polygonales qui sont allongées dans une direction parallèle au grand axe de la graine.

La caroncule qui existe à la partie inférieure des graines de Ricin est constituée par un tissu de larges cellules polygonales *nettement caractérisées par leurs parois épaisses et ponctuées*.

Il existe dans le commerce plusieurs variétés de tourteaux de Ricin qui diffèrent beaucoup par leur apparence extérieure. Les uns correspondant à la première qualité et préparés avec des graines décortiquées, ont parfois une teinte blanc sale ou grise, mais plus souvent cette teinte est nuancée de mouchetures grises ou brunes produites par la présence de quelques débris du testa de la graine. Les autres correspondant à la qualité courante, sont obtenus en mélangeant, lors de la deuxième pression, les coques séparées aux tourteaux provenant de la première pression. Ils ont une teinte brun noirâtre ou gris noirâtre, une structure lamelleuse : ils présentent au milieu d'une gangue grise ou noirâtre, une multitude de débris du testa qui offrent une teinte différente selon la variété des graines employées et selon que les fragments se présentent sur leur face convexe ou sur leur face concave.

On trouve aussi dans le commerce des tourteaux de Ricin dits *repassés* et qui ont été traités au sulfure de carbone. Ces produits semblent être composés de graines de Ricin qui auraient été grossièrement contusées, faiblement comprimées, puis traitées par le sulfure de carbone. Dans ce mélange de coques et d'amandes, on retrouve parfois des graines entières et simplement écrasées.

Composition chimique. — Le principe toxique des graines de Ricin est désigné sous le nom de *Ricine*, qui jusque dans ces dernières années a été considéré comme un albuminoïde agissant à la manière des ferments. Les téguments renferment un autre principe, la *Ricinine*, substance azotée mais non alcaloïdique, qui d'après GIACOSA, exciterait les centres de la moelle épinière.

Toxicologie. — Dans les empoisonnements par les semences ou les tourteaux de Ricin, l'expert devra surtout se préoccuper de rechercher des débris du tégument séminal de la graine et de les caractériser. Les caractères sur lesquels devra reposer cette détermination sont surtout les suivants :

Présence des cellules de l'épiderme externe caractérisées par leurs épaississements cellulosiques ;

Présence et disposition spéciale des fragments de l'assise scléreuse du tégument séminal. Ces fragments, fortement colorés en noir ou brun foncé, sont d'une résistance excessive : ils se laissent très difficilement dissocier par la pointe d'un canif ou d'une aiguille : ils sont composés d'une seule assise de cellules beaucoup plus longues que larges, qui sont généralement légèrement recourbées et ont toutes la même longueur, des parois très épaisses, sillonnées de replis transversaux et une cavité linéaire, un peu élargie à son sommet. Ces éléments sont tout à fait caractéristiques.

Ces caractères seront complétés par la recherche de l'enveloppe interne du tégument séminal qui se distingue par sa ténuité et ses cellules contenant à côté des cristaux disposés en forme de rosette ou de framboise, des houppes aiguillées.

GRAINES ET TOURTEAUX DE CROTON

Les semences de Croton proviennent du *Croton Tiglium* L. (*Tiglium officinale* Klotz) qui croît dans l'Inde et les régions voisines de l'Asie et de l'Océanie tropicales.

Ces semences sont d'une toxicité extrême qu'elles doivent à un ou plusieurs principes qui accompagnent l'huile fixe et qui n'ont pu encore être nettement déterminés. Robert et Hirscheydt prétendent que l'action vésicante de cette huile est due à l'*acide Croton oléique*. Dunstan et Miss Boole l'attribuent à une résine qu'ils ont appelée *Résine de Croton*.

Les quelques empoisonnements mortels qui ont été occasionnés chez l'homme par les semences de Croton ont été le plus souvent le résultat d'imprudences commises dans les pharmacies où l'on avait délivré par erreur des doses trop fortes d'huile de Croton. Plus souvent l'on a eu à constater chez les bestiaux des accidents causés par l'ingestion de tourteaux de Croton provenant de l'étranger où ils avaient été mélangés avec d'autres tourteaux exotiques tels que les tourteaux de Palme, de Coprah et de Coton.

Description. — Les graines de Croton sont ovales-oblongues dans leur forme générale et présentent sur leurs côtés quatre lignes longitudinales plus ou moins saillantes : elles mesurent 10 à 12 millimètres de long sur 7 à 9 millimètres de large ; leur face dorsale est convexe ; la face ventrale est légèrement aplatie. Elles présentent à leur sommet une petite caroncule ridée qui a disparu souvent dans les graines du commerce. Du hile se détache une ligne saillante qui divise en deux la face ventrale : deux autres crêtes plus prononcées se montrent sur les côtés de la graine, gagnent sa base et s'y terminent par deux petites tubérosités. La coque mince, coriace, cassante, noire ou brune est tapissée intérieurement par une membrane mince et délicate et recouverte extérieurement par une enveloppe pulvérulente, d'un brun clair, plus ou moins déchiquetée. L'albumen huileux, jaunâtre est d'une âcreté extrême, qui ne se développe que lentement, mais persiste longtemps.

Structure anatomique. — Cette structure a beaucoup de ressemblance avec celle de la graine de Ricin.

L'épiderme externe au lieu d'être lisse, luisant et moucheté comme dans cette dernière, est *opaque, dépourvu de marbrures*. Les cellules qui le constituent renferment une matière colorante rouge brun formant une masse homogène qui remplit toute leur cavité ou une masse granuleuse mélangée d'amidon.

La couche sous-épidermique est lacuneuse, constituée par 4 ou 5 assises de cellules colorées, séparées par d'assez larges méats, quand on les regarde de face.

L'assise palissadique est formée d'une rangée de cellules séparées par d'étroits méats et munies de parois finement striées. Le raphé qui traverse cette enveloppe est accompagné sur chacun de ses côtés par de nombreuses cellules scléreuses qu'on n'observe pas dans la graine de Ricin. Ces cellules ont des dimensions variables et des parois plus ou moins épaisses qui sont toujours ponctuées.

L'assise scléreuse est constituée exactement comme dans la graine de Ricin.

L'enveloppe interne au contraire ne présente pas de cristaux en rosette.

L'albumen ne présente aucune particularité spéciale.

Nous n'avons pas à décrire ici les caractères extérieurs du tourteau de Croton qui n'arrive jamais à l'état pur en France, mais toujours mélangé accidentellement ou frauduleusement à d'autres tourteaux exotiques.

En cas d'accident provoqué chez des bestiaux par l'ingestion de tourteaux oléagineux, l'attention de l'expert devra se porter de suite sur la recherche des tourteaux de Ricin, de Croton et de Purgère. Nous avons décrit dans le paragraphe précédent les caractères qui distinguent le premier de ces tourteaux : le tourteau de Croton présentera avec celui-ci plusieurs caractères communs : les particularités qui devront être invoquées pour les distinguer l'un de l'autre sont les suivantes :

Apparence très nettement striée des cellules constituant l'assise palissadique.

Présence constante dans le tourteau de Croton de cellules scléreuses, incolores, différant complètement par leurs formes irrégulières et la nature de leurs parois, des cellules fortement colorées et régulières qui constituent le testa des graines d'Euphorbiacées. Ces cellules sont localisées de chaque côté du raphé dans la graine de Croton. Et enfin l'absence de cristaux en rosette dans l'épiderme interne des graines de Croton.

GRAINE DE PIGNONS D'INDE

Les semences de Pignons d'Inde encore appelées *Noix américaines, Noix des Barbades, Grands haricots du Pérou, Pignons de Barbarie, Ricins sauvages, Purgères* sont fournies par le *Jatropha Curcas* L. (*Curcas purgans* Adams), qui croît dans les contrées chaudes de l'Amérique, de l'Asie et sur la côte occidentale d'Afrique.

Ces graines contiennent une huile fixe qui est principalement employée dans les pays de production, pour préparer des savons durs.

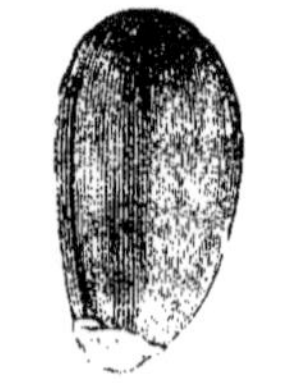

Fig. 132. — Graine de Pignons d'Inde.

La rareté de ces graines sur le marché européen est une garantie contre les accidents qui pourraient résulter de leur ingestion ; mais depuis que l'usage des tourteaux s'est généralisé dans l'agriculture, la plupart des pays qui produisent ces graines et les traitent pour en extraire leur huile, expédient en Europe les tourteaux qui résultent de leur expression. Bien que l'usage de ces produits suspects doive être exclusivement réservé pour la fumure des terres, on cite cependant de nombreux empoisonnements survenus chez les bestiaux à la suite d'ingestion de tourteaux qui auraient été mélangés de tourteaux de Pignons d'Inde. Un des tourteaux dans lequel s'introduit frauduleusement ce produit exotique est le tourteau de Chènevis, qui s'en rapproche par sa teinte et son apparence extérieure.

Description. — Les graines de Pignons d'Inde sont gris noirâtre, ovales, allongées : elles mesurent 2 centimètres de longueur environ sur 12 millimètres de largeur et 8 millimètres d'épaisseur. Leur forme générale rappelle celle des graines de Ricin : leur surface extérieure au lieu d'être lisse, luisante et polie est mate, noire, sillonnée de taches blanches ressemblant à des fentes ou à des craquelures. Dans leur ensemble les téguments sont épais, très durs et ont une consistance résineuse. Elles présentent sur leur face dorsale un raphé assez saillant. La face ventrale est fortement bombée et montre en son milieu une crête assez proéminente.

Structure anatomique. — L'épiderme externe est noir et formé par une rangée de cellules prismatiques 8 à 10 fois plus longues que larges, disposées en palissade et fortement colorées en brun. Vues de face, ces cellules sont polygonales, munies de parois faiblement épaissies et finement ponctuées.

L'assise sous-épidermique est constituée par 10 à 12 rangées de cellules aplaties, allongées tangentiellement. Vues de face, ces cellules sont polygonales et séparées par d'assez larges méats. Cette assise est sillonnée par des vaisseaux laticifères colorés en brun.

L'assise des cellules en palissade est formée de cellules juxtaposées qui, vues de face, laissent entre elles des méats assez apparents et présentent des parois finement ponctuées.

La zone scléreuse identique à celle qui existe dans les graines de Ricin et de Croton ne présente pas de particularités spéciales.

L'enveloppe interne du tégument est constituée par plusieurs assises de cellules polygonales, munies de parois très minces ; ces cellules renferment des cristaux prismatiques ou octaédriques et une plus grande quantité encore de cristaux en rosette. Cette membrane est parcourue par des vaisseaux laticifères.

L'albumen et les cotylédons sont formés d'un tissu de cellules polygonales contenant de l'huile fixe et de l'aleurone.

Toxicologie. — Les accidents que peut provoquer le Pignon d'Inde ne peuvent guère résulter que de l'ingestion de tourteaux de cette graine qui arrivent en notable proportion de l'étranger. Le rôle de l'expert dans ce cas se bornera soit à déterminer l'identité de ce tourteau, soit à constater sa présence dans les intestins ou l'estomac d'un animal empoisonné. Ce sont les débris du tégument qui devront fournir les éléments de détermination.

Comme dans les graines de Ricin et de Croton, un des éléments le plus précieux pour cette détermination consistera dans l'existence, la forme et les dimensions homogènes des cellules de l'assise scléreuse qui sont très longues, très résistantes, fortement colorées en brun et munies de parois finement canaliculées.

La présence et la forme des cellules qui constituent l'épiderme externe de la graine du Pignon d'Inde auront au moins autant d'importance, en ce sens qu'elles permettront de distinguer les semences de Croton et de Ricin des semences de Jatropha Curcas :

Il en sera de même de l'épiderme interne qui sera caractérisé par la présence simultanée de cristaux prismatiques et de cristaux en rosette.

CANNABINÉES

CHANVRE INDIEN

Sous le nom de Chanvre indien on désigne une variété du *Cannabis sativa* L. qui présente avec celui-ci les plus grandes ressemblances aux point de vue morphologique et anatomique et qui s'en distingue seulement par sa richesse en résine.

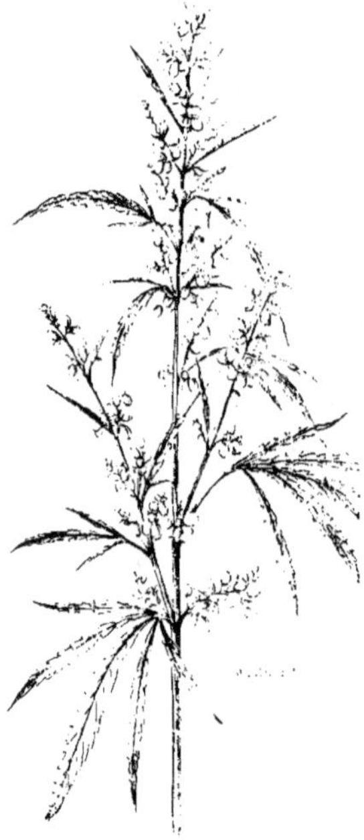

Cette espèce désignée sous le nom de *Cannabis indica* Lam., est surtout cultivée dans les districts de Bogra et Rajshahi au Nord de Calcutta sous le contrôle et la surveillance du gouvernement anglais qui en retire chaque année un très gros bénéfice.

Les produits principaux fournis par le *C. indica* et livrés au commerce sont :

Les sommités fleuries et la résine.

Les sommités fleuries se présentent sous deux formes principales désignées sous les noms de *Bhang* et de *Ganja*.

Le Bhang des Indiens (Haslin, Haschisch ou Quinxa des Arabes) se compose principalement des inflorescences des fleurs femelles détachées de la tige et réunies en une masse aplatie, oblongue ou ovoïde de 6 à 7 centimètres de longueur sur 3 centimètres de largeur. Dans cette masse composée de rameaux secondaires attachés à un axe principal, on distingue des bractées foliacées d'un vert grisâtre, des bractéoles toutes petites, les styles des fleurs femelles se présentant en filets brunâtres et quelques fruits plus ou moins mûrs. Les bractées foliacées mesurent 1 centimètre de long sur 3 ou 4 millimètres de large ; elles sont linéaires, lan-

Fig. 133. — Chanvre femelle.

récoltées, dentées en scie sur les bords et garnies de poils rudes et courts sur la face supérieure, longs et mous sur la face inférieure. Le Bhang est peu riche en exsudation résineuse : il a une odeur moins prononcée que celle du Ganja.

Le GANJA, GUNJHA ou GANJIKA qui ne vient qu'exceptionnellement en Europe est formé de tiges de 1 mètre de long disposées par paquets de 24. On en a détaché les grosses feuilles et on a laissé les inflorescences femelles dont toutes les parties sont comme engluées et rendues adhé-

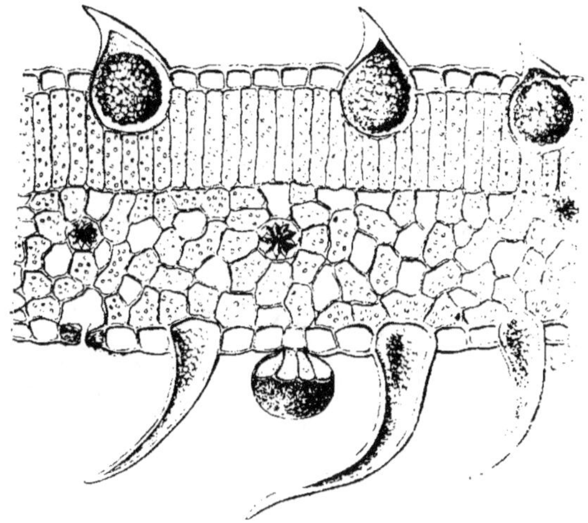

Fig. 134. — Section transversale du limbe de la feuille de Chanvre indien.

rentes les unes aux autres par une exsudation résineuse très abondante: aussi cette drogue présente-t-elle une odeur narcotique très prononcée que l'on apprécie particièlement dans l'Inde.

La résine de Chanvre indien appelée CHARAS ou CHURRUS est une matière assez impure, constituée par un mélange de résine avec les débris végétaux qui ont été entraînés au moment de la récolte.

Structure anatomique. — L'épiderme supérieur de la feuille de *C. indica* est dépourvu de stomates, garni de poils cystolithiques très courts, à pointe conique recourbée et dont la base très élargie est enfoncée profondément dans le mésophylle. L'épiderme inférieur est garni de poils tecteurs et de poils glanduleux. Les premiers sont longs, unicellulaires, coniques, recourbés ; leur base élargie en forme de massue est incrustée de carbonate de chaux ; les poils glanduleux sont sessiles et constitués par une glande pluricellulaire, divisée en un grand nombre de compartiments

par des cloisons verticales. Au moment de la floraison, cette glande prend
une forme arrondie par suite de l'accumulation de la matière oléorésineuse
qui soulève la cuticule. Le mésophylle est constitué dans sa partie supérieure par une couche de longues cellules disposées en palissade et dans sa

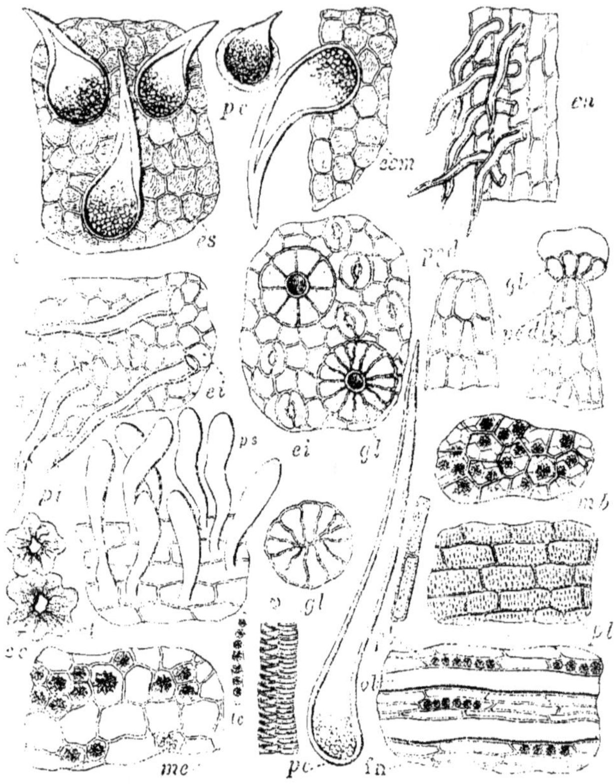

Fig. 135. — Poudre de Haschich.

partie inférieure par un parenchyme lacuneux formé de cellules affectant
des formes variables ; plusieurs de ces cellules renferment des cristaux
étoilés d'oxalate de chaux.

Les bractées sont caractérisées par l'abondance des poils glanduleux
qui les recouvrent. Ces poils affectent trois dispositions différentes : tantôt
la glande est assez petite, ovale ou arrondie, sessile, formée de 4 ou 5 cel-

lules ; plus souvent elle est très grosse, divisée en 10 ou 15 loges par des parois verticales : quelques-unes de ces grosses glandes sont sessiles, mais la plupart d'entre elles sont supportées par un large pédicelle pluricellulaire et plurisérié. A côté de ces poils glanduleux on observe à la surface des bractées, des poils tecteurs, unicellulaires, coniques, à parois épaisses, droits et non recourbés comme ceux des feuilles.

Composition chimique. — Le Chanvre indien renferme une résine appelée *Cannabine*, une huile essentielle, plusieurs alcaloïdes tels que la Choline, la Trigonelline et la Muscarine.

Recherche toxicologique. — Dans un cas d'empoisonnement occasionné par le Haschich, l'expert devra rechercher parmi les débris végétaux qu'il aura pu recueillir, les éléments des feuilles ou des bractées de Chanvre.

Les débris de feuilles sont très nettement caractérisés par les poils cystolithiques localisés sur la face supérieure de l'épiderme et par les poils glanduleux qui sont dispersés sur la face inférieure à côté de poils unicellulaires coniques.

Les débris de bractées qui se trouvent plus spécialement dans le Haschich sont caractérisés par l'extrême abondance des poils glanduleux que l'on y trouve. Ces poils vus de face se présentent sous forme de larges disques arrondis, séparés par des cloisons radiales en un grand nombre de compartiments. Leurs divisions n'ont pas la régularité qu'on observe dans les poils glanduleux des Labiées qui ont 4 ou 8 loges. De plus ces poils glanduleux sont très fréquemment supportés par un pied pluricellulaire et plurisérié qu'on ne rencontre jamais dans les glandes des Labiées. La disposition de l'appareil stomatique qui est tout à fait typique et toute différente chez les Labiées permet en outre d'éviter toute confusion à cet égard.

CUPULIFÈRES

FAÍNES

Les Faínes sont les fruits du Hêtre (*Fagus sylvatica* L.) qui croît abondamment dans nos forêts.

Bien que sa toxicité soit encore contestée par plusieurs auteurs, le fruit du Hêtre a déterminé chez l'homme et surtout chez les animaux plusieurs empoisonnements mortels, qui ont été occasionnés surtout par l'ingestion de graines fraîches ou sèches non décortiquées et par l'emploi de tourteaux résultant de l'expression de ces graines. Toutes les observations faites jusqu'à présent établissent nettement que le principe toxique de ces fruits est localisé dans les téguments, car les tourteaux préparés avec des graines décortiquées sont complètement inoffensifs pour tous les animaux.

Description. — La Faine est un akène pyramidal caractérisé par ses trois crêtes saillantes très aiguës : elle mesure 12 millimètres environ de hauteur et 7 à 8 millimètres de largeur. Sa surface externe est brun marron, luisante, garnie de poils soyeux et très courts, vers son extrémité inférieure, qui porte une cicatrice triangulaire correspondant à son point d'attache. Chacune des faces planes de la pyramide présente des stries longitudinales produites par les faisceaux fibro-vasculaires. Le péricarpe est très friable. La graine peu adhérente avec le fruit a la même forme que lui, elle est recouverte d'un tégument brun sur lequel on observe à la loupe des poils tecteurs plus ou moins longs provenant de l'endocarpe. Ce tégument relativement mince recouvre à son tour une amande formée de deux cotylédons à structure bifaciale. Cette graine est inodore ; quand on la mâche sa saveur est douce et huileuse, mais non désagréable.

Structure anatomique. — Épicarpe formé d'une assise de cellules rectangulaires colorées en brun ; vues de face, ces cellules sont polygonales et irrégulières : elles laissent parfois entre elles des petites cicatrices arrondies correspondant aux points d'insertion des poils tecteurs qui sont courts,

unicellulaires, coniques. Sous l'épicarpe existe un hypoderme scléreux
formé de sept à huit rangées de cellules scléreuses polygonales, munies
de parois épaisses et ponctuées ; vues de face ces cellules sont fusiformes.
Le mésocarpe sillonné par de nombreux faisceaux est, dans sa partie
extérieure, formé d'un parenchyme lâche qui
se différencie peu à peu en s'éloignant de la
périphérie et devient très dense : ce parenchyme brun est caractérisé par la présence
de cristaux étoilés et de cristaux prismatiques ; il contient aussi quelques cellules
scléreuses isolées, à parois peu épaisses.

La graine présente une enveloppe externe
formée d'une assise de grandes cellules colorées en brun qui, vues de face, sont polygonales, irrégulières, munies de parois minces,
faiblement ondulées. Très souvent on observe
à la surface de cet épiderme un duvet soyeux
blanc formé d'une multitude de longs poils
lecteurs, unicellulaires, coniques. Sous l'épiderme existe une seconde enveloppe formée
de trois ou quatre rangées de cellules polygonales plus petites que les cellules épidermiques et comme elles colorées en brun :
vient ensuite l'assise protéique formée d'une
rangée de cellules reconnaissables à leur
forme régulière et à la nature de leur contenu granuleux. Les cotylédons à structure
bifaciale sont formés de cellules polygonales
ou palissadiques remplies d'huile fixe et
d'aleurone.

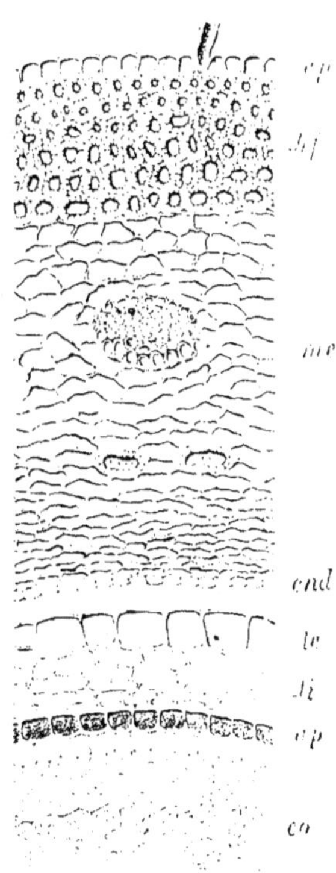

Fig. 136. — Section transversale
du fruit de Hêtre.

ap, assise protéique. — co, tissu des
cotylédons. — end, endocarpe. — ep,
épicarpe. hs, hypoderme fibreux. — ms,
mésocarpe. — te, enveloppe externe du
tégument séminal. — ti, enveloppe interne.

Composition chimique. — Le principe
auquel les Faînes doivent leurs propriétés
toxiques a été désigné sous le nom de *Fagine* ; mais on n'est pas exactement
fixé sur sa nature. M. Pouchet est disposé à croire que c'est une albumose.

Recherche histologique. — Les éléments qui devront être invoqués
spécialement dans un cas d'empoisonnement par les Faînes entières ou leur
tourteau sont les suivants :

*Débris de l'épicarpe brun et présence des cellules scléreuses de
l'hypoderme ;*

Présence simultanée de cristaux prismatiques et de cristaux étoilés dans les cellules du mésocarpe :

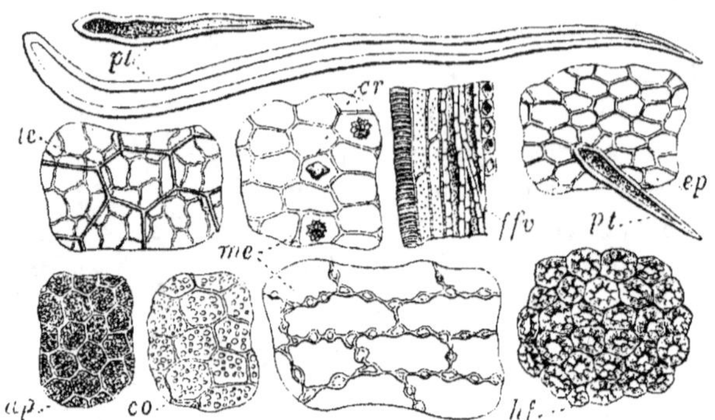

Fig. 157. — Éléments du fruit et du tourteau de Faînes.

ap, assise protéique. — *co,* cotylédons. — *cr,* cristaux. — *ep,* épicarpe. — *ffv,* faisceau fibro-vasculaire. — *hf,* hypoderme fibreux. — *me,* mésocarpe. — *pt,* poils tecteurs. — *te,* enveloppe externe de la graine.

Présence de très longs poils tecteurs unicellulaires à parois très épaisses ;

Présence, forme et dimension des cellules qui constituent l'enveloppe interne de la graine et qui sont très fortement colorées en brun.

LILIACÉES

SCILLE

La Scille (*Scilla maritima* L.) encore appelée *Squille rouge* est une plante qui habite les régions sablonneuses qui bordent la Méditerranée et les côtes de l'Atlantique. Elle est très commune en Algérie.

La pharmacie utilise les squames du bulbe qu'on récolte en automne.

Toutes les parties de cette plante sont vénéneuses, mais le bulbe est particulièrement riche en substance toxique; ses propriétés vénéneuses sont considérablement atténuées par la dessiccation.

La poudre de Scille a provoqué des empoisonnements qui peuvent même être mortels à la dose de 1 gramme. Plusieurs accidents ont été aussi produits par des doses trop fortes d'extrait ou de teinture de Scille.

Description. — Les squames de Scille se présentent sous forme de bandes étroites, aplaties, recourbées, mesurant de 3 à 5 centimètres de longueur et 5 à 10 millimètres de largeur. Ces bandes flexibles et translucides ont une teinte jaune pâle, ou rosée ; elles sont inodores et ont une saveur très amère et âcre.

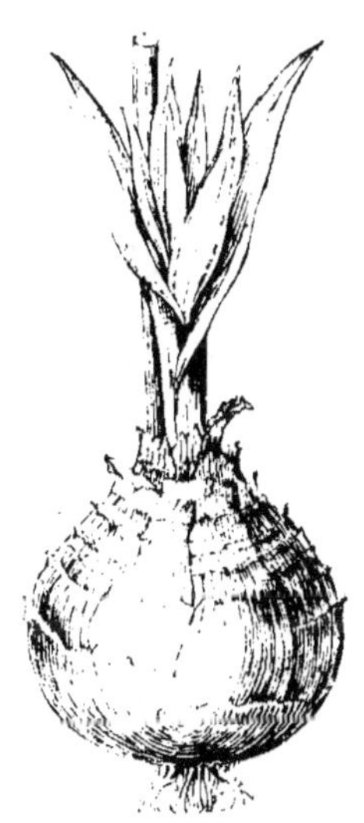

Fig. 138. — Scille maritime. Bulbe.

Structure microscopique. — Les squames de Scille sont recouvertes par un épiderme garni de gros stomates et protégé par une cuticule assez épaisse, lisse. Cet épiderme recouvre un parenchyme sillonné par des faisceaux fibro-vasculaires et formé de cellules polygonales irrégulières, sauf dans les couches les plus extérieures où elles sont allongées parallèlement au grand axe des écailles. Ces cellules contiennent du mucilage, une matière colorante ou des cristaux fins aiguillés ; d'autres qui sont très allongées et ovales renferment de longs cristaux prismatiques isolés ou réunis en faisceaux parfois assez volumineux.

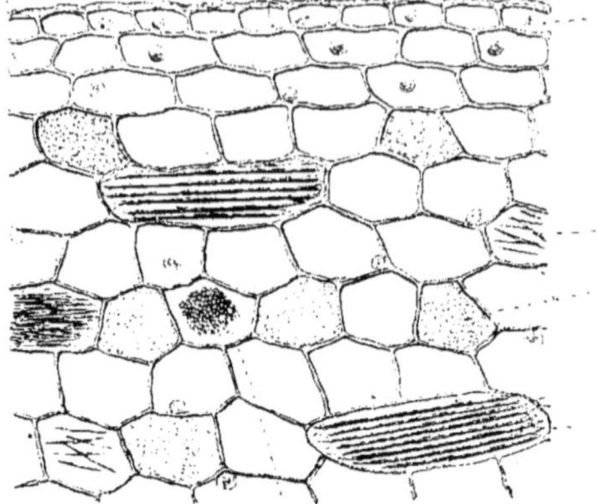

Fig. 139. — Squame de scille. Section transversale.

Composition chimique. — La composition chimique de la Scille n'est pas encore définitivement fixée. Des squames fraiches, on a retiré : un

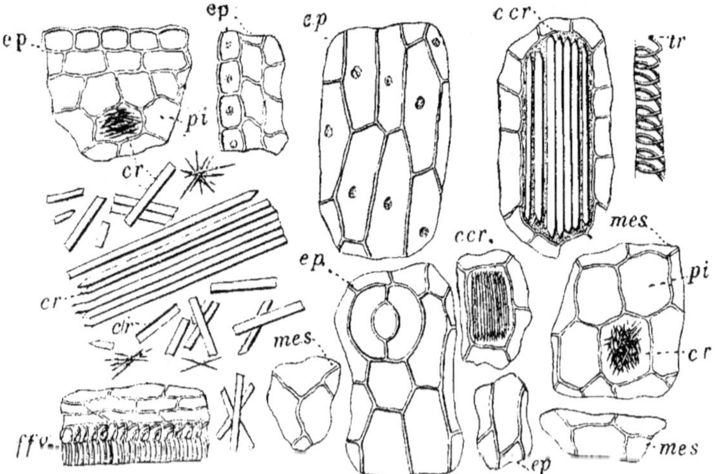

Fig. 140. — Éléments anatomiques de la poudre de Scille.

ccr, cellule cristalligène. — *cr*, cristaux. — *ep*, épiderme vu de face. — *ep*, le même vu de profil. *ffv*, faisceau libro-vasculaire. — *mes*, mésophylle. — *pi*, cellule contenant un pigment coloré. — *tr*, trachées.

principe appelé *Scillitoxine* qui possède les propriétés nécrosantes des *Saponines* les plus actives; un principe résineux appelé *Scillipicrine* et

une substance appelée *Scilline* qui est douée de propriétés éméto-cathar-
tiques.

Recherche toxicologique. — Dans le cas d'empoisonnement par la
poudre de Scille, l'expert devra s'attacher à constater dans les débris végétaux qu'il pourra recueillir : *la présence de gros stomates entourés par
quatre ou cinq cellules n'ayant rien de régulier dans leur direction et
surtout l'existence de longs cristaux simples ou plus souvent réunis en
faisceaux dans de grandes cellules ovales.*

COLCHICACÉES

COLCHIQUE D'AUTOMNE

Le Colchique d'automne (*Colchicum autumnale* L.) encore appelé *Tue-chien, Safran bâtard, Safran des prés, Veilleuse, Veillotte, Faux safran*, est une plante très répandue dans toute l'Europe moyenne et méridionale, où elle croît surtout dans les prairies et les pâturages.

Toutes les parties du Colchique d'automne sont vénéneuses, mais à un degré différent, et variable avec le développement de la plante ; elles ne perdent rien de leur toxicité par la dessiccation.

Le Colchique d'automne a déterminé de nombreux empoisonnements qui ont eu pour cause : l'ingestion de graines mûres et non mûres ; de feuilles préparées en salade avec du vinaigre ; la substitution involontaire de préparations et surtout de teinture de Colchique à d'autres médicaments ; l'emploi thérapeutique de teinture de Colchique à dose trop élevée ; les fleurs de Colchique bouillies dans du lait et prises en guise de purgatif ; la teinture de Colchique a été employée aussi en cas de suicide. Les tubes des calices, le réceptacle de la fleur, les styles et les étamines du Colchique d'automne sont tellement riches en poison qu'après leur manipulation il est prudent de se bien laver les mains.

Les cas d'empoisonnement par le Colchique sont extrêmement fréquents chez les animaux, surtout chez les chevaux, les ruminants et les porcs. Ces accidents se produisent de fin d'avril à fin mai avec les feuilles vertes et les fruits et aux mois de septembre ou d'octobre avec les fleurs

BULBE

Description. — A l'état frais, le bulbe de Colchique est conique et recouvert d'une enveloppe membraneuse, d'un brun clair, au-dessous de laquelle existe une deuxième enveloppe moins foncée et jaune. Il est charnu, homogène et laisse échapper par la pression un suc peu épais, amer, tenant en suspension des grains d'amidon ; il a une odeur un peu vireuse

et une saveur âcre et mordicante. A l'état sec, c'est un corps ovoïde gros
comme une châtaigne, dont la face plane est creusée d'une gouttière longitudinale profonde. Sa surface extérieure présente une teinte ocracée et des

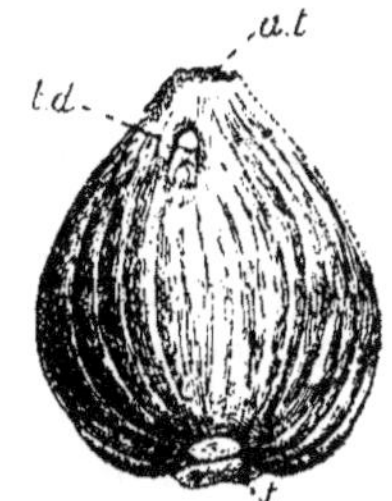

Fig. 141. — Bulbe de Colchique.

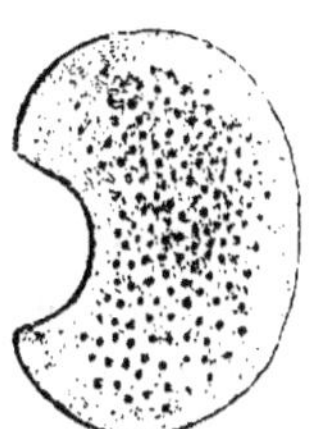

Fig. 142. — Section transversale
du bulbe de Colchique.

stries longitudinales régulières, uniformes, qui convergent de la base au
sommet. A la base de la gouttière, on observe une empreinte circulaire
laissée par le point d'insertion de la tige florifère. Sur la face dorsale et
opposée, au sommet de la
pointe, on observe une cavité
au fond de laquelle on trouve
les vestiges de l'ancienne tige,
puis un peu au-dessous de
cette cavité, une empreinte
correspondant à un des deux
bourgeons primordiaux ; à la
base du tubercule existe une
cicatrice arrondie qui marque
le point d'attache de l'ancien
bulbe avec le nouveau. Dans
le commerce, le bulbe de Col
chique existe en petites tranches horizontales de 2 à 3 millimètres d'épaisseur, blanches, farineuses, inodores,
cassantes et un peu spon-
gieuses, marquées de ponc-

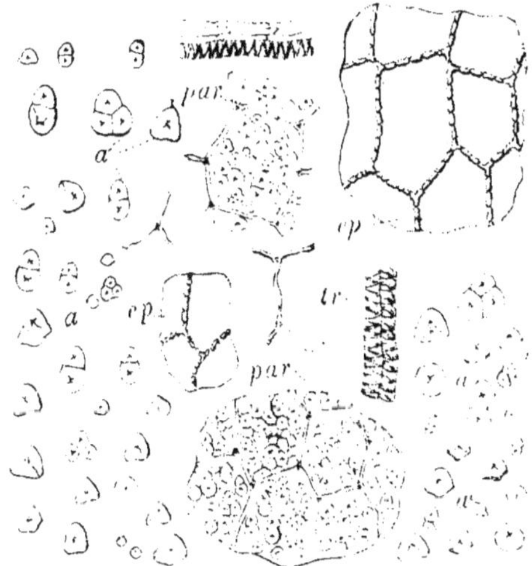

Fig. 143. — Poudre de bulbes de Colchique.
a, amidon. — ep, épiderme ; par, parenchyme du bulbe ;
tr, trachées.

tuations grises. Quand on mâche ces tranches, on perçoit à peine l'amer
tume de la plante fraîche ; leur saveur est douceâtre et un peu mucilagineuse.

Structure microscopique. — La section transversale du bulbe de
Colchique est constituée par un tissu de cellules polygonales remplies

d'amidon disposé en grains simples et en grains composés ; la plupart de ces grains portent un hile étoilé. Ce tissu est sillonné par une multitude de faisceaux fibro-vasculaires.

GRAINES

Description. — Les graines de Colchique sont globuleuses, d'un brun foncé, de la grosseur d'un grain de millet. Leur surface extérieure est grossièrement chagrinée, mate, et porte sur un de ses côtés une caroncule charnue placée autour de l'ombilic.

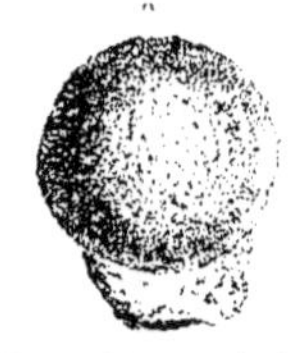

Fig. 144. — Graine de Colchique.

Quand elles sont fraîches, elles ont une teinte brun pâle qui se fonce par la dessiccation et laissent exsuder une matière gluante sucrée qui les fait adhérer les unes aux autres en les pressant dans la main. Ces graines sont inodores et possèdent une saveur amère puis âcre.

Structure anatomique. — Le tégument séminal se compose de trois enveloppes : une enveloppe interne formée d'une rangée de cellules allongées dans la direction tangentielle. Vues de face ces cellules sont polygonales, munies de parois faiblement ondulées et colorées en brun : l'enveloppe moyenne est formée de plusieurs assises de cellules ayant sensiblement les mêmes formes et les mêmes dimensions, mais munies de parois plus minces ; l'enveloppe interne est formée d'une rangée de cellules plus petites, irrégulièrement polygonales, assez régulièrement superposées et colorées en brun aussi. L'albumen est constitué par un tissu de cellules caractérisées par l'épaisseur de leurs parois qui sont très nettement ponctuées : ces cellules renferment de l'aleurone et de l'huile fixe. La caroncule qui existe à la partie inférieure de

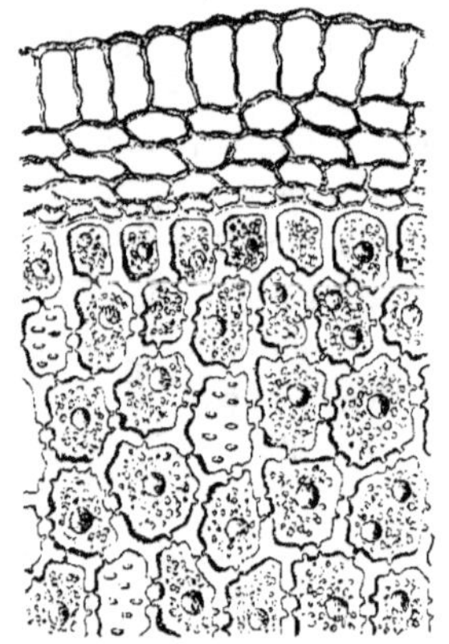

Fig. 145. — Section transversale de graine de Colchique.

la graine est formée d'un tissu de cellules polygonales renfermant de l'amidon dont les grains arrondis ou disposés en forme de calotte sont pourvus d'un hile très apparent.

FLEURS

Description. — Les FLEURS DE COLCHIQUE sont formées d'une portion inférieure longuement tubuleuse qui se dilate en périgone infundibuliforme, campanulé, à six divisions roses, oblongues, disposées sur deux rangs.

A la base de la partie dilatée se trouvent insérées trois étamines et un peu au-dessus de la base, trois autres plus longues, alternes avec les premières. Le limbe mesure 3 à 4 centimètres de longueur : le tube a dans la fleur vivante 7 à 8 centimètres de longueur. Ces fleurs sont très âcres ; à

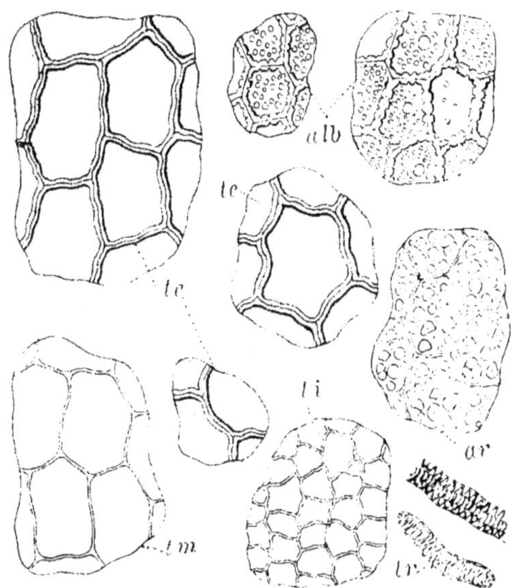

Fig. 146. — Poudre de semence de Colchique.

alb, albumen. — ar, tissu de l'arille, — te, enveloppe externe ou tégument séminal, ti, enveloppe interne. — tm, enveloppe moyenne, — tr, trachées.

l'état frais elles ont une teinte rose lilas ; desséchées, elles ont une teinte brune et dégagent une odeur assez forte. Par la dessiccation elles perdent une partie de leur principe actif.

Structure microscopique. — La corolle est recouverte sur ses deux faces par un épiderme formé de cellules fortement striées, qui sont allongées dans une direction parallèle au grand axe de la fleur ; cet épiderme est garni de stomates ; il recouvre un tissu de cellules arrondies qui est sillonné par de nombreux faisceaux fibro-vasculaires. L'épiderme qui recouvre le tube de la corolle est formé de cellules plus petites, dont les parois sont légèrement sinueuses. Les anthères sont facilement reconnaissables à leurs cellules munies d'épaississements striés : les grains de pollen sont généralement ovoïdes, très gros, légèrement teintés en jaune.

Composition chimique. — Les fleurs, le bulbe et les graines de Colchique doivent leurs propriétés toxiques à une substance non basique appelée *Colchicine*.

En s'oxydant ce principe donne naissance à un autre produit appelé *Oxydicolchicine* qui se trouve dans les préparations galéniques de Colchique.

Recherche toxicologique. — En cas d'empoisonnement par le Colchique l'expert devra s'attacher à retrouver des débris végétaux qui pour-

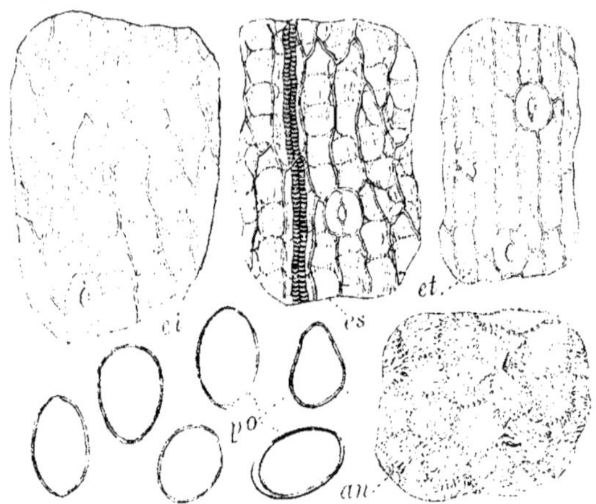

Fig. 147. — Éléments de la fleur de Colchique.

an, débris de caroncule. — ci, épiderme inférieur de la corolle. — es, épiderme supérieur. — et, épiderme du tube de la corolle. — po, grains de pollen.

ront lui fournir des indications précieuses. Les caractères qu'il devra invoquer pour la détermination des trois organes que nous venons de décrire sont :

POUR LES FLEURS. — *La forme allongée et l'apparence striée des cellules de l'épiderme de la corolle : la présence de gros grains de pollen ovoïdes.*

POUR LES GRAINES. — *L'apparence, la dimension, la coloration brune, des cellules de l'enveloppe externe du tégument séminal : la disposition assez régulière des cellules de l'enveloppe interne : les grosses ponctuations si apparentes qu'on observe sur les parois des cellules de l'albumen et la présence de débris de la caroncule caractérisés par l'existence de grains d'amidon dans leurs cellules.*

POUR LES BULBES. — **La présence, la forme, la dimension des** *grains d'amidon qui sont pourvus d'un hile très apparent, le plus souvent ramifié.*

HELLÉBORE BLANC

L'Hellébore blanc *Veratrum album* L. encore appelé *Varaire* *Vératre blanc* est une herbe à souche tubéreuse, qui croît dans les pâturages de montagnes, dans les Vosges, le Jura, le Plateau Central, les Cévennes, les Pyrénées et les Alpes.

Elle fournit à la matière médicale un rhizome qui est peu employé aujourd'hui.

Toutes les parties de cette plante sont vénéneuses, et ne perdent rien de leur toxicité par la dessiccation. On prétend même que lors du tassement en meules ou dans les greniers à foin, les herbes qui sont en contact avec l'Hellébore blanc s'imprègnent du poison qu'il renferme et deviennent dangereuses à leur tour.

Les empoisonnements produits par le Vératre blanc ont eu pour causes : la confusion de son rhizome avec celui de Galanga et la racine de Cumin : celle de la teinture de *Veratrum* avec la teinture de Valériane : l'emploi thérapeutique de cette teinture à des doses trop élevées et enfin l'ingestion de poudre de Varaire dans un but homicide.

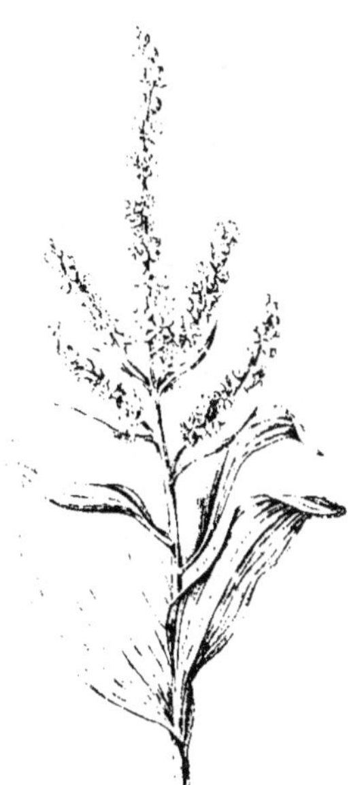

Fig. 148. — *Veratrum album.*

Il a suffi de 1 à 2 grammes de cette poudre pour déterminer la mort, dans certains cas : mais d'autre part on a pu obtenir la guérison de personnes qui avaient absorbé 15 grammes de racine ou l'infusion de 60 grammes de rhizome.

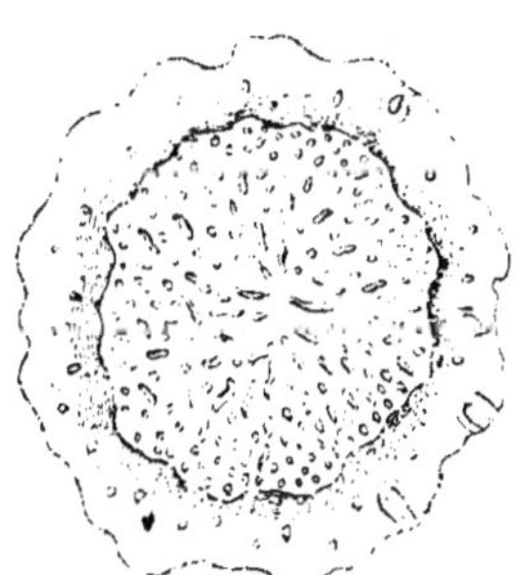

Fig. 149. — Rhizome d'Hellébore blanc.

Coupe schématique.

Description. — Le rhizome d'Hellébore blanc est à peu près droit, cylindrique : il mesure 5 à 10 centimètres de longueur et 1 à 2 centimètres d'épaisseur ; il est coloré extérieurement en

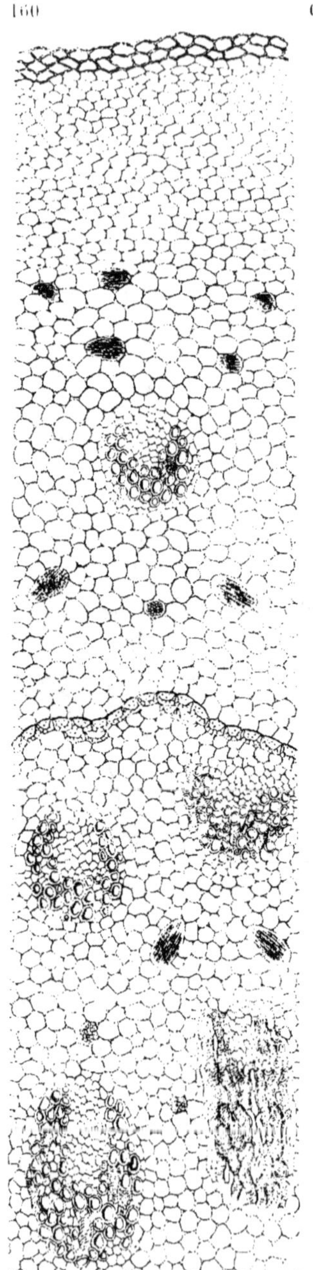

brun foncé. Il est couronné à son sommet par une touffe herbacée compacte faite de nombreuses bases de feuilles dont les plus extérieures sont brunes et fibreuses et les autres minces et membraneuses. La surface extérieure est couverte de fossettes, de cicatrices et de nombreuses racines assez épaisses, ridées, colorées en brun clair, appliquées contre le rhizome qu'elles masquent à peu près complètement. Le corps du rhizome est très dur, tandis que les racines sont molles et assez flexibles. La section transversale de la souche présente deux zones bien nettement séparées par une ligne jaune, à contours légèrement sinueux : la zone externe qui représente l'écorce a une épaisseur qui atteint à peine le quart du rayon total ; elle a une teinte grise qui est plus foncée dans sa partie interne ; elle présente dans sa partie médiane des ponctuations arrondies correspondant aux faisceaux fibro-vasculaires et, vers la périphérie, des cicatrices plus larges, ovales ou elliptiques produites par la section des racines. La zone interne ou ligneuse est caractérisée par la présence d'une multitude de ponctuations ovales ou elliptiques à contour bien défini, qui sont produites par les faisceaux ligneux qui sont plus ou moins obliques. La section des racines toute différente présente au-dessous d'une écorce très épaisse, un cylindre ligneux très étroit, blanc, lignifié. Le rhizome d'Hellébore blanc a une saveur amère, âcre, irritante et brûlante ; réduit en poudre il provoque l'éternuement.

Structure anatomique. — L'écorce qui est limitée par un épiderme brun est formée d'un tissu de cellules arrondies contenant de l'amidon ; dans l'épaisseur de ce tissu on observe des cellules plus

larges, ovales, remplies de cristaux aiguillés et fasciculés ainsi que des
faisceaux fibro-vasculaires, arrondis, à liber central. L'endoderme est formé
d'une rangée de cellules dont les parois interne et latérales sont épaissies
et ponctuées. Le cylindre central est parcouru par un très grand nombre

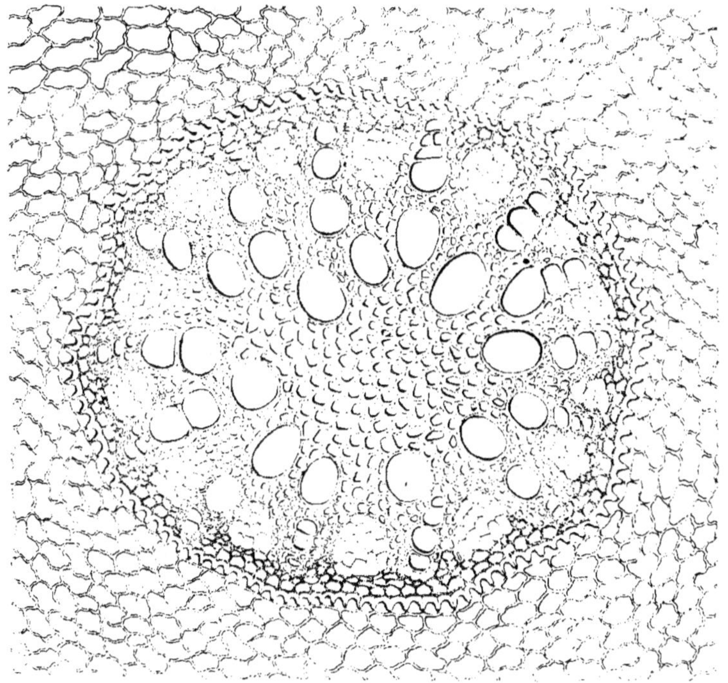

Fig. 154. — Hellébore blanc.
Section transversale de la racine.

de faisceaux fibro-vasculaires plus ou moins développés et coupés dans une
direction plus ou moins oblique.

Les racines ont une structure toute différente. Le cylindre ligneux est
protégé par un endoderme formé d'une rangée de cellules colorées en jaune,
dont les parois interne et latérales sont très épaisses. Il est constitué par
un péricycle cellulosique qui entoure un anneau ligneux, formé par la
réunion d'un très grand nombre de faisceaux, qui sont séparés vers la
périphérie par des îlots de liber.

Composition chimique. — Le rhizome d'Hellébore blanc renferme plusieurs alcaloïdes dont le plus important est la *Protovératrine* ; les autres

ont été désignés sous les noms de *Jervine, Pseudojervine, Rubijervine* et *Vératralbine*.

Recherche toxicologique. — Si parmi les pièces à conviction le rhizome est entier ou divisé en tronçons assez volumineux, une simple

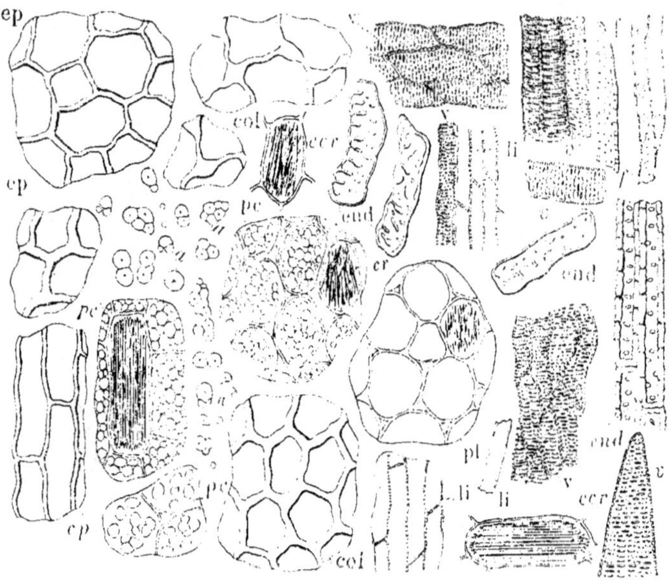

Fig. 152. — Poudre d'Hellébore blanc.

section transversale dans la souche et les racines permettra d'opérer facilement sa détermination.

Si au contraire l'empoisonnement a été produit par la poudre, il faudra s'attacher à retrouver dans les débris végétaux les caractères suivants :

Présence de cellules cristalligènes renfermant des faisceaux de cristaux aiguillés.

Présence de cellules de l'endoderme de la racine ou du rhizome qui sont rectangulaires et très nettement caractérisées par l'épaisseur de leur paroi interne et munies de ponctuations très apparentes. La présence et la forme des grains d'amidon pourront aussi avec l'abondance des éléments fibreux, fournir de précieuses indications.

SEMENCES DE CÉVADILLE

Les SEMENCES DE CÉVADILLE sont produites par le *Schœnocaulon officinale* ASA GRAY *Sabadilla officinarum* BRAND., plante bulbeuse qui croît au Mexique, dans le Guatémala et le Vénézuéla.

Les semences de Cévadille sont très vénéneuses : elles constituent un médicament populaire ou un des remèdes dits de *bonne femme*, qui est employé dans les campagnes contre la vermine et la gale ; elles entrent dans la composition de la poudre dite *Poudre des Capucins* qu'on n'hésite pas, dans la classe pauvre, sur le conseil des charlatans, à éparpiller sur la tête parfois ulcérée des enfants. C'est cet usage inconsidéré et absurde qui a occasionné la plupart des accidents mentionnés dans la littérature médicale. Quelques empoisonnements ont été causés aussi par leur substitution à d'autres substances.

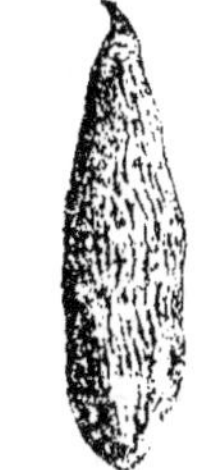

Fig. 153. — Semence de Cévadille.

Un gramme de poudre de Cévadille suffit parfois pour déterminer un empoisonnement.

Description. — Ces semences pointues et aplaties à l'une de leurs extrémités, parfois aux deux, sont d'un brun noir, luisantes, grêles, allongées, parfois anguleuses ou déformées par leur pression réciproque ; elles ont 9 à 10 millimètres de longueur sur 1 millimètre de largeur ; elles ont une saveur très âcre et très amère et une odeur presque nulle. Réduites en poudre, elles provoquent de suite l'éternuement.

Parfois on les trouve dans le commerce encore enfermées dans le fruit qui est une capsule grise, papyracée, mesurant 18 à 20 millimètres de long et formée de trois carpelles soudés à leur partie inférieure et libres à leur sommet.

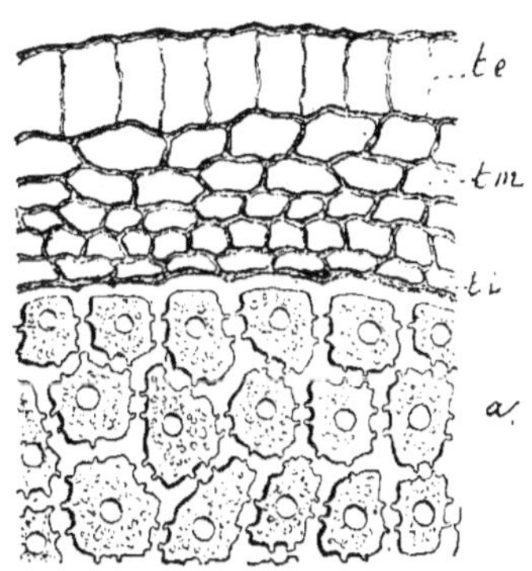

Fig. 154. — Semence de Cévadille.

Structure microscopique. — Le tégument séminal de cette graine comprend trois enveloppes : une enveloppe externe *te* formée d'une assise de cellules cubiques, allongées radialement, dont les parois latérales et interne sont plus minces que la paroi externe. Vues de face ces cellules

fortement colorées en brun sont polygonales, assez régulières, généralement allongées dans une direction parallèle au grand axe de la graine :
— une enveloppe moyenne (*t m*) formée de plusieurs assises de cellules
polygonales, allongées dans la direction tangentielle ; vues de face ces cellules colorées en brun sont irrégulièrement polygonales et laissent entre
elles des méats assez apparents : leurs parois sont légèrement épaissies et
ponctuées ; — une enveloppe interne formée d'une rangée de cellules rectangulaires qui, vues de face, sont allongées parallèlement à la longueur de la graine et ont des parois ponctuées. L'albumen est corné et formé de cellules polygonales, irrégulières, qui sont nettement caractérisées par leurs parois épaisses et ponctuées. Ces cellules contiennent une matière granuleuse azotée et des gouttelettes d'huile fixe.

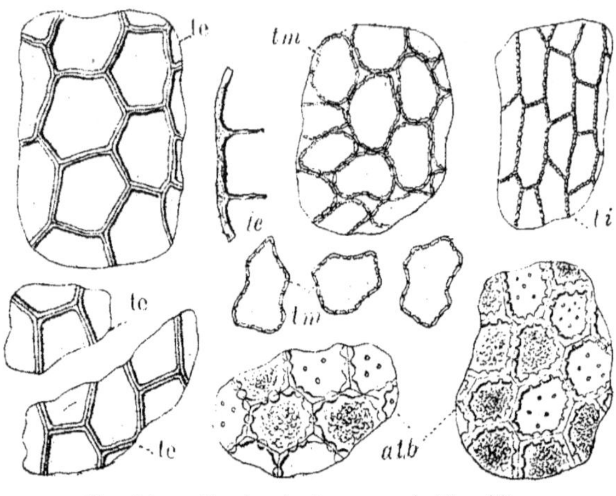

Fig. 155. — Poudre de Semences de Cévadille.

alb, albumen. — *te*, enveloppe externe de la graine, vue de face. — *te*, la même vue de profil. — *ti*, enveloppe interne. — *tm*, enveloppe moyenne.

Composition chimique. — Les semences de Cévadille contiennent plusieurs alcaloïdes, qui sont : la *Vératrine*, la *Sabadilline*, la *Sabadine*, la *Sabatrine*, la *Sabadinine*, et deux acides l'*acide Sabadillique* ou *Cévadique* et l'*acide Vératrique*.

Recherche toxicologique. — En cas d'empoisonnement par la poudre de Cévadille, les caractères à invoquer pour la détermination de cette poudre seront tirés : de la *présence, de la couleur et de la forme des débris de l'épiderme externe, constitués par de larges cellules polygonales, munies de parois assez épaisses. Ces débris seront presque toujours accompagnés de cellules ovales, dont les parois ponctuées sont séparées par des méats bien apparents : ces éléments représentent l'enveloppe moyenne du tégument séminal. Un caractère de première importance sera fourni aussi par la présence et la forme des cellules de l'albumen corné qui sont munies de parois très épaisses et ponctuées.*

GRAMINÉES

IVRAIE

L'Ivraie enivrante *Lolium temulentum* L. est une plante annuelle, herbacée, de 60 centimètres de hauteur en moyenne, que l'on distingue de l'Ivraie vivace et de l'Ivraie d'Italie qui constituent d'excellents fourrages, par sa tige généralement plus forte, et par ses glumes qui dépassent les épillets, tandis qu'elles sont plus courtes que ceux-ci dans les deux espèces précédentes.

La tige et les feuilles de l'Ivraie enivrante ne paraissent pas dangereuses pour le bétail qui les broute : il n'en est pas de même pour le grain qui est aussi vénéneux pour l'homme que pour les animaux. Le danger qu'il présente est d'autant plus grand que l'Ivraie enivrante est une plante qui croît assez abondamment dans nos moissons et que son grain se mêle à celui des céréales. S'il échappe au criblage, il peut être broyé au moulin avec le blé et son mélange en proportion notable avec la farine peut déterminer des accidents. La plupart des empoisonnements qui ont été occasionnés par l'Ivraie ont eu pour cause l'ingestion de pain préparé avec des farines de froment de mauvaise qualité et souillées par la présence d'une notable proportion d'Ivraie.

L'absence de principe toxique dans les feuilles et les tiges de *Lolium temulentum*, la toxicité variable et parfois nulle des fruits, l'absence ou l'extrême rareté des plantes toxiques dans la famille des Graminées et l'extrême analogie des accidents produits par les fruits d'Ivraie avec ceux qui sont occasionnés par le Seigle enivrant semblent justifier l'opinion généralement admise aujourd'hui que les empoisonnements nombreux qui sont occasionnés par l'Ivraie sont dus à une cause accidentelle qui réside dans la présence d'un champignon essentiellement vénéneux, qui a son siège immédiatement au-dessus de l'assise protéique.

Description. — Le fruit de l'Ivraie est un caryopse allongé, mesurant 5 à 6 millimètres de longueur, convexe sur une de ses faces et creusé d'un sillon sur l'autre. Il est intimement soudé aux glumelles. La glumelle supérieure est large, obtuse et binerve : la glumelle inférieure n'a qu'une nervure qui se prolonge au-dessus d'elle en une arête barbue. Muni de ses glumelles, le grain d'Ivraie ressemble beaucoup à un grain de Seigle ; il est seulement un peu plus petit.

Structure microscopique. — Le fruit d'Ivraie présente de dehors en dedans :

Un épiderme externe *e s* formé d'une rangée de cellules aplaties et recouvertes par une cuticule assez épaisse sur laquelle s'insèrent des poils très courts et coniques. Vu de face, cet épiderme présente des particularités qui varient selon l'endroit où on l'observe. Dans sa partie inférieure il est constitué par des cellules allongées, parallèlement au grand axe du fruit et munies de parois légèrement sinueuses. Cette partie de la balle est caractérisée par la présence d'une multitude de cicatrices arrondies correspondant à l'insertion de petits poils coniques. Dans sa partie médiane l'épiderme est formé de cellules plus longues séparées tantôt par des cicatrices de poils ou par de doubles contreforts formés de deux petites cellules disposées en croissant et allongées transversalement, il présente en outre des stomates affectant la forme et la disposition caractéristiques des Graminées. Dans sa partie supérieure, il est formé de cellules allongées dont les parois sont lisses au lieu d'être sinueuses : il présente un grand nombre de poils très courts, fortement élargis à la base. En dessous du point d'insertion de ces poils, on observe communément un contrefort représenté par une petite cellule transversale ;

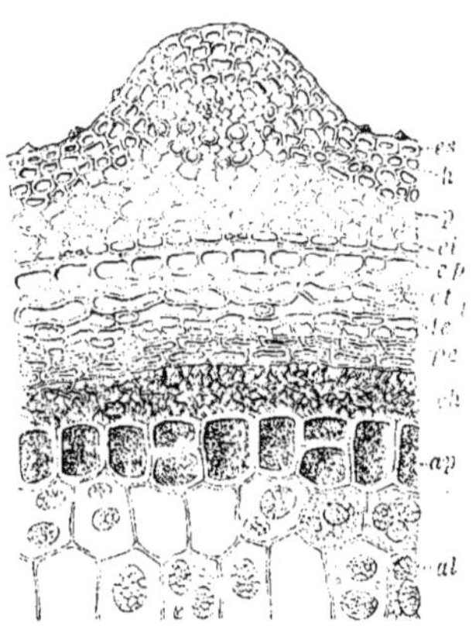

Fig. 156. — Fruit de l'Ivraie.

al, albumen. — *ap*, assise protéique. — *ct*, cellules transversales. — *ch*, champignon. — *ei*, enveloppe interne de la balle. — *es*, enveloppe externe. — *ep*, épicarpe. — *h*, hypoderme de la balle. — *pr*, périsperme. — *t*, cellules tubulaires. — *te*, tégument séminal.

Un hypoderme *h* formé d'une ou deux rangées de fibres à parois épaisses et le plus souvent lisses ;

Un parenchyme *p a* sillonné dans les parties proéminentes du fruit par un faisceau fibro-vasculaire. Ce parenchyme est constitué par des cellules très irrégulières dont les parois minces sont très sinueuses. Ces cellules laissent entre elles des méats ou des lacunes assez larges qui leur donnent une apparence toute spéciale ;

Un épiderme interne formé d'une rangée de cellules allongées parallèlement à l'axe du fruit, et dont les parois sont très peu sinueuses : cet épiderme présente un grand nombre de stomates.

Ces quatre assises représentent la balle du fruit de l'Ivraie. Celui-ci est à son tour composé :

1° D'un épicarpe formé d'une rangée de cellules cubiques qui, vues de

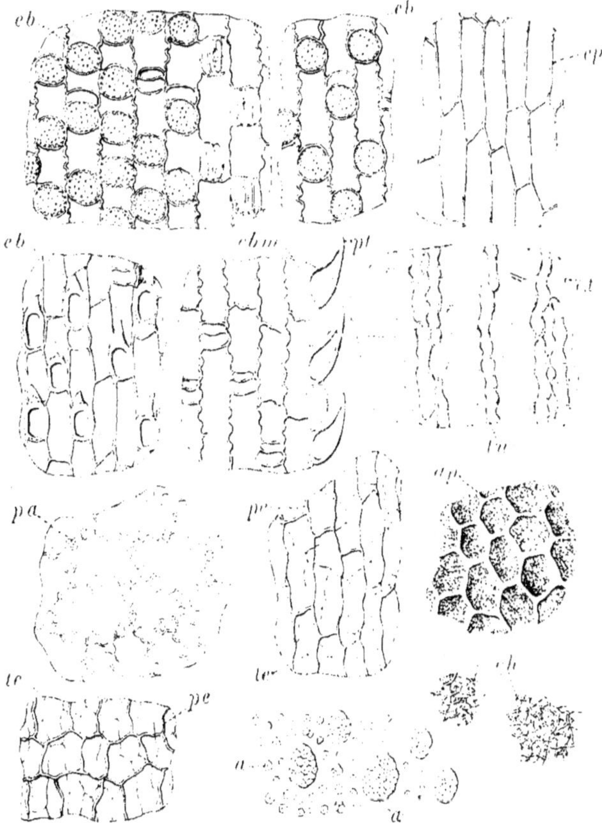

Fig. 157. — Poudre de fruit d'Ivraie.

a, amidon. — ap, assise protéique. — ch, champignon. — ct, cellules transversales. — eb, épiderme de la balle, — ebm, la même sur les bords. — ep, épicarpe. — pa, parenchyme de la balle. — pe, périsperme. pt, poils tecteurs de la balle. — t, cellules tubulaires. — te, tégument séminal.

face, sont polygonales, 7 à 8 fois aussi longues que larges, munies de parois droites, lisses et moyennement épaisses.

2° D'un mésocarpe la plupart du temps résorbé ou représenté par quelques cellules fort aplaties, qui vues de face sont polygonales, assez larges, séparées par des méats plus ou moins larges.

3° D'une rangée de cellules transversales allongées dans la direction tangentielle et fortement colorées en brun rougeâtre. Vues de face, ces cellules sont régulièrement allongées dans une direction perpendiculaire à l'axe du fruit : elles se distinguent des cellules transversales des autres céréales par leur coloration fortement teintée.

4° De cellules tubulaires assez rapprochées et représentées par des petites cellules arrondies. Vues de face ces cellules qui sont toujours appliquées contre l'assise de cellules transversales sont très rapprochées les unes des autres en certains points et se distinguent par leurs nombreux étranglements.

5° De l'enveloppe de la graine qui est représentée par deux rangées de cellules aplaties. Vues de face les cellules de la couche externe sont allongées dans une direction parallèle au grand axe du fruit ; elles sont munies d'une cuticule un peu épaissie et sont colorées en jaune brun ; les cellules de la couche interne sont munies de parois plus minces, incolores : elles sont moins régulières dans leur forme et dans leur direction.

6° Le périsperme représenté par deux rangées de cellules rectangulaires, munies de parois faiblement épaissies. Vues de face ces cellules sont polygonales, légèrement allongées parallèlement à la longueur du fruit.

7° L'assise protéique formée d'une, rarement de deux rangées de cellules cubiques contenant de l'aleurone.

8° L'albumen formé de cellules polygonales, munies de parois minces, et remplies de grains d'amidon. Cet amidon se présente comme celui du riz en grains simples et en grains composés.

Entre le périsperme et l'assise protéique du grain d'Ivraie on rencontre presque constamment un coussinet feutré très apparent, mesurant 20 μ. d'épaisseur et dont il est assez difficile de déterminer la nature sur des sections transversales ; mais quand on fait bouillir celles-ci dans une solution alcaline, et quand on les écrase entre deux lames de verre, ce coussinet feutré se désagrège facilement et prend l'apparence caractéristique du mycélium d'un champignon ; il paraît formé d'une multitude de tubes entrelacés en tous sens. Cette particularité tout à fait caractéristique est très commune dans les fruits de l'Ivraie récoltée en Europe : nous l'avons retrouvée à peu près constamment dans les fruits que nous avons examinés et comme d'autres auteurs qui nous l'ont figurée dans les dessins qu'ils ont reproduits, il faut admettre qu'elle constitue une des particularités anatomiques de ce fruit.

Composition chimique. — D'après MM. LEWIN et POUCHET une des parties constituantes actives de l'Ivraie est la *Témuline*, base pyridinique bi-acide, très soluble dans l'eau, et associée à un principe narcotique et à un autre corps semi-solide non narcotique. Mais la particularité que présente l'Ivraie de pouvoir être absorbée sans inconvénient dans certains pays, tandis que dans d'autres elle détermine de violents empoisonnements, doit nous porter à admettre que l'Ivraie n'est réellement toxique que quand elle contient le champignon que nous avons signalé. Les phénomènes produits dans le cas d'empoisonnement par l'Ivraie se rapprochent d'ailleurs par leur violence des intoxications occasionnées par les champignons vénéneux.

Recherche toxicologique. — Les fréquents empoisonnements causés par l'Ivraie n'ont jamais été occasionnés par l'ingestion de grains isolés mais toujours ils ont été causés par le mélange de leur farine avec des farines de céréales. A moins que l'expert n'ait à sa disposition un échantillon du grain entier qui a servi à préparer la farine, auquel cas il pourra facilement y déterminer la présence de l'Ivraie, la plupart du temps c'est sur la nature de la farine ou du pain qui aura déterminé les symptômes d'empoisonnements qu'il sera appelé à se prononcer.

Nous dirons de suite que les farines qui peuvent contenir de l'ivraie ne sont généralement pas de première qualité et que leur taux de blutage est assez élevé ; par conséquent la quantité de son qu'elles contiennent est assez forte. Cette particularité fournit un moyen assez pratique pour déterminer dans ces farines la présence de l'Ivraie.

Pour y arriver rapidement on prépare avec 33 gr. 33 de la farine suspecte et 17 grammes d'eau, un pâton que l'on malaxe sous un mince filet d'eau à 15°, au-dessus d'un tamis n° 240 qui repose sur une capsule de porcelaine ou sur une cuvette destinée à recevoir les eaux amylacées. Quand on a fini d'extraire le gluten, on lave à grande eau la matière pulvérulente qui est restée sur le tamis de soie, on la râcle avec une carte et on la dépose dans un verre de montre avec un peu d'eau distillée. Cette matière grisâtre pulvérulente est en grande partie constituée par les débris du son et par les gros gruaux de blé et de l'Ivraie, s'il y a eu mélange des deux grains.

D'autre part on décante dans un grand vase conique, après les avoir bien agitées, les eaux amylacées. Le dépôt féculent qui s'est déposé au bout de douze heures est constitué par trois couches bien différentes. On décante avec précaution l'eau qui surnage ce dépôt ; on remarque que la partie supérieure du dépôt est blanche, sans cohésion et se laisse facilement répandre hors du verre ; la couche sous-jacente ou intermédiaire est visqueuse ou glaireuse, d'un jaune sale ou grisâtre ; la troisième couche est très solide et très adhérente au verre. L'expérience a démontré que la couche supérieure est uniquement constituée par les plus petits grains d'amidon : la deuxième, d'apparence glaireuse est constituée principalement par les débris de son et les grains moyens d'amidon : la couche inférieure est constituée par les plus gros grains d'amidon.

L'expert devra s'attacher surtout à examiner à fond la couche intermédiaire du dépôt, car c'est dans cette partie qu'il devra retrouver les débris du tégument de l'Ivraie ainsi que les grains composés d'amidon qui existent dans l'albumen de ce fruit.

La recherche de l'Ivraie dans le pain se fera de la même manière : il suffira de faire une boulette de 10 à 12 grammes avec la mie de ce pain et de la délayer sous un très mince filet d'eau et d'examiner attentivement la matière pulvérulente grise qu'on aura recueillie sur le tamis n° 240.

Les caractères qui devront surtout fixer l'attention de l'expert à cause de leur constance seront :

La présence des nombreuses cicatrices arrondies qui sont si confluentes sur la face externe de la balle de l'Ivraie ; l'aspect de ces cicatrices est tel qu'il n'est pas possible de le confondre avec celui qui existe dans les autres céréales ; il en est de même des poils tecteurs qui se trouvent sur la face interne de la balle d'Ivraie ;

Les formes spéciales et la dimension des grains d'amidon et surtout des gruaux d'amidon de l'Ivraie qui, comme l'amidon et les gruaux de riz, sont formés d'une agglomération de grains simples et de grains composés. Ces derniers sont nettement reconnaissables à leur forme ovale et à leur contour mamelonné :

Enfin la présence d'un mycélium feutré constitué par une multitude de filaments entrecroisés qui représentent le champignon de l'Ivraie. Pour rendre ceux-ci plus apparents, on pourra utiliser la propriété qu'ils possèdent de fixer le bleu de coton d'une façon intense ; pour cela il suffira de délayer dans ce réactif colorant une partie du dépôt formant la couche intermédiaire du cône amylacé ou bien un peu de la matière pulvérulente recueillie sur le tamis n° 240.

SEIGLE ENIVRANT

Sous ce nom on désigne non pas une variété spéciale de Seigle, mais simplement le fruit du *Secale cereale*, qui par suite des circonstances spéciales qui ont accompagné sa végétation, a acquis une toxicité comparable à celle des fruits d'Ivraie

Le fait a été observé pour la première fois en France en 1890, dans quelques communes situées dans le département de la Dordogne, près des limites de la Haute-Vienne, particulièrement sur les territoires de Ferbeix, de Mialet, de Saint-Sand, où le seigle de la récolte de cette année présenta des propriétés toxiques singulières et très nettement marquées. Les effets produits par ce seigle vénéneux ne ressemblaient pas à ceux que cause l'ergot, mais plutôt à ceux de l'Ivraie, avec une action plus intense et plus rapide. Des faits semblables furent observés à la même époque à l'extrémité de la Russie, au delà de la Mandchourie, dans l'Oussou rie méridionale, auprès de Vladivostok. M. Woronine qui a eu l'occasion d'examiner des échantillons de ce seigle dangereux reconnut qu'ils

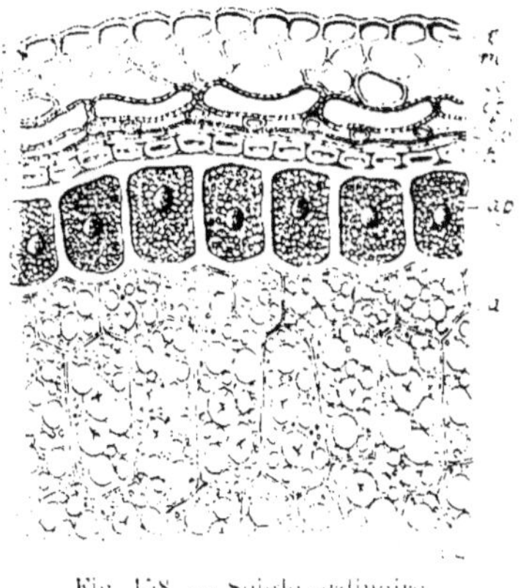

Fig. 158. — Seigle ordinaire.

Section transversale.

a, albumen. — *tp*, assise protéique. — *h*, tégument séminal. — *ct*, cellules transversales. — *h*, enveloppe hyaline. — *m*, mésocarpe. — *scl*, cellules sclérifiées. — *t*, cellules tubulaires.

étaient envahis par un grand nombre de champignons. Comme un certain nombre de grains avaient commencé à germer, il attribua l'altération aux mauvaises conditions dans lesquelles la moisson avait été faite; il n'hésita pas toutefois à rapporter les phénomènes d'intoxication signalés aux végétations cryptogamiques qui avaient envahi le seigle et parmi lesquelles il incrimina spécialement le *Fusarium roseum*, le *Giberella Saubinetti*, le *Cladosporium herbarum* et une espèce d'*Helminstoporium*.

MM. Prillieux et Delacroix, professeurs à l'Institut agronomique de Paris qui eurent l'occasion d'examiner les grains de Seigle enivrant qui avaient déterminé les accidents observés dans la Dordogne reconnurent qu'aucune des espèces incriminées par M. Woronine ne pouvait en être la cause. Ils constatèrent en revanche que tous ces grains de seigle étaient contaminés par la présence d'un champignon nouveau, dont ils étudièrent la localisation, les formes et le développement.

Les grains de Seigle enivrant sont de fort médiocre apparence, petits, légers, comme le sont toujours ceux qui, pour une cause quelconque, se dessèchent sans être parvenus à leur développement complet : on n'observe pas à leur surface ces nombreuses espèces de champignons saprophytes observés par le savant russe sur les seigles de l'Oussourie. C'est à leur intérieur que l'examen microscopique permit de reconnaître l'existence du champignon qui communique à ce seigle sa toxicité spéciale.

Si l'on observe comparativement les sections transversales d'un grain de seigle sain et d'un échantillon de Seigle enivrant on constate que l'assise protéique qui dans le premier est intacte est dans le second à peu près méconnaissable; elle est complètement remplacée par un tissu feutré formant une lame de stroma plus ou moins épaisse et irrégulière. Çà et là des filaments s'échappent de la surface extérieure du stroma et pénètrent dans les téguments du grain. En certains points le champignon envahit même l'albumen sur une certaine profondeur. Pour mieux apprécier sa nature et sa structure, on fait bouillir quelques-unes des sections transversales dans une solution alcaline et on les écrase entre deux lames de verre : on distingue alors très nettement une multitude de filaments de champignons entrecroisés en tous sens et présentant la disposition caractéristique que l'on observe dans le champignon de l'Ivraie.

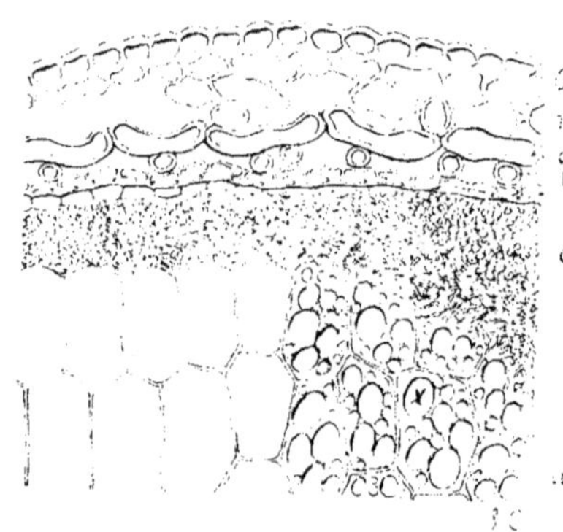

Fig. 159. — Seigle enivrant.
Section transversale.

Si on place les grains de Seigle enivrant dans un milieu saturé d'humidité, on voit au bout d'une quinzaine de jours, par une température de 15°, se développer à leur surface des petits coussinets d'une couleur blanchâtre, prenant ensuite une nuance légèrement rosée; ils sont arrondis, un peu déprimés au sommet et varient de 1 à 1 millimètre et demi de diamètre. Ces coussinets ne sont que l'épanouissement au dehors du mycélium de l'intérieur du grain; ils sont formés de touffes pressées de filaments ramifiés dont les branches aboutissant à la surface produisent des spores à leur extrémité. Ces spores ne se produisent pas toutes à la fois, mais successivement à l'intérieur des rameaux fructifiés où il s'en forme au moins 3 ou 4.

Observé sous cette forme le parasite du Seigle enivrant fut d'abord considéré par MM. Prillieux et Delacroix comme type d'un genre nouveau qu'ils désignèrent sous le nom d'*Endoconidium temulentum*. Abandonnés dans le milieu humide où s'étaient formées les fructifications conidiennes, quelques-uns de ces grains de Seigle enivrant donnèrent naissance au bout

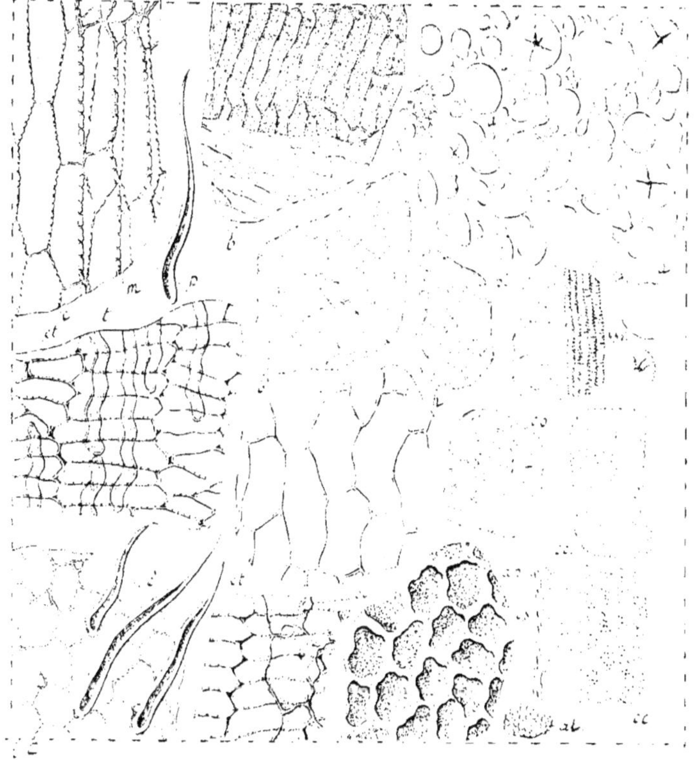

Fig. 160. — Farine de Seigle.

a, amidon. — *ap*, assise protéique. — *b*, enveloppe brune. — *co*, cotylédon. — *ct*, cellules transversales. *e*, épicarpe. — *es*, *se*, scutellum. — *h*, enveloppe hyaline. — *m*, mésocarpe. — *p*, poil tecteur. — *pt*, cellules contenant un pigment brun.

de plusieurs mois à des apothécies d'une petite pézize, à capsule de couleur jaune pâle, portée par un pied assez long et presque blanc de 7 à 10 millimètres de longueur. Cette pézize a été désignée sous le nom de *Stromatina temulenta* Prill. et Delac.

Cette maladie du seigle est fort heureusement assez rare et il n'est pas douteux qu'elle soit reproduite par les ascospores des apothécies qui se développent sur les grains malades.

Recherche toxicologique. — Dans le cas d'accidents consécutifs à l'ingestion de farine ou de pain de seigle, l'expert n'aura, en l'absence du grain qui aurait servi à préparer la farine, qu'à suivre le mode opératoire que nous avons décrit pour la recherche de l'ivraie dans le blé. Nous lui recommandons spécialement l'emploi d'un tamis n° 240 pour recueillir tous les débris de son contenu dans la farine et dans le pain. L'examen approfondi de ces débris lui permettra de constater si le seigle n'était pas accompagné d'autres graines toxiques, telles que la Nielle, le Mélampyre, les Gesses. En traitant ces débris par le bleu de coton il pourra rendre plus apparents, s'ils y existent, les filaments de l'*Endoconidium temulentum*.

CONIFÈRES

IF A BAIES

L'**If a baies** (*Taxus baccata* L.) est un arbre qui croît spontanément dans les régions montagneuses des pays tempérés et surtout dans les lieux ombragés. Il est un de ceux qui se prêtent le mieux à la taille et aux fantaisies des jardiniers ; aussi le trouve-t-on communément dans les jardins publics, les squares et les cimetières sous les formes les plus variées et les plus bizarres. Ses rameaux touffus et toujours verts le font aussi rechercher pour l'établissement de haies de bordures.

L'If figure parmi les végétaux les plus dangereux de notre flore. Sa toxicité était bien connue des anciens qui nous ont laissé les idées les plus sinistres sur cet arbre dont ils considéraient même l'ombrage comme dangereux. Jules César raconte dans ses Commentaires que Cativulcus, roi des Ebroniens, s'empoisonna avec le suc des feuilles d'If. C'est une des plantes qui a le plus souvent provoqué des empoisonnements graves ou mortels chez l'homme et les animaux. Un des plus récents qui survint en 1904 est celui d'un enfant qui mourut quelques heures après avoir ingéré quelques baies d'If dans le parc de Versailles.

Cet accident qui eut un certain retentissement montre combien est peu fondée l'opinion des physiologistes qui prétendent que les baies d'If sont inoffensives, parce qu'elles sont mangées par les merles aussitôt qu'elles commencent à mûrir.

Dans la littérature médicale on signale beaucoup d'empoisonnements occasionnés chez de malheureuses jeunes filles qui pour cacher une faute, ont eu recours aux feuilles d'If, soit qu'elles les aient confondues avec les feuilles de Sabine, soit qu'elles leur aient attribué les mêmes propriétés abortives. On cite aussi plusieurs accidents graves survenus à la suite de l'ingestion de feuilles d'If prises comme anthelmintiques.

L'If est un arbre d'autant plus dangereux que rien ne met en garde contre sa toxicité. Il n'exhale point, quoi qu'on en ait dit, d'odeur forte et repoussante ; il n'est pas résineux comme la plupart des autres Conifères ;

aussi a-t-il déterminé de nombreux empoisonnements chez les herbivores qui poussés par la faim ont absorbé ses feuilles et ses brindilles ; c'est pourquoi il est recommandé de ne pas planter cet abrisseau en bordure des prairies où vont paître les bestiaux.

FEUILLES

Description. — Les feuilles d'If sont persistantes, dures, aciculaires, planes, étalées horizontalement et un peu irrégulièrement, d'un vert luisant

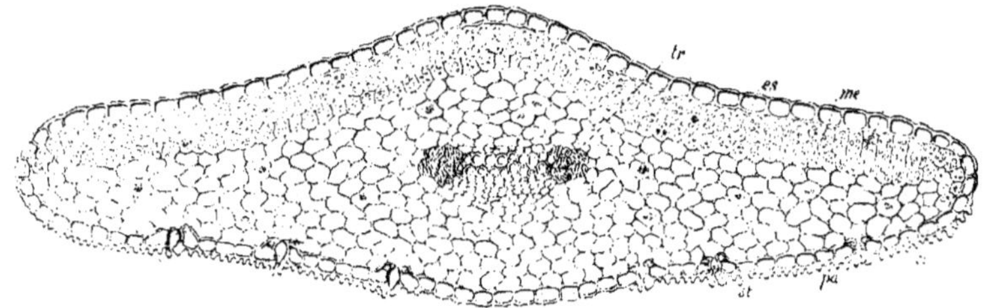

Fig. 161. — Feuille de *Taxus baccata*.
Section transversale.

ei, épiderme inférieur. — *es*, épiderme supérieur. — *me*, mésophylle. — *pa*, papilles de l'épiderme inférieur. *st*, stomates. — *tr*, tissu réticulé.

et comme vernissé au-dessus, vert clair en dessous. Elles mesurent 2 centimètres de longueur et 1,5 à 1,8 millimètres de largeur.

Structure microscopique. — L'épiderme supérieur dépourvu de stomates est formé de cellules polygonales, qui sont allongées parallèlement au grand axe du limbe et munies de parois droites ou faiblement ondulées et finement ponctuées. L'épiderme inférieur garni de stomates est tout à fait caractéristique ; la cuticule qui le recouvre est hérissée de protubérances qui donnent à ces cellules vues de face une apparence tout à fait spéciale. Ces cellules sont généralement plus petites et plus irrégulières que celles de l'épiderme supérieur ; elles n'ont pas de direction bien déterminée, sauf dans la partie qui recouvre la nervure médiane ; leurs parois sont peu apparentes et masquées en partie par la projection des protubérances de la cuticule qui, très variables dans leur forme et leur dimension, forment à la surface du limbe un réseau des plus irréguliers. Les stomates qui sont disposés en files radiales et qui sont profondément enfoncés dans l'épiderme acquièrent de ce fait une apparence toute spéciale ; leur ostiole paraît entourée par 5 ou 6 cellules qui dissimulent en partie les cellules stomatiques.

En examinant l'épiderme inférieur sur sa face interne, qui permet de voir sur le premier plan ses éléments constituants, on se rend mieux compte de ces particularités et en faisant mouvoir la vis micrométrique du microscope, les cellules épidermiques se projettent sous l'apparence que nous avons représentée en *ei*. Le mésophylle est hétérogène, asymétrique, dépourvu de glandes sécrétrices et de cristaux, formé dans

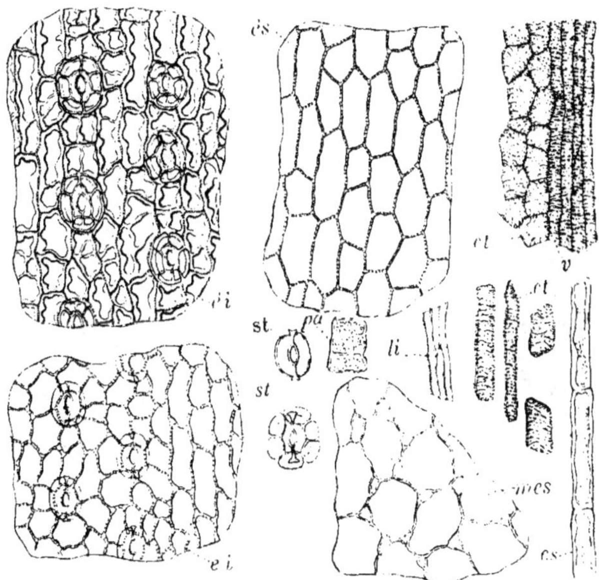

Fig. 162. — Éléments anatomiques de la feuille de *Taxus baccata*.

cs, canal sécréteur. — *cl*, cellules réticulées. — *ei*, épiderme inférieur vu en coupe de la nervure — et la même sur le reste du limbe. — *es*, épiderme supérieur. — *li*, fibres libériennes. — *mes*, mésocarpe. — *pa*, cellules en palissade. — *st*, stomate recouvert par les papilles. — *st*, stomate un — trachéides.

sa partie supérieure de cellules en palissade disposées sur une seule rangée et dans sa partie inférieure d'un parenchyme de cellules polygonales, séparées par des méats plus ou moins larges. La nervure médiane est légèrement convexe sur sa face supérieure et à peu près plane ou très légèrement bombée sur sa face inférieure. Le système libéro-ligneux est représenté par un cordon ligneux à peu près droit, recouvert sur sa face inférieure par un liber et un péricycle mous. De chaque côté de ce faisceau, on distingue un amas de cellules réticulées qui, vues dans le sens de leur longueur, affectent les formes et les dimensions les plus variées, mais sont toujours caractérisées par la présence d'épaississements très apparents.

FRUIT

Description. — Le fruit de l'If, généralement désigné sous le nom de *Baie d'If*, est arrondi, ou légèrement déprimé à son sommet : il mesure 6 à 7 millimètres de diamètre : il est constitué par un arille charnu, rouge, pulpeux, qui recouvre presque entièrement, sauf à sa partie supérieure, une drupe ovale, brune, dure, légèrement atténuée à son sommet. Sous cette enveloppe ligneuse se trouve l'amande blanchâtre, charnue, oléagineuse, au sommet de laquelle on distingue un petit embryon cylindrique. Quand on froisse entre les mains une baie d'If arrivée à maturité, l'arille qui se crève facilement laisse échapper un suc épais et visqueux, qui est à peu près insipide.

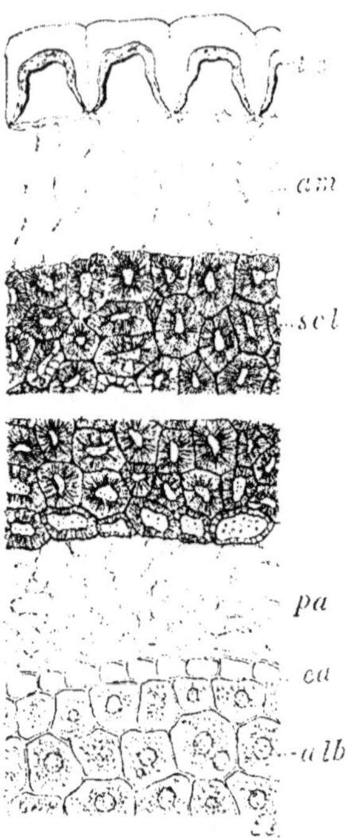

Fig. 163. — Section transversale de la baie d'If.

alb, albumen. — *am*, enveloppe mucilagineuse. — *ca*, enveloppe de l'albumen. — *pa*, enveloppe parenchymateuse. — *scl*, enveloppe scléreuse. — *te*, enveloppe externe.

Structure anatomique. — L'épiderme qui entoure l'arille est formé d'une rangée de cellules tabulaires recouvertes par une cuticule assez épaisse, garnie de papilles plus ou moins proéminentes. Vues de face, ces cellules sont polygonales : elles sont munies de parois droites, finement ponctuées ; on voit dans leur cavité la projection des papilles qui sont très nombreuses, parfois contiguës et très variables dans leur contour ainsi que dans leur apparence générale : les unes sont arrondies, d'autres sont ovales ou allongées en forme de massue ou étranglées dans leur milieu. A côté de ces projections on observe des grains d'amidon : sur quelques lambeaux de cet épiderme on peut observer aussi des stomates qui sont partiellement recouverts par les cellules qui les entourent : mais ils n'affectent pas une disposition aussi typique ni aussi curieuse que sur l'épiderme de la feuille. Dans la partie qui touche à la graine, c'est-à-dire sur sa face interne l'épiderme est formé de grandes cellules polygonales, allongées parallèlement au grand axe de la graine, munies de parois faiblement épaisses et non ponctuées. Le tissu de l'arille est un parenchyme formé de cellules polygonales irrégulières, renfermant avec une matière très visqueuse, de fins corpuscules d'une matière colorante rouge soluble dans l'alcool et un peu d'amidon.

La section transversale de la graine présente de dehors en dedans :

Un épiderme externe très épais, qui se détache avec la plus grande facilité et qui est formé d'une assise de cellules cubiques recouvertes par une cuticule extrêmement épaisse. Ces cellules colorées en brun ont leurs parois externe et latérales notablement renforcées et leur cavité disposée

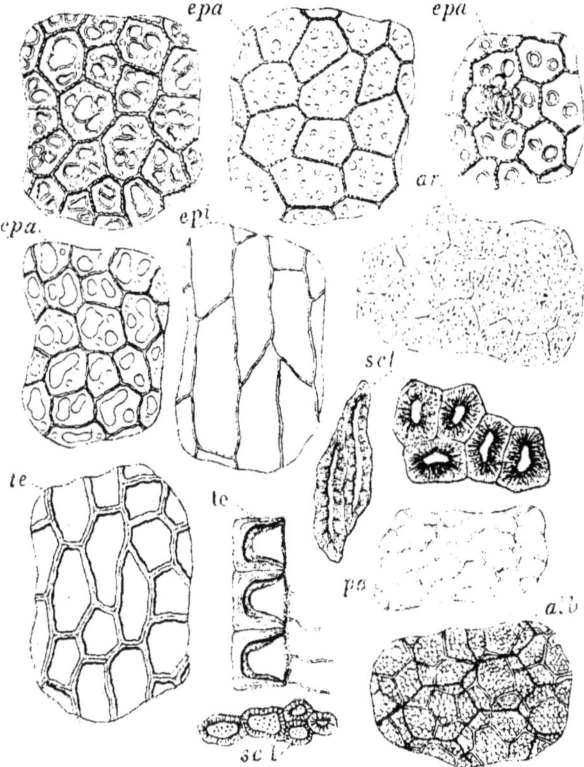

Fig. 164. — Éléments anatomiques de la baie d'If.

alb, albumen. — *ar*, tissu de l'arille. — *epa*, enveloppe externe de l'arille. — *epi*, enveloppe interne de l'arille. — *pa*, enveloppe parenchymateuse de la graine. — *scl*, enveloppe scléreuse. — *te*, enveloppe externe.

en forme de cloche. Vues de face ces cellules sont polygonales, irrégulières dans leur dimension et dans leur direction : les unes sont isodiamétriques, d'autres allongées parallèlement au grand axe de la graine ; leurs parois droites ou très faiblement ondulées ont une épaisseur uniforme : leur cavité est colorée en brun :

Une enveloppe sous-jacente formée d'une seule assise de cellules fortement allongées dans la direction radiale. Ces cellules dont les parois sont très minces, plus ou moins plissées, sont remplies d'une matière fortement visqueuse :

Une assise scléreuse très développée et formée de 10 à 12 rangées de cellules scléreuses polygonales isodiamétriques munies de parois fortement épaissies et finement canaliculées. Ces cellules ont une cavité très étroite, ponctuée ; celles qui sont le plus éloignées de la périphérie, se différencient peu à peu et sur les bords internes de la zone scléreuse, leur cavité est beaucoup plus large :

Une enveloppe interne formée d'un parenchyme assez mou dans la partie contiguë à la zone scléreuse et qui s'épaissit graduellement en s'éloignant de la périphérie :

L'albumen protégé par une rangée de cellules rectangulaires et formé d'un tissu de cellules polygonales qui sont munies de parois droites, peu épaisses et qui contiennent de grosses gouttes d'huile fixe, et des grains d'aleurone renfermant de petits globoïdes.

Réactions microchimiques. — Au contact de l'acide sulfurique concentré la Taxine se dissout en prenant une *couleur violet pourpre.*

Au contact du réactif de Frœhde, *elle se colore en rouge violet.*

Recherche toxicologique. — En cas d'empoisonnement par les fruits ou les feuilles de l'If l'expert devra s'attacher à retrouver sur les débris végétaux qu'il aura pu recueillir les caractères si spécifiques que nous avons décrits et qui consistent :

Pour la feuille. — *Dans l'apparence toute spéciale que donnent à son épiderme inférieur et à ses stomates les nombreuses papilles ou protubérances de la cuticule. Ce caractère pourra être complété par la recherche des cellules réticulées, qui ont aussi une apparence toute spéciale.*

Pour les fruits. — *Dans l'apparence à peu près semblable que possède l'épiderme de l'arille ; dans la forme, les dimensions et la coloration brune des cellules qui constituent l'enveloppe externe du fruit ; dans la présence, les formes, le nombre considérable d'éléments scléreux provenant du noyau qui entoure l'amande ; la nature de l'albumen qui renferme de l'huile fixe et de l'aleurone.*

SABINE

La Sabine vraie (*Juniperus Sabina* L. — *J. Lycia* Pall. — *J. prostrata* Pers. — *J. fœtida* Spach*) est un arbuste dioïque qui habite l'Europe, l'Afrique du nord, l'Asie jusqu'au Japon, l'Amérique du nord et croît spontanément en France dans les Pyrénées et les Hautes Alpes du Dauphiné. Cet arbuste est souvent cultivé dans les jardins et les cimetières.

La médecine utilise ses rameaux tendres et jeunes qui ont été séparés des branches plus ligneuses.

Ces rameaux (fig. 165) fraîchement desséchés ont une teinte vert pâle qui tend à devenir jaune ou brune ; ils sont recouverts de petites feuilles rhomboïdales opposées deux à deux et dont les paires alternant entre elles sont serrées les unes contre les autres de manière à recouvrir complétement les axes et à leur donner une forme quadrangulaire. Examinées sur le même rameau, ces feuilles affectent deux formes sur les mêmes pousses ; elles sont petites, étroitement appliquées, épaisses, concaves intérieurement arrondies sur le dos et présentent de ce côté une assez longue cavité

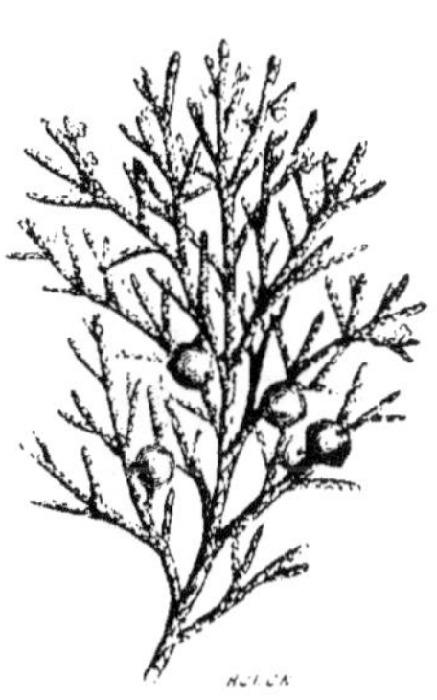

Fig. 165. — Rameau de *Juniperus Sabina.*

elliptique qui loge une glande oléo-résineuse ; sur les rameaux plus âgés, les feuilles sont plus longues, pointues et leur moitié supérieure se déjetant en dehors se sépare de l'axe qui les porte. Certains rameaux qui dans presque toutes les parties, répondent tout à fait à la première forme, ont été rapportés à une variété particulière qu'on a appelée *Sabine femelle* ou à *feuilles de tamarix* (var. *tamariscifolia*) ; l'autre forme étant désignée sous le nom de *Sabine mâle* ou à *feuilles de Cyprès* (var. *cupressifolia*). Dans cette dernière la cavité qui correspond à la glande oléo-résineuse s'étend à la fois sur les deux parties de la feuille et occupe près de la moitié de sa longueur.

Les rameaux portent quelquefois des baies arrondies, grosses comme un pois, d'une teinte bleuâtre, supportées par un court pédoncule recourbé.

Structure anatomique. — Examinée au microscope la section transversale de la feuille de Sabine présente les particularités suivantes :

Cette section (fig. 166) a la forme d'un bouclier. La partie supérieure correspondant à la partie extérieure de la feuille est fortement convexe : elle est recouverte par un épiderme qui est garni d'une cuticule épaisse et chagrinée et de stomates localisés spécialement sur ses faces latérales : vu de face, cet épiderme est formé, dans sa partie médiane, dépourvue de stomates, par des cellules polygonales, allongées dans le sens du grand axe de la feuille et munies de parois assez épaisses et ponctuées : la partie qui est garnie de stomates est formée de cellules polygonales isodiamétriques : les stomates qui sont assez régulièrement superposés sont entourés

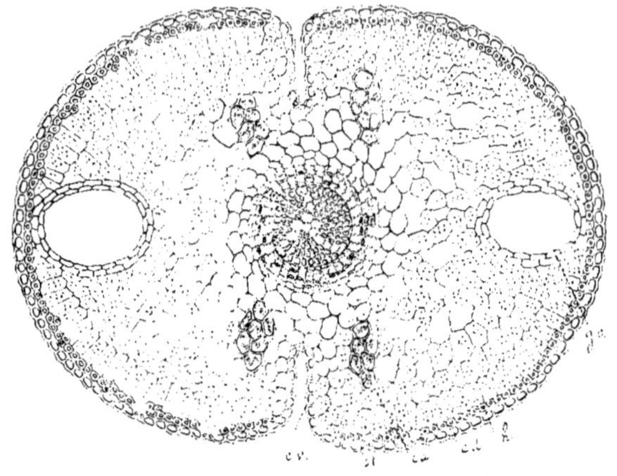

Fig. 166. — Section transversale d'un rameau de *Juniperus Sabina*.

ca, cellules aréolées. — *ed*, épiderme dorsal. — *ev*, épiderme ventral. — *g*, poche sécrétrice. — *h*, hypoderme fibreux. — *st*, stomates.

et partiellement recouverts par quatre cellules annexes qui sont allongées tangentiellement et donnent à ces stomates une configuration spéciale. Les deux cellules qui constituent le stomate ne sont pas étroitement appliquées l'une contre l'autre comme dans la plupart des cas, mais généralement un peu divergentes, et séparées par un épaississement cuticulaire.

L'épiderme qui protège la face interne de la feuille est également garni de stomates et formé de cellules sensiblement isodiamétriques faiblement ponctuées.

Sous l'épiderme de la face extérieure on distingue un hypoderme qui dans la plupart des cas est à peu près continu et formé d'une ou de deux couches de cellules fibreuses à lumen plus ou moins étroit. Souvent aussi cet hypoderme est interrompu dans la partie la plus proéminente de la feuille, immédiatement au-dessous de la glande oléifère. Vu de face cet hypoderme est formé de très longues cellules fusiformes qui sont toutes

allongées dans le même sens et munies de parois faiblement épaisses et
lisses. L'hypoderme se prolonge parfois sur les côtés de la face interne
de la feuille.

Immédiatement au-dessous de l'hypoderme, on observe une rangée de
cellules en palissade étroitement appliquées l'une contre l'autre et assez
régulières dans leur forme et dans leurs dimensions. Ces cellules entourent
un parenchyme lâche ou mérenchyme formé de cellules irrégulières,

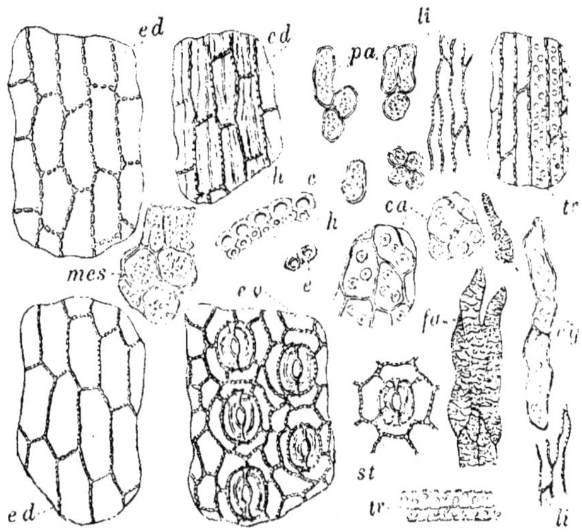

Fig. 167. — Poudre de Sabine.

ca, cellules aréolées. — cg, cellules réticulées. — c, cellules épidermiques, vues transversalement. — d,
épiderme dorsal ou de face. — ev, épiderme ventral. — fa, faisceau de cellules sécrétrices. — h, hypoderme.
— li, fibres libériennes. — mes, mésocarpe. — pa, cellules en palissade. — st, stomates. — tr, trachéides.

arrondies ou polygonales, allongées ou isodiamétriques. Comme celles du
mérenchyme, les cellules en palissade renferment des granules de chlorophylle accompagnés de petites gouttelettes d'huile ou de résine.

Dans la partie la plus convexe de la face extérieure, immédiatement
en dessous de l'hypoderme ou contre l'épiderme, on observe une grosse
glande oléifère, arrondie ou ovale, renfermant des gouttelettes d'huile essentielle jaunâtre. Cette glande pluricellulaire est formée de 2 à 3 rangées
de cellules qui sont allongées tangentiellement, munies de parois faiblement
épaisses et contiennent quelques granules de chlorophylle.

Un peu au-dessus de cette glande et vers l'axe de la feuille on observe
le système libéro-ligneux qui est représenté par un cordon ligneux légèrement arqué qui est recouvert par une couche assez épaisse de liber et un
péricycle non lignifié. Le bois est formé de *trachéides* : sur les parties

latérales du cordon ligneux on distingue un massif de *cellules réticulées*, qui se différencient très nettement par leurs ponctuations des cellules du mérenchyme qui contiennent de la chlorophylle.

Telle est la structure d'une feuille isolée de Sabine. Si on fait une coupe transversale dans les petits rameaux qui constituent la véritable drogue on obtient généralement une section représentée par la figure et dans laquelle on observe deux feuilles opposées encore adhérentes à l'axe.

La connaissance de ces particularités anatomiques permet à tout pharmacien de se rendre compte de la nature des éléments anatomiques qui constituent la *poudre de Sabine* (fig. 167). Elle permet à l'expert légiste de reconnaître la Sabine entière ou dissociée quand elle a été ingérée dans l'estomac. Les éléments caractéristiques qui doivent principalement fixer l'attention dans un cas de recherche médico-légale sont les suivants :

La forme particulière des stomates dont les deux cellules fondamentales sont séparées à chaque pôle par un épaississement cuticulaire.

Disposition de ces stomates qui sont généralement superposés régulièrement et entourés et partiellement recouverts par 4 ou 5 cellules annexes qui paraissent plus petites que les cellules voisines et allongées tangentiellement.

Nature des cellules épidermiques dont les parois sont épaissies et ponctuées.

Présence de cellules fibreuses hypodermiques qui restent souvent attachées aux cellules épidermiques.

Présence et disposition spéciale des trachéides et des cellules réticulées.

Existence d'une grosse glande oléifère ovale remplie de gouttelettes jaunâtres d'huile essentielle.

Absence de cellules scléreuses.

SABINE FAUSSE ou JUNIPERUS PHŒNICEA

La SABINE FAUSSE (*J. Phœnicea* L.) est une espèce voisine du *J. Sabina* L. qui croît en France, en Espagne, au Maroc, en Algérie, en Italie et en Grèce.

Dans une note qui a été insérée au *Journal de Pharmacie et de Chimie* [1] j'ai établi que depuis trente ans au moins, on substitue dans les drogueries

---

[1] E. COLLIN. Sur la Sabine entière et pulvérisée des pharmacies françaises (*Journal de Ph. et de Ch.* VI Sér. — T. XIII, 1901, p. 323 à 332).

et les pharmacies françaises, le *J. Phœnicea* ou *J. Sabina* : ce qui explique les différences que j'ai constatées entre la posologie adoptée par les médecins qui continuent à employer ce médicament et celle qui est établie dans la plupart des formulaires. C'est ainsi que dans le département de la Meuse j'ai vu certains docteurs prescrire fréquemment des doses de 4 grammes de Sabine récente à des malades qui ne semblaient nullement affectés par l'ingestion de pareille dose. L'examen de la substance délivrée

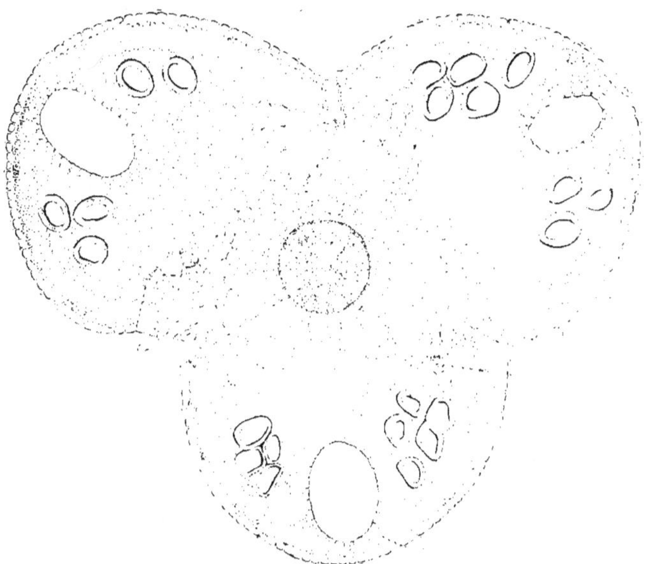

Fig. 168. — Section transversale d'un rameau de fausse Sabine (*Juniperus Phœnicea*).

m'apprit qu'elle était constituée par le *J. Phœnicea*, vendu couramment par les droguistes comme Sabine et remplaçant celle-ci dans toutes les pharmacies. Si les ordonnances avaient été présentées à un pharmacien récoltant lui-même ses drogues, comme cela se voit encore dans quelques villes de province, le résultat eût été différent et l'on peut se demander à qui eût incombé la responsabilité des accidents qui auraient pu se produire.

Cette substitution explique l'état de désuétude dans lequel est tombé la Sabine que l'on utilisait encore souvent dans les campagnes pour les usages de la médecine vétérinaire ; elle peut être la cause d'accidents graves, par les modifications qu'elle a apportées dans la posologie de la Sabine. Bien qu'elle ait été signalée par MM. FLUCKIGER et HANBURY[1], MM. PERROT et

---

[1] FLUCKIGER et HANBURY. *Histoire des drogues d'origine végétale* traduite par M. de Lanessan. T. II. p. 420.

Mongin [1] et par moi à plusieurs reprises, elle subsiste encore, malgré les inconvénients qu'elle peut occasionner.

Description. — Les rameaux du *J. Phœnicea*, pris dans leur ensemble, sont généralement un peu plus gros que ceux du *J. Sabina* : les feuilles qui les recouvrent affectent à peu près constamment la disposition qui

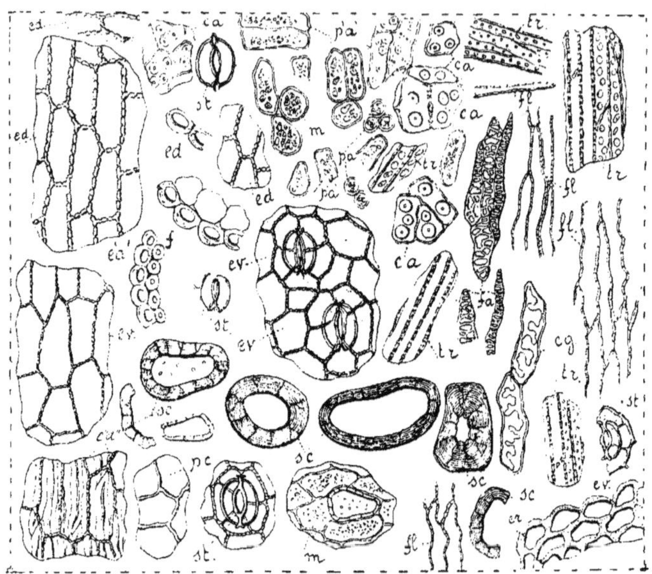

Fig. 169. — Éléments anatomiques de la feuille de *Juniperus phœnicea*.

ca, cellules crénelées. — *cg*, cellules réticulées. — *ed*, épiderme dorsal en de face. — *ed'*, le même en section transversale. — *ed''*, épiderme dorsal accompagné de l'hypoderme. — *ev*, épiderme ventral. — *la*, groupe de cellules réticulées. — *fl*, fibres libériennes. — *m*, mésocarpe. — *sc*, cellules scléreuses entières ou brisées. — *st*, stomates. — *tr*, trachéides.

caractérise la *Sabine femelle* ou à *feuilles de tamaris*. Ces feuilles sont petites, losangiques, allongées, épaisses et se recouvrent légèrement par leurs bords taillés en biseau ; elles sont verticillées par trois ou, plus réellement disposées en spirales, par cinq, la sixième étant superposée à la première ; la glande sécrétrice dorsale occupe les deux tiers de la longeur de la feuille, elle est elliptique, allongée, à peine déprimée. Çà et là une des feuilles au lieu d'être accolée au rameau se détache de l'axe et s'en écarte rapidement ; si l'on sectionne transversalement un des rameaux de *J. Phœnicea*, la coupe obtenue ne représente jamais deux

[1] Perrot et Mongin, Sabine et Juniperus (*Bull. des Sc. Pharmacol.*, 4e année, 1902, nº 2, p. 38.)

feuilles opposées comme dans le *J. Sabina* : le plus souvent elle présente trois feuilles de développement plus ou moins inégal et parfois quatre ou cinq. Rarement le cylindre central est complet et représente celui de l'axe : souvent il est séparé en plusieurs faisceaux indépendants, généralement au nombre de trois.

Structure microscopique (fig. 165). — Dans son ensemble la feuille de *J. Phœnicea* présente la même structure anatomique que celle du *J. Sabina* : elle *en diffère toutefois très nettement par la présence de grosses cellules sclérenchymateuses qui sont disposées isolément ou par groupes plus ou moins volumineux de chaque côté de chaque glande oléifère, dans l'épaisseur du mérenchyme chlorophyllien.* Ces cellules quand elles sont isolées sont généralement ovales ou arrondies ; quand elles sont groupées, elles se déforment par leur pression réciproque : elles ont des parois moyennement épaisses et un lumen assez large ; elles sont cinq à six fois plus larges que les cellules du parenchyme chlorophyllien ; leur présence, en proportion toujours sensible, leurs formes et leur dimension assez considérables constituent un ensemble de caractères bien nets qui permettent de distinguer immédiatement une feuille entière ou pulvérisée de *J. Phœnicea* d'une feuille de *J. Sabina*.

La comparaison des figures 167 à 170 permettra d'ailleurs d'apercevoir les différences observées entre ces feuilles et d'apprécier l'importance de ce caractère.

D'observations faites par MM. Perrot et Mongin [1] il résulterait que l'on substitue aussi à la Sabine les rameaux de *J. thurifera*, var. *Gallica* de Coincy, qui croît abondamment dans les montagnes du Dauphiné. Cette variété se rapproche de la Sabine vraie par la disposition opposée de ses feuilles et par sa structure anatomique : elle en diffère par la présence de cellules scléreuses qui sont toutefois moins abondantes que dans le *J. Phœnicea*.

---

[1] Perrot et Mongin. *Loco citato*. p. 1.

CHAMPIGNONS

ERGOT DE SEIGLE

L'Ergot de seigle ou Seigle ergoté est tout entier constitué par le sclérote d'un champignon pyrénomycète (*Claviceps purpurea* Tul.) qui se développe sur plusieurs plantes de la famille des Graminées et notamment sur le Seigle, le Blé et l'Avoine.

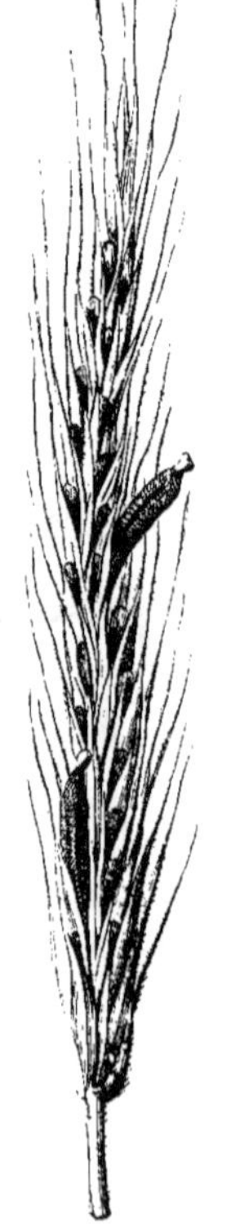

Fig. 170. — Épi de Seigle ergoté.

L'Ergot de seigle est un poison qui a été souvent employé dans une intention criminelle comme abortif.

Sa présence en notable proportion dans les farines de céréales peut communiquer à celles-ci des propriétés toxiques ou donner lieu à des épidémies ou à des accidents graves connus sous le nom d'*ergotisme*. Les faits de ce genre ont été constatés à plusieurs reprises en Russie et en Galicie où ce champignon est extrêmement abondant.

Description. — C'est un corps à peu près cylindrique, arqué (fig. 172), obscurément atténué en pointe à ses deux extrémités, surtout à l'extrémité supérieure. Il mesure de 1,5 à 4 centimètres de longueur et de 2 à 4 millimètres de diamètre. Sa surface extérieure lisse, parfois finement cannelée, très dure, colorée en brun noirâtre ou violacée présente sur les faces convexe et concave un sillon assez marqué et quelques petites crevasses transversales. Il porte normalement à son sommet quand on vient de le récolter, un petit amas de matière grisâtre et pulvérulente, qui n'existe plus guère dans la drogue commerciale. Il a une consistance cornée, s'incurve légèrement quand on le plie, puis se casse nettement. Sa cassure limitée par un liséré noir ou violet, a une teinte vineuse dans les couches superficielles, blanchâtre et compacte dans le reste de son épaisseur. Son odeur qui se rapproche de celle des champignons, quand il est récent, devient plus forte et rappelle à la fois celle de moisi et de beurre rance, quand il est sec et respiré en masse. Quand on le mâche, il laisse dans l'arrière-gorge une âcreté assez persistante. Il s'altère facilement et se ramollit s'il n'est par conservé dans un endroit bien sec : il exhale alors une odeur assez marquée de poisson pourri.

Structure anatomique. — Toute la masse de l'Ergot de seigle est constituée par la réunion des hyphes du sclérote qui en s'entrecroisant en différents sens forment un tissu assez dense et particulier appelé *faux parenchyme*. Ces hyphes se présentent sous forme de cellules plus ou moins serrées les unes contre les

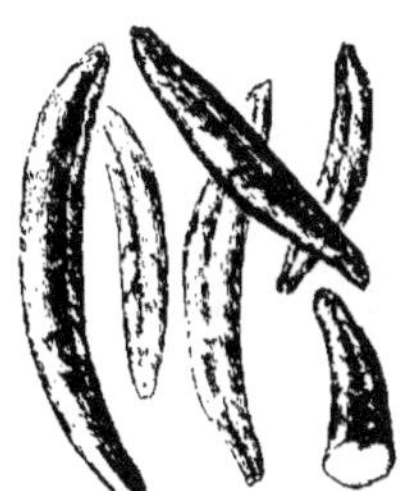

Fig. 171. — Ergot de seigle.

autres et avec des formes et des dimensions variables : les unes sont arrondies, d'autres sont ovales ou allongées, parfois étranglées dans leur partie médiane ; elles renferment dans leur cavité des fines gouttelettes d'huile incolore et des petites granulations protéiques ; jamais elles ne contiennent d'amidon. Ce faux parenchyme est entouré par une enveloppe de cellules fortement aplaties, colorées en brun violacé, par une matière appelée *sclérérythrine* dont la teinte se communique partiellement à la membrane des hyphes les plus rapprochées de la périphérie.

Pour mieux apprécier la forme et la disposition des hyphes on examine les sections transversales de l'Ergot, sous la glycérine ou dans la solution d'hydrate de chloral après les avoir dégraissées au moyen d'un mélange d'éther et d'alcool.

L'Ergot de seigle renferme un principe analogue à la cholestérine (*ergostérine*), des acides *ergotinique* et *sphacélique*, des

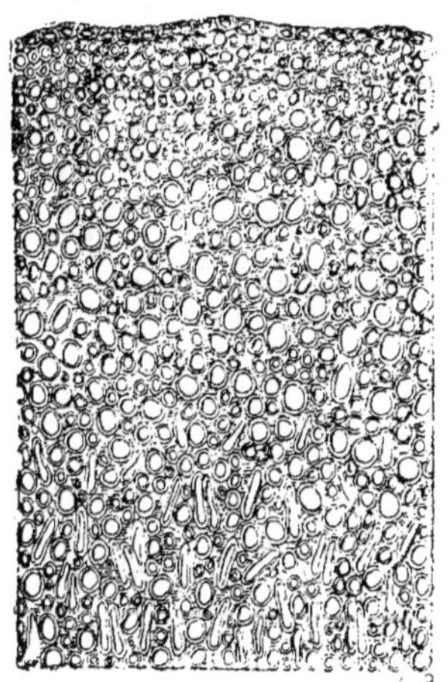

Fig. 172. — Ergot de Seigle.
Structure anatomique.

matières colorantes (scléroïdine et *sclérérythrine*, et un alcaloïde bien défini, découvert et désigné par Ch. Tanret sous le nom d'*ergotinine*.

Recherche toxicologique. — En cas d'empoisonnement par l'Ergot de seigle, qui aurait été administré dans un but abortif, il faut le rechercher parmi les matières contenues dans l'estomac ou dans les matières vomies.

Comme le sclérote, à cause de sa dureté, ne se laisse que très difficilement réduire en poudre grossière, il faudra le rechercher à la loupe parmi les débris qui offriront le plus de résistance à la pointe d'un couteau ou d'une aiguille et surtout parmi ceux qui provenant de la périphérie présenteront une teinte violet noirâtre. Après avoir recueilli ces fragments on les placera dans un verre de montre : on traitera successivement quelques-uns de ceux qui sont colorés par de l'alcool acidulé qui dissout la sclérérythrine en rouge violet, et par la solution de potasse qui la dissout en prenant une teinte violette. Les fragments blanchâtres ou grisâtres qu'on supposera provenir des parties internes de l'Ergot seront traités par l'éther alcoolisé pour les débarrasser de la matière grasse qu'ils renferment, puis seront examinés au microscope dans la glycérine ou l'hydrate de chloral qui rendra leurs éléments plus apparents. D'autres fragments pourront être examinés directement sans être dégraissés : on constatera alors que le contenu graisseux des cellules se colore en rouge interne avec la teinture d'orcanette et en violet avec le bleu de méthylène.

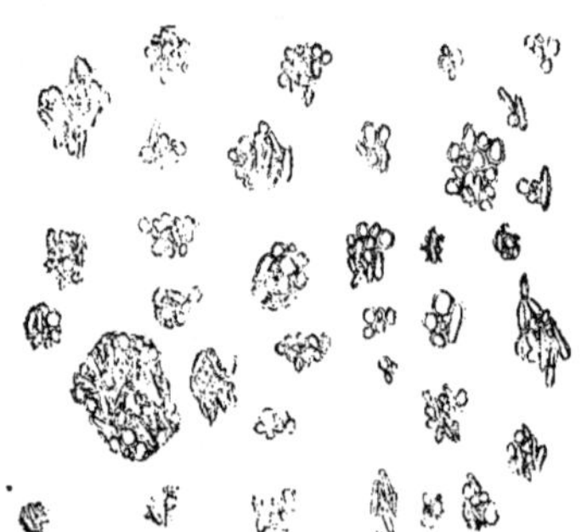

Fig. 173. — Poudre d'Ergot de Seigle.

Plus fréquemment l'expert aura à rechercher la présence d'Ergot de seigle dans une farine de froment qui aurait occasionné des accidents.

On pourra utiliser avantageusement dans ce cas le procédé qui a été proposé par M. Vogl.[1]

Dans un verre de montre on place environ 2 grammes de farine suspecte avec une solution alcoolique de bleu de méthylène [1] : on mélange le tout avec une baguette de verre ; après quelques instants de repos, on étend avec un pinceau un peu de la préparation sur un porte-objet, on laisse dessécher, puis on examine la préparation dans une goutte d'essence de sassafras, de créosote et de guaiacol. Toutes les membranes cellulaires apparaissent fortement colorées en bleu. Parmi elles on recherchera spécialement les débris organisés qui offriraient la structure de l'Ergot de seigle.

On pourra contrôler le résultat observé par une autre expérience également recommandée par M. Vogl, et qui consiste à agiter 2 grammes de farine dans une éprouvette avec 10 centimètres cubes d'alcool à 70° additionné de 5 p. 100 d'acide chlorhydrique. Au bout de quelque temps quand

---

[1] 0gr.1 bleu de naphtylène, 100 grammes d'alcool absolu, et 100 grammes eau distillée.

le dépôt de farine s'est effectué au fond de l'éprouvette, on examine à la lumière réfléchie, la teinte du liquide surnageant.

Quand la farine est pure, le liquide alcoolique est généralement incolore, parfois jaunâtre, tandis qu'avec les farines additionnées de graines ou de fruits étrangers, la coloration est toute autre. Quand elles sont mélangées de Seigle ergoté notamment, la liqueur varie de la couleur rouge chair à la couleur rouge bleuâtre.

Dans tous les cas où il s'agira de farine suspectée de contenir de l'Ergot, il sera bon d'en étendre une certaine quantité (5 à 6 grammes) sur une feuille de papier blanc, de la presser de façon à avoir une surface bien nette et de prélever à la loupe les éléments bruns ou noirâtres qui sembleraient provenir des parties périphériques de l'Ergot. En répétant sur quelques-uns d'entre eux les essais que nous avons décrits on pourra être fixé plus sûrement sur leur nature.

L'emploi de la glycérine acétique pour l'observation microscopique du tissu de l'Ergot de seigle m'a fourni des résultats très satisfaisants.

CHAMPIGNONS VÉNÉNEUX

Bien que le médecin légiste et l'expert chimiste aient très rarement l'occasion d'intervenir dans les cas d'empoisonnement par les champignons vénéneux, nous ne pouvons dans cet ouvrage passer sous silence la recherche toxicologique de ces substances. Extrêmement rares à Paris où la vente des champignons est soumise à un contrôle assez rigoureux et leur nombre limité à quelques espèces bien connues, ces cas d'empoisonnement sont très fréquents dans les campagnes ; ils sont presque tous accidentels et résultent de l'imprudence des personnes qui trop confiantes dans leurs connaissances superficielles confondent dans leur récolte une espèce toxique avec une espèce comestible ; quelques-uns sont dus à un mode de préparation défectueux ou à l'ingestion de champignons consommés trop tardivement et après avoir subi un commencement de décomposition.

Dans tous les ouvrages où il est question de cette catégorie de plantes vénéneuses, on ne saurait trop redire que tous les dictons répétés aussi bien dans les villes que dans les campagnes, pour s'assurer de l'innocuité des champignons sur lesquels on a quelque doute, sont autant d'erreurs, qui chaque année occasionnent plusieurs empoisonnements. Celui qui veut manger des champignons doit, suivant le conseil de Léveillé, suivre la routine du pays qu'il habite, ou connaître par leurs caractères particuliers, les diverses espèces comestibles : autrement il s'expose aux plus grands dangers. Pour toutes les espèces qui laissent le moindre doute, il est prudent de ne les manger qu'après les avoir fait macérer pendant vingt minutes au moins dans de l'eau additionnée de quelques cuillerées de vinaigre, les avoir retirés de cette eau, puis bien lavés à l'eau fraîche, blanchis et essuyés avant de les assaisonner.

Quoique le nombre des champignons vénéneux soit extrêmement considérable, la plupart des empoisonnements dus à ces végétaux sont occasionnés par quelques espèces qui sont presque toujours les mêmes : ce sont des Amanites, telles que l'*Amanita mappa*, l'*A. muscaria*, l'*A. pantherina*, l'*A. phalloïdes*, l'*A. verna* : des Russules, telles que le *Russula emetica* : des Lactaires telles que le *Lactarius rufus* ; toutes ces espèces appartiennent au groupes des Agaricinées. Dans le groupe des Polyporées, nous citerons les *Boletus Satanas* et *B. luridus* : les Morilles qui sont des champignons très appréciés en France ne sont pas toujours inoffensives ; en Autriche et en Bavière elles ont provoqué plusieurs empoisonnements mortels qui ont fait l'objet de travaux nombreux et de discussions contradictoires.

AMANITES

Quand ils sont jeunes les Amanites sont entièrement recouverts par une enveloppe appelée *volve* qui entoure le chapeau et le pied. Quand ils grandissent, cette enveloppe se déchire, mais il en reste toujours des traces sur le champignon adulte ; elle forme un étui qui s'élève plus ou moins haut autour du pied ou bien ses débris persistent à l'état d'écailles sur le chapeau ou à la base du pied qui est généralement renflé en forme de bulbe. Beaucoup d'Amanites présentent aussi à la partie supérieure du pied, un *anneau*, qui chez les jeunes sujets recouvre toute la face inférieure du chapeau.

Les espèces toxiques de ce groupe sont :

La Fausse Oronge (*Amanita muscaria* L.) qui atteint environ deux décimètres de hauteur et plus d'un décimètre de diamètre : son pied épais est cylindrique, *blanc*, plein, puis creux, renflé à sa base qui est entourée d'écailles blanchâtres, disposées en cercles superposés plus ou moins nets. Le chapeau est à peu près sphérique, puis plan convexe, à chair blanche un peu jaunâtre sous l'épiderme ; *il est recouvert en-dessus d'une pellicule d'un rouge vermillon ou orangé qui est parsemé d'écailles blanches très nombreuses et inégales.* Les lames sont nombreuses, serrées. libres, *blanches ;* l'anneau est également blanc.

Cette espèce doit ses propriétés à la présence de la *muscarine.*

L'Oronge citrine (*A. mappa*), dont le pied *blanc* est cylindrique élevé, plein d'abord, puis creux. bulbiforme à sa base, qui est entourée par les *débris de la volve dont le bord est coupé droit*, tandis que la partie inférieure située sous le sol a une *couleur brunâtre.* Le chapeau d'abord convexe, puis presque plan. lisse sur les bords. a une couleur *jaune* ou verdâtre ; il est *parsemé d'écailles blanches, jaunes. verdâtres* ou *brunes.* Le pied est garni dans sa partie supérieure d'un reste de voile blanc retombant en forme de collerette persistante. Les lames sont *blanches.* La chair est *blanche. légèrement jaune sous l'épiderme.* amère ; elle a une odeur désagréable.

L'Oronge verte (*A. phalloides* Quél.), dont le pied est blanc, le chapeau globuleux puis hémisphérique ou obtusément campanulé : sa surface a une teinte d'un *jaune verdâtre* qui s'accentue parfois davantage vers le sommet où on observe souvent des stries linéaires, ténues. Le bord est lisse. Ce champignon *fréquemment visqueux par les temps humides* présente souvent à sa surface un ou deux fragments irréguliers et blancs de la volve. Ses lames sont nombreuses, serrées, libres. blanches. La volve persiste autour du pied sous forme d'une manchette descendante, blanche. Il exhale une odeur et une saveur faiblement vireuses.

Ce champignon doit ses propriétés physiologiques à la présence d'une albumine toxique isolée par Kobert sous le nom de *Phalline.*

L'Oronge printanière (*A. verna* Pers.), dont le pied blanc, plein. puis creux s'amincit de la base au sommet. Le renflement bulbeux de ce pied est entouré par la base de la volve dont la partie supérieure est déchirée et soulevée par le chapeau. Celui-ci est *convexe, plus ou moins mamelonné, blanc*, lisse sur les bords. Les lames sont assez larges, lisses. *blanches.* L'odeur est nulle ; la saveur d'abord faible, devient âcre plus tard.

LACTAIRES

Les Lactaires sont des champignons charnus, facilement reconnaissables à leur chapeau peu élevé et souvent déprimé au centre et leur pied généralement court. Quand on les coupe, ils laissent échapper de leur chair ou de leurs lames un latex doux ou âcre, blanc ou coloré. En général il faut se méfier des espèces dont le lait est âcre. C'est principalement :

Le LACTAIRE ROUX (*Lactarius rufus* FR.), qui a un chapeau d'un brun roux mamelonné, à bord un peu poilu et recourbé en dessous ; son pied est roux, ses feuillets sont d'un jaune roussâtre. Son latex blanc insipide d'abord, détermine au bout de quelques instants sur la langue, une sensation brûlante aussi tenace que pénible.

RUSSULES

Les Russules ont beaucoup de ressemblance avec les Lactaires. Elles doivent leur nom à la couleur de leur chapeau qui est généralement assez vive et souvent roussâtre en dessus. Leurs lames sont rigides, fragiles, *égales entre elles, souvent bifurquées* dans les espèces vénéneuses qui sont assez nombreuses : la plus souvent incriminée est :

La RUSSULE ÉMÉTIQUE (*Russula emetica* SCHOEF), dont le chapeau rouge vif ou foncé se décolore facilement et devient particulièrement ou totalement blanc ou jaunâtre. *L'épiderme se détache facilement sur les bords de la surface du chapeau.* Le pied est blanc, souvent marqué de taches roses ou rouges. Les lames sont égales, libres et blanches : la *saveur est fortement poivrée.*

BOLETS ou CÈPES

Les CÈPES ou BOLETS sont des champignons charnus du groupe des Polyporées, se reconnaissant facilement à leur hyménium formé d'un ensemble de tubes accolés, qui se détache facilement du chapeau. Les espèces toxiques de ce genre le plus souvent incriminées sont :

Le CÈPE DU DIABLE (*Boletus Satanas* LENZ), caractérisé par son chapeau blanc grisâtre, brun clair ou d'un jaune roux ; son pied très court, bulbiforme, garni à son sommet d'un tulle ou réseau rouge pourpre ; ses tubes jaunes, à *pores d'un rouge vif ou rouge de sang* ; sa chair blanche qui devient *bleue ou verte* au contact de l'air et parfois rougeâtre dans le pied.

Le CÈPE PERFIDE (*B. luridus* SCHOEF), dont le chapeau tomenteux est *rouy* ou d'un *brun olivâtre ;* le pied claviforme, d'un brun jaunâtre, est marqué en haut d'un réseau fin, d'une couleur pourprée. Les tubes *jaunes, verdissant avec l'âge, ont des pores rouges blanchissant au toucher.* La chair jaunâtre prend rapidement au contact de l'air une *teinte bleue* ou *verte.*

Recherche toxicologique. — Dans la plupart des empoisonnements produits accidentellement par les champignons, il est bien rare qu'on ne puisse trouver dans l'entourage de la victime quelques vestiges des espèces qui ont produit les accidents, sinon à l'état entier tout au moins sous forme d'épluchures. L'examen macroscopique de ces éléments permet de déterminer assez facilement la nature de l'espèce incriminée, surtout si celle-ci appartient à l'une ou l'autre des espèces vénéneuses que nous venons de mentionner et qui sont le plus souvent mises en cause. A défaut de ces pièces à conviction, on peut la plupart du temps recueillir de la bouche même de la victime ou d'un de ses proches des renseignements sur la couleur, la forme, les dimensions du champignon qui a occasionné l'accident, ainsi que sur l'endroit où il a été récolté. Ce sont parfois avec les effets physiologiques, la marche de l'intoxication, les seules indications, qui en l'absence de vomissements et de restes du poison, peuvent permettre d'en déterminer la nature. Dans la plupart de ces empoisonnements accidentels où la justice n'a pas à intervenir, et où l'on ne fait pas l'autopsie de la victime, on ne pousse pas plus loin les recherches du poison.

En dehors de ces cas qui sont les plus fréquents, il peut s'en présenter d'autres qui, occasionnés par l'imprudence ou la négligence d'un marchand fruitier, ou entourés de circonstances permettant de soupçonner une intention criminelle, provoquent l'intervention de la justice et des hommes de l'art. L'expert toxicologiste auquel incombe la mission délicate de se prononcer en cette circonstance a un problème dont la solution est rendue extrêmement difficile par l'imperfection de nos connaissances sur la nature des principes actifs des champignons vénéneux. Son rôle, dans ces cas d'empoisonnements, consistera à examiner les débris végétaux recueillis dans l'estomac, l'intestin, les vomissements et les selles, à voir si quelques-uns d'entre eux présentent les caractères anatomiques des champignons et dans ce cas, s'ils offrent quelque ressemblance avec les épluchures ou débris de champignons qui pourraient avoir été trouvés dans l'entourage de la victime. En l'absence de ces dernières pièces à conviction l'expert aurait à rechercher s'il se trouve en présence d'une espèce toxique et à déterminer la nature de cette dernière.

Malgré son apparente simplicité, cette opération est extrêmement délicate à conduire et exige de l'expert une connaissance approfondie de la

structure des principaux champignons comestibles et des espèces vénéneuses, qui provoquent la plupart des empoisonnements qu'on signale chaque année en France.

Les champignons tels qu'on les prépare habituellement quand ils doivent
servir de mets, sont divisés en fragments assez volumineux qui, malgré la
simplicité de leur structure, offrent plus de résistance à la mastication que
la plupart des autres aliments végétaux : ils supportent parfaitement la
cuisson et même jusqu'à un certain point la digestion, sans que la nature
de leurs tissus soit profondément altérée ; aussi est-il assez facile de les
retrouver parmi les autres débris végétaux qui peuvent être contenus dans
l'estomac, l'intestin ou les vomissements.

Notre confrère M. Boudier, qui a si puissamment contribué aux progrès
de la mycologie et qui a indissolublement attaché son nom à l'histoire des
champignons a, dès 1866, signalé les principaux caractères anatomiques
qui distinguent le champignon de couche des principales espèces vénéneuses appartenant aux genres *Amanita*, *Lactarius*, *Russula*. Le remarquable ouvrage qu'il publie en ce moment est le guide le plus sûr que
puisse consulter l'expert qui a à intervenir dans un cas d'empoisonnement
par les champignons.

Caractères anatomiques des champignons. — Champignon de
couche (*Agaricus campestris* L. . — Si l'on prend pour terme de comparaison le champignon de couche, on constate que son pédicule est constitué
par des filaments composés de cellules simples rarement ramifiées, superposées, toutes allongées parallèlement au grand axe du pédicule, sept à
huit fois plus longues que larges : ces filaments sont juxtaposés les uns
contre les autres, à peine entremêlés : aussi peuvent-ils se séparer facilement dans le sens de leur longueur. Parvenus dans le chapeau, ils deviennent plus lâches et plus rameux, s'enchevêtrent les uns dans les autres,
tout en conservant la même forme ; leurs cellules sont plus turgescentes et
entrelacées qu'elles sont, elles ne peuvent plus être séparées sans que beaucoup d'entre elles se déchirent. Les filaments qui constituent les couches
supérieures ou externes du chapeau sont formés de cellules très grêles qui
s'entrelacent et constituent une couche très mince, remplaçant l'épiderme,
qui s'enlève facilement au couteau. A la partie inférieure du chapeau les
filaments se différencient de toute autre façon : leurs éléments pénètrent
dans l'épaisseur des lames, puis diminuent subitement de longueur, deviennent aussi longs que larges, se pressent les uns contre les autres et forment un tissu sous-hyménial sur lequel s'insèrent les basides disposés en
forme de massue, et qui placés les uns contre les autres, constituent l'hyménium proprement dit. De ces basides, ceux qui sont fertiles présentent à

leur extrémité supérieure parfois deux, mais généralement quatre stérigmates dont chacun supporte une spore.

Les spores de l'*A. campestris* sont ovales, incolores, jaunâtres, rosées ou brun pourpre suivant leur âge, atténuées à leur base qui se termine par

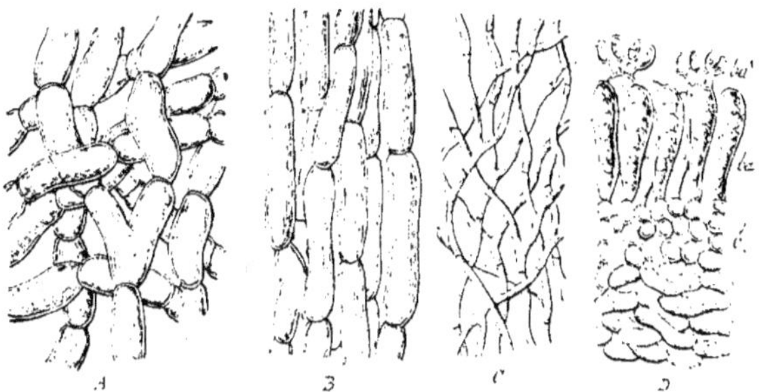

Fig. 174. — *Agaricus campestris.*

A. tissu du chapeau. — A. tissu du pied.   C. tissu de l'épiderme du chapeau. — D. tissu de l'hyménium.
b. tissu sous-hyménial.   *bb.* basides stériles.   *bb'.* basides fertiles.

un petit apicule dirigé latéralement et correspondant au point d'insertion du stérigmate. Elles mesurent en moyenne 7 μ de longueur sur 5 μ de largeur et sont remplies de granulations de grosseur variable.

Toutes les variétés d'*Agaricus* ont présenté à M. Boudier les mêmes caractères.

Amanita bulbosa. — Les caractères anatomiques de l'amanite bulbeux se

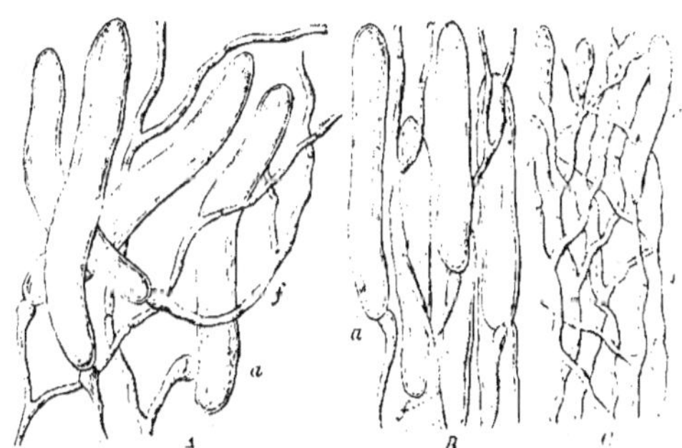

Fig. 175. — *Amanita bulbosa.*

A. tissu du chapeau. — B. tissu du pied.   C. tissu de l'épiderme.

reproduisent dans toutes les espèces de ce genre : les spores seules diffèrent suivant les espèces. Le pédicule est formé de deux sortes de cellules : les unes *très ténues*, réunies en longs filaments ; les autres plus larges, cylindriques, paraissant isolées. La diversité de ces éléments est plus distincte dans le chapeau où ils sont moins pressés et plus turgescents. Les filaments déliés et ramifiés conservent partout leur petit diamètre, sauf à leur point de jonction avec les grandes cellules qui forment toujours le dernier article d'une ramification des filaments. Ces grandes cellules dix ou douze fois plus longues que larges sont cylindriques, légèrement amincies à leur base qui est parfois terminée en cul-de-sac. La pellicule épidermique est formée de filaments très grêles, ramifiés en tous sens. On n'y observe pas de grandes cellules.

L'hyménium et le tissu sous-hyménial ne présentent pas de particularités distinctes.

Les spores seules sont différentes ; incolores, arrrondies dans la variété blanche et courtement pyriformes dans les variétés *citrina* et *phalloïdes*, elles présentent dans l'une et l'autre de ces variétés un apicule très sensible et droit. Elles mesurent 10 à 11 μ de longueur et 8 à 10 μ de largeur.

Les spores de l'*A. pantherina* ont la même forme ; celles de l'*A. rubescens* sont ovales et un peu plus petites : celles de l'*A. muscaria* sont ovales, un peu plus grosses, avec un apicule dirigé latéralement : elles mesurent 10 μ à 15 μ de longueur sur 8 à 8 μ 5 de largeur.

RUSSULES. — Dans les Russules, le tissu du chapeau et du pédicule est formé de grosses cellules arrondies ou pyriformes très nombreuses et de filaments grêles analogues à ceux des Amanites. Les cellules arrondies qui remplacent les grosses cellules cylindriques des Amanites sont toutefois bien plus abondantes et semblent être les derniers articles des filaments. Les Russules âcres présentent en outre des vaisseaux laticifères, qui sont toutefois moins nombreux que ceux des lactaires et s'en distinguent par leurs ramifications très courtes.

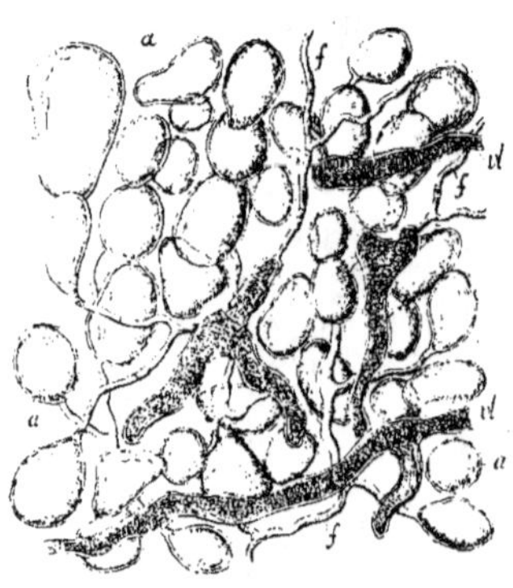

Fig. 176. — Tissu du chapeau des Russules âcres.

a, grosses cellules arrondies. — *f*, filaments grêles. — *d*, vaisseaux laticifères.

L'hyménium n'offre rien de particulier. Les spores sont arrondies, très rarement lisses, beaucoup plus souvent verruqueuses : elles sont blanches ou colorées en jaune : leur diamètre varie de 7 μ à 10 μ.

LACTAIRES. — Le tissu des Lactaires se rapproche beaucoup de celui des Russules : il en diffère par l'abondance et la longueur des vaisseaux laticifères qui se prolongent jusque dans le voisinage de l'hyménium. Les spores sont blanches, arrondies et presque toujours verruqueuses ; celles du *L. deliciosus* un peu ovales, mesurent 10 à 11 μ de longueur sur 8 à 10 μ de largeur.

Comme on le voit par cet exposé, les spores constituent dans les empoisonnements par les champignons, un élément de détermination dont on ne peut nier l'importance. Leur extrême abondance dans toutes les variétés de champignons facilite leur recherche : mais leur détermination rigoureuse exige toutefois une certaine habitude et une parfaite connaissance de leurs caractères, de leur forme et de leur dimension. Aussi est-il nécessaire pour l'expert de contrôler les résultats qu'il aura observés par leur comparaison avec des préparations types de spores des principales espèces de champignons toxiques.

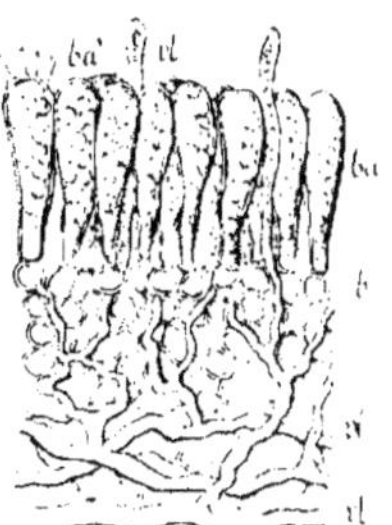

Fig. 177. — Hyménium et tissu sous-hyménial du *Lactarius vellereus*.

b, tissu sous-hyménial. *ba*, basides stériles *ba'*, basides fertiles. *vl*, vaisseaux laticifères.

Le Dr OFFNER, dans sa thèse inaugurale [1], a reproduit les spores des principaux champignons vénéneux et fourni des indications qui pourront être avantageusement utilisées par les experts dans les cas d'empoisonnements par les Champignons. Le *Bulletin des Sciences Pharmacologiques* [2] a reproduit les points les plus intéressants de ce travail.

La technique à employer est des plus simples. Si les matières à examiner (sauces, débris intestinaux, vomissements, matières fécales) sont

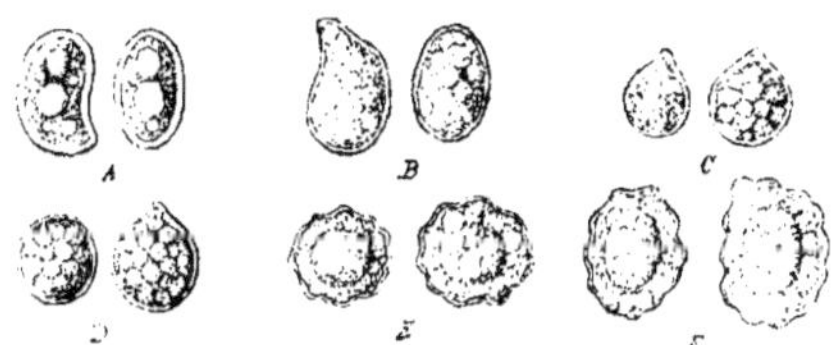

Fig. 178. — Spores de quelques champignons.

A, *Agaricus campestris*. — B, *Amanita muscaria*. — C, *Amanita bulbosa* var. citrina. — D, *Amanita bulbosa* var. blanche. — E, *Russula* var. lilas. — F, *Lactarius deliciosus*.

miner (sauces, débris intestinaux, vomissements, matières fécales) sont liquides, il suffira de les passer avec une légère expression dans un linge peu serré et de prendre avec une aiguille lancéolée une goutte du liquide

[1] J. OFFNER. Les spores des Champignons au point de vue medico-legal (Thèse Fac. Méd. Lyon 1904).

[2] OFFNER. Du diagnostic médico-légal de l'empoisonnement par les Champignons (Bull. des Sc. Pharmacol., Déc. 1905, p. 513).

obtenu que l'on placera sur une lame de verre recouverte ensuite d'une lamelle couvre-objet. Si les matières sont solides, on en délaiera une parcelle dans l'eau distillée et on procédera comme dans le cas précédent pour l'examen microscopique.

Quand les déjections ont lieu peu de temps après l'ingestion des champignons, il devra toujours être possible d'y rencontrer quelques parcelles de leurs tissus et quelques spores.

Dans les expertises de ce genre l'expert devra éviter de confondre avec les spores de champignons vénéneux les spores si diverses et si nombreuses que l'on est exposé à rencontrer dans les selles et qui y ont été introduites à la faveur d'autres aliments inoffensifs sur lesquels elles étaient réparties avant leur ingestion par la victime.

APPENDICE

Quoique que par sa nature, la Cantharide ne doive pas figurer dans un ouvrage consacré, comme son titre l'indique, à la description des poisons végétaux, nous avons cru ne pouvoir la passer sous silence à cause des nombreux accidents qu'elle occasionne et du rôle important que peut jouer l'emploi du microscope dans un cas d'empoisonnement par la poudre de Cantharides, ou quand il s'agira de déterminer la présence de cette substance dans une des préparations (poudres composées, pastilles, bonbons, pilules) offertes chaque jour aux amateurs de plaisir et aux personnes épuisées.

CANTHARIDES

La Cantharide officinale (*Cantharis resicatoria* Geoff. — *Lytta resicatoria* L.), encore appelée *Mouche d'Espagne*, est un insecte hétéromère, de l'ordre des Coléoptères, de la tribu des Méloïdes et du genre *Cantharis* dont elle représente le type. Elle habite les contrées tempérées de l'Europe. Elle est assez commune en France au mois de juin et juillet; mais on n'en récolte guère. Ce sont surtout l'Ukraine, la Valachie, l'Italie et la Suède qui sont les pays producteurs de cette drogue, et c'est à la foire de Leipzig que se tient son principal marché.

De tous les poisons organiques c'est celui qui occupe le premier rang dans la statistique criminelle. D'après M. Hugounenq, la médecine légale ne compte pas moins de 59 cas d'empoisonnements occasionnés par la Cantharide dans ces dernières années. Les autres accidents plus nombreux encore ont été provoqués : par l'usage de Cantharides en poudre absorbée dans le but d'exciter les fonctions génésiques ; leur emploi comme ectrotique : leur absorption par espièglerie. Plusieurs individus atteints de la manie du suicide ont eu aussi recours à la Cantharide. On cite des accidents assez graves provoqués par l'ingestion de viandes d'animaux qui avaient mangé des Cantharides ou des feuilles d'arbustes sur lesquels ces insectes s'étaient abattus. Un certain nombre de préparations (pastilles, poudres, cachets) vantées comme de puissants régénérateurs et ayant pour base essentielle la poudre de Cantharides, ont provoqué des accidents assez graves. Quelques personnes ont été intoxiquées par l'ingestion de préparations officinales de Cantharides (teinture et emplâtre vésicatoire) ; d'autres, peu satisfaites des résultats inconstants de la poudre de Cantharide, ont eu recours à la Cantharidine pour ranimer leurs sens et ont succombé après l'ingestion de doses exagérées de ce principe. L'emploi de ce poison est toutefois relativement rare à cause de la difficulté qu'on éprouve à s'en procurer : au contraire l'abondance extrême des Cantharides qui, à certaines époques de l'année, s'abattent sur les troènes, les lilas, a contribué puissamment à accroître le nombre des personnes qui ont recours à cet aphrodisiaque.

Description. — La Cantharide officinale se distingue par l'élégance de ses formes et la richesse de sa parure. Son corps élancé, allongé et cylindroïde, paré des plus vives couleurs, mesure de 15 à 25 millimètres de longueur et 4 à

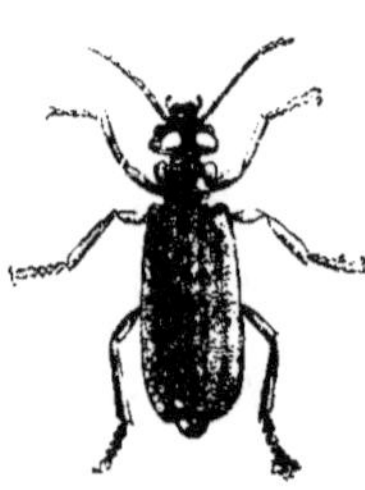

Fig. 179. — *Cantharis vesicatoria.*

6 millimètres de largeur ; il est d'un vert doré ou plus souvent d'un vert bleu ou d'un bleu verdâtre, glabre sur la face dorsale, velu sur la face ventrale, surtout sur le thorax. Sa tête, séparée du thorax par un étranglement bien manifeste est forte, plus large en arrière qu'en avant et marquée d'un profond sillon vers sa partie médiane postérieure. Sur les côtés et à une égale distance de sa base et de son sommet se trouvent les yeux qui sont situés en arrière de l'insertion des antennes. Celles-ci sont filiformes, composées de onze articles courts et plus renflées à sa partie libre qu'à la base. Les trois articles inférieurs sont de la couleur de l'insecte ; les huit autres sont d'un noir mat ou d'un noir violet. Le thorax est petit, presque carré. L'abdomen est allongé, recouvert à peu près complètement par les élytres qui sont fortes, flexibles : les ailes inférieures sont membraneuses, transparentes et pliées transversalement au repos. Les tarses des pattes, terminés par un crochet bifide, présentent cinq articles aux deux premières paires et quatre seulement à la troisième paire.

Les Cantharides desséchées, quand elles sont saines, doivent avoir conservé leurs vives couleurs et répandre une odeur vireuse caractéristique.

Elles sont presque toujours et très rapidement envahies par des Acariens du genre *Tyroglyphus*, qui ont été décrits par M. Fumouze dans sa thèse inaugurale.

Elles doivent leurs propriétés physologiques à la présence d'un principe désigné sous le nom de *Cantharidine* qui est une lactone d'un acide céto-nique.

Recherche toxicologique. — Nous n'entreprendrons pas ici de faire l'étude de la structure anatomique des Cantharides, qui dans son ensemble rappelle celle de tous les insectes coléoptères. Nous nous contenterons d'indiquer la marche que doit suivre l'expert pour la recherche de la Cantharide dans une poudre composée ou dans une préparation quelconque, comme dans les matières vomies ou trouvées dans l'intestin.

Le mode opératoire est d'ailleurs le même que nous avons indiqué pour l'examen des poudres végétales. Après avoir délayé dans l'eau les préparations ou matières suspectes et décanté les eaux de lavage jusqu'à ce qu'elles soient bien claires, on étend les prises d'échantillon soit sur une assiette de porcelaine, soit sur une lame de verre reposant sur un papier blanc ; on les étale avec un pinceau mou et on observe à la loupe si elles ne contiennent pas de fragments brillants ou mordorés ; s'il s'en trouve quelques-uns, on les place entre deux lames de verre pour les examiner au microscope. Ces fragments mordorés examinés sur leur face externe doivent présenter l'apparence suivante : sur la plupart d'entre eux on distinguera nettement un tissu de petites cellules polygonales dont la cavité est incrustée d'une matière colorante brun foncé, tandis que leurs parois relativement minces sont incolores. Sur la plupart des fragments observés, les cellules sont isodiamétriques ; sur quelques autres, provenant des pattes, les cellules seront généralement un peu allongées dans le sens du grand axe de l'organe qui les a fournis. Sur ces plaques colorées, on distingue nettement des aréoles incolores au centre desquelles sont insérés des poils plus ou moins longs, unicellulaires, coniques, droits ou légère-ment recourbés ; sur plusieurs de ces aréoles, les poils ont laissé en se déta-chant une petite cicatrice circulaire. Si l'on essaie de décolorer par de l'eau de Javel quelques-unes de ces plaques colorées, on constate que la colora-tion brune est très longue à disparaître ; les petites cellules qui constituaient la partie extérieure des élytres sont, après leur décoloration, très peu appa-rentes ; mais on distingue très nettement la partie interne des plaques chy-lineuses qui est composée d'un tissu lacuneux *(eli)* qui a conservé en partie sa teinte brune.

La présence et la nature de ces éléments brillants étant bien établie, il suffira avec un pinceau de faire quelques prises d'échantillon et de les étaler sur une lame de verre qu'on recouvrira ensuite d'une lamelle mince : on y distinguera à peu près certainement :

Des débris d'ailes *ai* caractérisés par leur transparence, les veines colorées qui les sillonnent, et les nombreuses ponctuations dont elles sont cou-

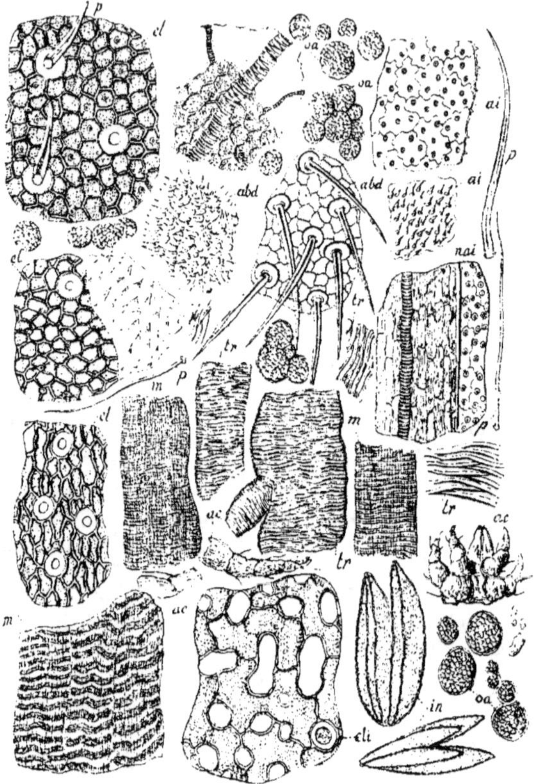

Fig. 180. — Éléments de la Poudre de Cantharides.

abd, débris de l'abdomen. — *ai*, débris des ailes. — *ac*, débris d'acariens. — *el*, débris des élytres vus sur leur face extérieure. — *eli*, face interne des élytres décolorées à l'eau de Javel. — *m*, débris de muscles. — *in*, éléments indéterminés. — *oa*, œufs d'acariens. — *p*, poils de l'abdomen, du thorax, des ailes. — *tr*, débris de trachées.

vertes. Sur beaucoup de ces fragments on pourra distinguer le tissu de cellules ondulées ou sinueuses qui constitue la partie transparente des ailes : plusieurs fragments provenant de ces organes sont hérissés de poils très courts ressemblant à des épines :

Des fragments de muscles *m* caractérisés nettement par leurs stries transversales et longitudinales :

Des débris très nombreux de trachées (*tr*) présentant la même disposition que les trachées végétales : ces trachées varient beaucoup dans leur dimension : quelques-uns de ces fragments sont simples, d'autres sont bifurqués ;

Des acariens du genre *Tyroglyphus* très souvent entiers, ou des débris plus ou moins volumineux de ces parasites ;

Des corpuscules bruns arrondis (*oa*) plus ou moins volumineux, tantôt isolés, tantôt groupés, qui sont vraisemblablement des œufs ou des déjections d'acariens.

Enfin des éléments indéterminés (*in*), transparents ou légèrement chagrinés et teintés en brun, formés de deux parties symétriques et qui varient notablement dans leur forme selon le sens dans lequel ils se projettent. Nous avons retrouvé ces éléments indéterminés dans les diverses poudres de Cantharides que nous avons examinées.

La présence de particules à éclat mordoré dans une préparation qui aurait déterminé un empoisonnement ou des symptômes d'empoisonnement, l'existence simultanée d'éléments anatomiques présentant les caractères que nous venons d'exposer, suffisent avec quelques réactions chimiques pour conclure à la présence de la Cantharides dans cette préparation.

TABLE DES MATIÈRES

ÉVREUX, IMPRIMERIE CH. HÉRISSEY ET FILS

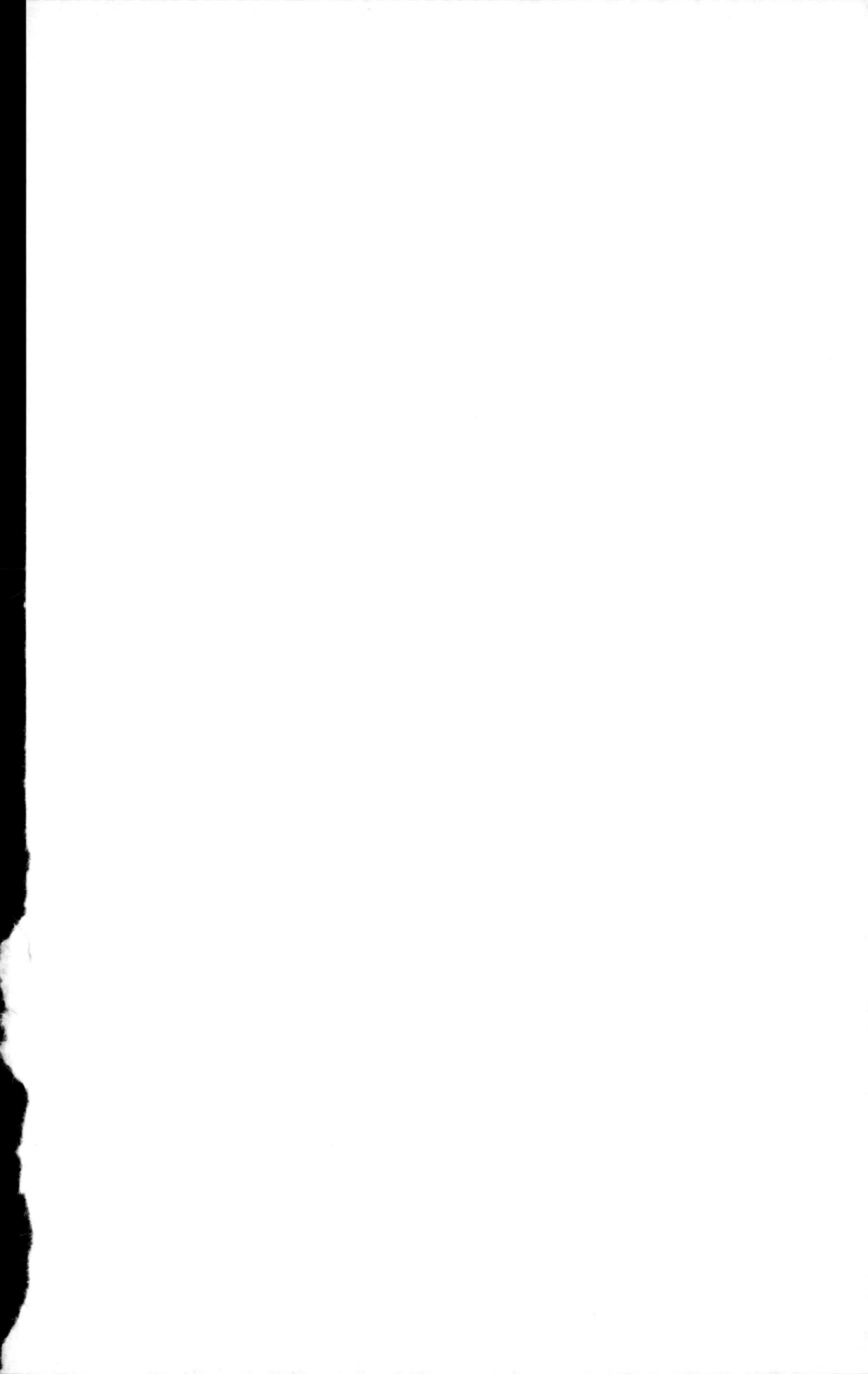